VOY A SER PAPÁ

LA GUÍA ESENCIAL QUE TODO FUTURO PAPÁ DEBE LEER

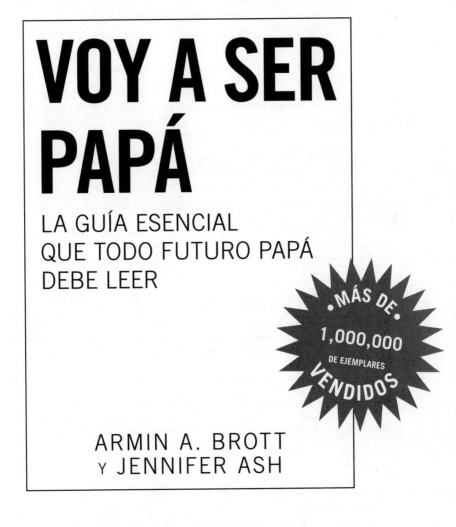

VOY A SER PAPÁ

LA GUÍA ESENCIAL QUE TODO FUTURO PAPÁ DEBE LEER

·MÁS DE·
1,000,000
DE EJEMPLARES
VENDIDOS

ARMIN A. BROTT
Y JENNIFER ASH

Voy a ser papá

Título original: *The Expectant Father*

Publicado por acuerdo con Abbeville Press,
New York, NY.

Primera edición: junio de 2016

D. R. © 2015, Jennifer Ash y Armin A. Brott

D. R. © 2016, derechos de edición mundiales en lengua castellana:
Penguin Random House Grupo Editorial, S. A. de C. V.
Blvd. Miguel de Cervantes Saavedra núm. 301, 1er piso,
colonia Granada, delegación Miguel Hidalgo, C. P. 11520,
México, D. F.
www.megustaleer.com.mx

D. R. © 2015, Vicente Herrasti, por la traducción
D. R. © Celia Fuller, por el diseño de cubierta
D. R. © Geoff Spear, por la fotografía de portada

Nota del editor: Se dejaron en dólares los costos relacionados con los servicios de salud
ya que en Estados Unidos los convenios al respecto manejan una terminología distinta a México.
En nuestro país las instituciones médicas trabajan con una estructura administrativa diferente.

ISBN: 978-607-314-295-3

Impreso en México – *Printed in Mexico*

El papel utilizado para la impresión de este libro ha sido fabricado a partir de madera procedente
de bosques y plantaciones gestionadas con los más altos estándares ambientales, garantizando
una explotación de los recursos sostenible con el medio ambiente y beneficiosa para las personas.

Penguin
Random House
Grupo Editorial

ÍNDICE

INTRODUCCIÓN

Cuando mi esposa se embarazó de nuestro primer hijo, yo estaba más feliz que nunca. El embarazo, trabajo de parto y el nacimiento del bebé conformaron una época de cercanía, ternura y pasión increíbles. Mucho antes de casarnos, mi esposa y yo nos habíamos comprometido a participar igualitariamente en la crianza de nuestros hijos. Y parecía natural que el proceso de la paternidad compartida iniciara desde el embarazo.

Dado que ninguno de nosotros había tenido hijos antes, estábamos bastante mal preparados para el embarazo. Por fortuna para mi esposa, literalmente existen cientos de libros y otros recursos diseñados para educar, alentar, apoyar y confortar a las mujeres durante sus embarazos. Pero cuando finalmente me di cuenta de que yo también estaba esperando (aunque de un modo muy distinto) y de que el embarazo hacía aflorar sentimientos y emociones que no comprendía, sencillamente no encontré fuentes de información para mí. Busqué las respuestas en los libros de mi esposa sobre el embarazo, pero el tema de los futuros padres, si acaso figuraba, era abordado con superficialidad y consistía mayormente en consejos sobre la manera en que los hombres deben apoyar a sus esposas embarazadas. Para empeorar aún más las cosas, mi esposa y yo fuimos la primera pareja de nuestro círculo de amistades en embarazarse, lo que implicaba que no tenía yo a nadie con quién hablar sobre lo que me estaba sucediendo, nadie que pudiera asegurarme que lo que sentía era normal y correcto.

Hasta hace bastante poco, había escasas investigaciones sobre las experiencias emocionales y psicológicas del futuro padre durante el embarazo. El título mismo de uno de los primeros artículos que apareció sobre el tema, da una idea de la actitud que las comunidades médica y psicológica tenían respecto del impacto del embarazo en los hombres. Escrito por el doctor William H. Wainwright y publicado en julio de 1966 por el *American Journal of Psychiatry*, el texto estaba intitulado: "La paternidad como detonador de la enfermedad mental". (Otro maravilloso título que vio la luz en la misma época fue: "Psicosis masculina en relación con el embarazo y el parto de sus esposas".)

Sin embargo, como pronto descubrirás, la experiencia de un padre que está viviendo el tránsito a la paternidad no se limita a la emoción —o a la enfermedad mental— de ser el caso este libro jamás se habría escrito. La realidad es que la respuesta emocional de los hombres ante el embarazo no es tan distinta de la femenina; los futuros padres sienten todo, desde el alivio hasta la negación, desde el temor a la frustración y desde la ira hasta la felicidad. Y hasta 80 por ciento de los hombres presentan también los síntomas físicos del embarazo.

¿Por qué no se ha discutido más la experiencia masculina? En mi opinión, se debe a que nosotros, como sociedad, valoramos la maternidad más que la paternidad, y asumimos automáticamente que los temas de embarazo, parto y crianza de los hijos son cuestiones de mujeres. Sin embargo, como pronto aprenderás —tanto con la lectura de este libro como gracias a tu propia experiencia—, ése no es el caso.

¿Quién es, precisamente, la persona que escribió este libro?

Desde el principio mismo, mi meta al escribir este libro fue ayudar a los padres a entender y obtener sentido de todo lo que sucede durante el embarazo. La razón para ello es simple: mientras mejor comprendes lo que está sucediéndote, mejor preparado estarás y más te interesará involucrarte y permanecer involucrado durante el embarazo. Las investigaciones han demostrado que, mientras más pronto se involucren los padres (y, en este sentido, el embarazo es el punto más temprano en que podemos hacerlo), más se involucrarán después del nacimiento. Y eso es bueno para tu hijo, bueno para ti y bueno para tu relación con la madre de la criatura.

Todo eso está muy bien, por supuesto, pero depende claramente del hecho de que tu pareja esté embarazada. De modo que una buena comprensión de *su* perspectiva del embarazo —tanto emocional como fisiológica—, es esencial para entender tus propias reacciones. Ésta fue precisamente la perspectiva que brindó Jennifer Ash, junto con mi esposa y cientos de madres embarazadas por primera vez que he entrevistado a lo largo de los años. A lo largo del proceso de escritura de este libro, todas estas mujeres contribuyeron con información valiosa y comentarios, no sólo referentes a la experiencia del embarazo, sino en relación con el tipo de involucramiento que las mujeres esperan de los hombres y el impacto que ésta tiene en el proceso de gestación entero.

Una nota sobre la estructura

A lo largo de esta obra traté de presentar información práctica y sencilla en un formato de fácil asimilación. Cada uno de los capítulos principales está dividido en cuatro secciones:

¿Qué le sucede a tu pareja?

Aunque este libro trata sobre lo que tú, como padre, experimentas durante el embarazo y cómo puedes involucrarte mejor, es muy importante que entiendas por lo que está pasando tu compañera y cuándo tiene lugar. Por esta razón, sentimos que era importante empezar cada capítulo con un resumen de la experiencia física y emocional de tu compañera durante la gestación.

¿Qué sucede con el bebé?

No es del todo fácil experimentar el embarazo sin un bebé, ¿o sí? Esta sección te adentrará en el progreso de tu futuro bebé —desde el esperma y el óvulo hasta llegar al infante viviente que respira, pasando por todo lo demás.

¿Qué pasa contigo?

Esta sección abarca el amplio rango de sentimientos —buenos, malos e indistintos— que probablemente experimentarás en algún momento durante el embarazo. También describe cosas como los cambios físicos que puedes experimentar, tus sueños, tus valores cambiantes, tus relaciones con otras personas y la forma en que el embarazo puede afectar tu vida sexual.

Seguir involucrado

En tanto que la sección titulada "¿Qué pasa contigo?" cubre la parte emocional y fisiológica del embarazo, este apartado te ofrece hechos específicos y consejos sobre lo que puedes hacer para lograr que el embarazo sea tan tuyo como de tu pareja. Por ejemplo, encontrarás recetas nutritivas y de fácil preparación, información sobre cómo iniciar un fondo para los estudios universitarios del bebé, valiosos consejos sobre cómo aprovechar al máximo tus clases de embarazo y nacimiento, excelentes formas para empezar a comunicarte con tu bebé desde antes de que él o ella nazca, *tips* para encontrar el equilibro ideal entre la familia y el trabajo (pista: no hay tal cosa, pero con planeación puede que te acerques un poco). Además, aquí y allá encontrarás consejos sobre cómo apoyar a tu pareja y cómo permanecer involucrado en cada etapa del embarazo.

Voy a ser papá cubre más de los nueve meses que dura el embarazo. Hemos incluido un capítulo detallado sobre la labor de parto y otro sobre las cesáreas. Ambos te prepararán para el gran evento y te dirán cómo ayudar a tu pareja durante el nacimiento mismo. Tal vez más importante, estos capítulos te prepararán para el cúmulo de emociones abrumadoras que puedes experimentar cuando tu pareja está en trabajo de parto y cuando nace tu hijo.

También incluimos un capítulo especial dedicado a las principales preguntas y preocupaciones que puedes tener respecto del cuidado de tu bebé, y el proceso de conocimiento mutuo que se da durante las primeras semanas posteriores a su llegada a casa. Si aún no te lo han regalado, recomiendo que corras a comprar tu copia de *The New Father: A Dad's Guide to the First Year* y *Fathering Your Toddler: A Dad's Guide to the Second and Third Years*. Estos libros retoman el tema justo donde nosotros lo dejamos y continúan con el proceso de darte las habilidades, el conocimiento, la confianza y el apoyo que necesitas para ser el mejor padre posible.

Hacia el final de este libro hay un capítulo llamado "La paternidad en nuestros días". En éste aprenderás a reconocer —y superar— los muchos obstáculos que puedes encontrar en el camino a convertirte en un padre activamente involucrado.

Conforme avances en *Voy a ser papá* debes recordar que el proceso de convertirse en papá es distinto para cada hombre y que ninguno de nosotros reaccionará ante la misma situación de forma idéntica. Podrías encontrarte con que lo descrito en el apartado de "¿Qué pasa contigo?", en el capítulo dedicado al tercer mes, no tendrá realmente sentido para ti hasta el quinto mes, o también puede suceder que lo expuesto ya lo hayas experimentado en el primer mes. He tratado de agrupar las ideas y actividades de la sección "Seguir involucrado" en función de las etapas específicas del embarazo. Sin embargo, es tu bebé, así que si quieres hacer las cosas en un orden distinto, adelante.

Una nota sobre la terminología

Esposa, novia, amante, él, ella...

En un intento por evitar ofender a alguien (sistema que, según he descubierto, termina por ofender a todos), hemos decidido referirnos a la mujer que está esperando a tu bebé como "tu pareja". Y debido a que tienes las mismas probabilidades de que tu pareja tenga un niño o una niña, hemos alternado "ella" y "él" cuando nos referimos al bebé (excepto cuando algo se refiere específicamente a los niños o a las niñas).

Hospitales, médicos...

No todos los que tienen un bebé lo hacen en un hospital o bajo los cuidados de un médico. Aún así, dado que éste es el escenario más frecuente, elegimos referirnos al "hospital" cuando hablamos del sitio en que nace el bebé, y elegimos hablar de "médicos", "enfermeras", "profesionales médicos" o de "practicantes" —excepto, por supuesto, en las secciones que tratan específicamente del nacimiento en casa o de las parteras.

Como regla general, los papás de hoy (y los que están "esperando") quieren estar mucho más involucrados con sus hijos de lo que pudieron estarlo sus propios padres. Creo firmemente que el primer paso en el camino al involucramiento pleno es adoptar un papel completamente activo en el embarazo. Y tenemos la esperanza de que, cuando termines de leer *Voy a ser papá* —el libro que a Jennifer le hubiera gustado comprar para su esposo cuando ella estaba embarazada, y el libro que me hubiera gustado tener cuando esperaba a mi hijo— estarás mejor preparado para participar en esta importante nueva fase de tu vida.

¿Y para qué involucrarte desde ahora, antes incluso de convertirte en papá? Para decirlo llanamente, porque es bueno para tu hijo, tu pareja y para ti. Como se mencionó líneas arriba, involucrarse durante el embarazo es buena señal de que se estará involucrado después del embarazo. Y los niños que crecen en hogares en que el padre participa activamente tienen un mejor desempeño en matemáticas y ciencias, son más sociables, más tenaces al resolver problemas; al pensar se adentran muchísimo en el futuro, tienen menos probabilidades de usar drogas o alcohol o de convertirse en padres adolescentes.

Cuando el futuro padre se involucra durante el embarazo, él y su pareja tienen más probabilidades de estar juntos para el tercer cumpleaños de su criatura en comparación con las parejas en que el padre no participa tanto. Las mujeres embarazadas cuyas parejas participan desde la etapa prenatal tienen más probabilidades de gozar de cuidado prenatal y, si fuman, es más fácil que dejen de hacerlo. Y de acuerdo con la investigadora Jacinta Bronte-Tinkew, las mujeres que tienen parejas que no las apoyan durante el embarazo tienen "más posibilidades de percibir su embarazo como no deseado". Finalmente, al involucrarte desde ahora haces más probable que tu pareja dé el pecho a tu bebé (después hablaremos de lo importante que es esto).

En tu caso, el ser un padre involucrado disminuirá las probabilidades de que participes en actividades de riesgo. Es posible que empieces a cuidarte mejor, a ser más feliz en la relación con tu pareja e incluso tendrás un mejor desempeño en el trabajo.

Lo nuevo en esta edición

En los años transcurridos desde que se publicó la primera edición de *The Expectant Father*, literalmente he recibido miles de cartas (sí, la gente sigue enviando cartas) y correos electrónicos de lectores que ofrecen comentarios y sugerencias para mejorar este libro. He incorporado muchas de ellas en esta edición, y sé que, como resultado, el libro ha mejorado mucho. Déjame darte una idea rápida:

- **Padres adoptivos.** Aunque tu pareja no esté embarazada en la actualidad, se puede decir que ustedes siguen estando "embarazados psicológicamente". De hecho, varias investigaciones sugieren que, en los meses que anteceden la adopción del niño, los futuros padres adoptivos enfrentan los mismos asuntos emocionales y psicológicos que han de enfrentar los futuros padres biológicos.

- **Embarazos múltiples.** Aumentamos las secciones dedicadas a los futuros padres de gemelos, trillizos y demás.

- **Superar la infertilidad.** Conforme la edad promedio de los nuevos padres aumenta, más y más parejas experimentan infertilidad. Por eso hemos incluido todo un capítulo dedicado a la infertilidad en el "Apéndice", así como información sobre lo que puedes hacer para que tú y tu pareja tengan más posibilidades de concebir.

- **El arte de la paternidad.** Cada vez más parejas conciben por medio de las tecnologías de reproducción asistida (TRA), que incluyen la fertilización *in vitro* (FIV), la inseminación artificial, la donación de esperma, de óvulos y las gestantes subrogadas (a quienes se les llamaba madres sustitutas). Hemos incluido algunas secciones que tratan de los fascinantes temas que enfrentan los padres que usan TRA y sus parejas.

- **Papás militares.** Cada año, un gran número de hombres (y mujeres) de todos los rubros del servicio militar pasan al menos parte del embarazo de sus parejas a miles de kilómetros de distancia. Muchos regresan a casa para encontrarse con un niño que ha nacido mientras estaban de servicio. Siendo marino (salí hace tiempo pero, como todos sabemos, no existe cosa alguna llamada "ex marino"), sabía que debía hacer todo lo posible para ayudar a otros compañeros. Por eso he incluido en este libro varias secciones diseñadas para ayudar a que los futuros papás militares permanezcan involucrados antes, durante y después del embarazo, de modo que estén listos para lo que venga al regresar a casa. Abordo estas situaciones con mucho mayor detalle en mi libro *The Military Father: A Hands-on-Guide for Deployed Dads.*

Necesitamos tu ayuda

Adoro conocer tus experiencias, sentimientos, comentarios y sugerencias, y trataré de incorporarlas a las futuras ediciones de este libro. Puedes enviarme un *e-mail* a armin@MrDad.com. Y, siempre y cuando estés en línea, por favor visita mi página web (mrdad.com).

Ahora, cierra los ojos, respira hondo y ¡comencemos esta nueva y maravillosa etapa de tu vida!

LAS PRIMERAS DECISIONES

Entre las primeras cuestiones de importancia que tú y tu pareja deberán enfrentar después de saber que ella está embarazada, se cuentan: *¿En dónde tendremos al bebé? ¿Quién nos ayudará en el parto? ¿Cuánto costará todo esto?* Hasta cierto punto, las respuestas dependerán de tu agente de seguros, pero existen opciones a considerar. Al sopesar todas las posibilidades, brinda a tu pareja al menos 51 por ciento del voto. Después de todo, la decisión final en realidad la afecta más a ella que a ti.

Dónde y cómo

Hospitales

Para la mayoría de las parejas —especialmente las que serán padres por primera vez—, el hospital es el lugar más común para dar a luz. También, desde el punto de vista de mucha gente, se trata de la opción más segura. En el poco probable caso de que surjan complicaciones, la mayoría de los hospitales cuentan con especialistas disponibles 24 horas al día y con todo el equipo y medicamentos necesarios para salvar vidas. Y en esas difíciles horas o días que siguen al nacimiento, las enfermeras del lugar monitorean al bebé y a la madre y ayudan a ambos padres con las docenas de preguntas que pueden surgir. También te sirven como barrera de protección y ayudan a mantener a raya a los intrusos no deseados. Si puedes elegir entre varios hospitales de tu zona, asegúrate de visitar cada uno antes de tomar la decisión.

La mayor parte del tiempo, terminarás acudiendo al hospital en que el médico de tu pareja o la partera tengan privilegios (o al que te impone tu plan de seguros). Algunas personas hacen las cosas al revés: primero eligen el hospital y luego encuentran un profesional que esté asociado con ese hospital.

Muchos hospitales disponen ahora de cuartos para dar a luz (o de centros completos para la atención natal) y están cuidadosamente decorados para lucir menos estériles y médicos, pareciéndose más a la recámara de un hogar, aunque el efecto percibido semeja más a la experiencia de estar en un pintoresco hostal. La decoración acogedora supuestamente hará que tú y tu pareja se sientan más cómodos, pero a pesar de que los muebles de madera ocultan astutamente el sofisticado equipo de monitoreo, los gabinetes llenos de equipo estéril, las enfermeras que visitan cada hora para hacer un examen pélvico de tu pareja y demás cuestiones, harán difícil que olvides en dónde estás. Ten en cuenta que en algunos hospitales las habitaciones para el nacimiento se asignan al primero en llegar, así que no cuentes con que te toque una (a menos que puedas convencer a tu pareja de empezar el trabajo de parto antes que todas las demás ese día). En otros hospitales, todas las salas de parto son también habitaciones para el nacimiento, así que no tendrías este problema.

Por su naturaleza, los hospitales son sitios muy activos y tienen toda suerte de políticas y reglas que pueden o no tener sentido para ti. Dar a luz en un hospital generalmente implica menos intimidad para ti y tu pareja, y más procedimientos rutinarios (a veces invasivos) para ella y el bebé.

Dicho lo anterior, si tu pareja es considerada de "alto riesgo" (lo que significa que está embarazada de gemelos o de más bebés, que tiene más de treinta y cinco años, que ha tenido complicaciones en partos anteriores o en este embarazo, que presenta cualquier factor de riesgo médico o que simplemente ha sido clasificada así por el practicante a cargo), el nacimiento en un hospital será —y debe ser— tu única opción.

Centros independientes para el nacimiento

Entre uno y dos por ciento de los nacimientos tienen lugar fuera de un hospital; cerca de 30 por ciento de estos suceden en centros de nacimiento privados. Por lo regular están atendidos por enfermeras-parteras certificadas. Estas instalaciones tienden a ofrecer una experiencia más personal del proceso de nacimiento. Lucen y se sienten muy parecido a una casa (tienen bonitos tapices, tinas de hidromasaje y a veces hasta cocina). Por lo general, son menos rígidos que los hospitales y están más dispuestos a satisfacer solicitudes especiales que ustedes pudieran requerir. Por ejemplo, en estos sitios se practican menos intervenciones quirúrgicas de rutina, puede que permitan a tu pareja comer durante la labor de parto, lo que está rotundamente prohibido en la mayoría de los hospitales, y ella podrá usar su propia ropa (olvida esos desagradables vestidos de hospital, a menos que ella quiera uno). El personal también tratará de asegurarse de que tu pareja y tu bebé no se separen nunca. Una desventaja consiste en que tú y tu nueva familia extendida tendrán que dejar las instalaciones entre seis a diez horas después del nacimiento.

Los centros privados para el nacimiento están diseñados para atender los embarazos y nacimientos de bajo riesgo, los que no presentan complicaciones, así que puedes esperar revisiones previas al internamiento. Y no te preocupes: si algo no sucede exactamente como estaba planeado, estos centros para el nacimiento suelen tener convenios con médicos y hospitales, por lo que pueden estar integrados a uno o bastante cerca, a pocos minutos en ambulancia.

Si te interesa explorar esta opción, empieza por pedir una recomendación al profesional de la salud que atiende a tu pareja, o pídela a los amigos y familia.

El nacimiento en casa

Con toda su eficiencia de alta tecnología y con sus condiciones rigurosas, impersonales y antisépticas, los hospitales no son para todos. Como resultado, algunas parejas (menos de uno por ciento) deciden tener a su bebé en casa. El nacimiento doméstico ha existido siempre (antes de 1920, así tenían lugar la mayoría de los nacimientos), pero no ha gozado de las preferencias de la gente durante mucho tiempo. Sin embargo, está teniendo una suerte de resurgimiento conforme más y más personas (muchos de ellos ni siquiera son *hippies*) deciden intentarlo.

Mi esposa y yo consideramos la posibilidad de un parto en casa para nuestro segundo bebé, pero en última instancia decidimos en sentido contrario. En tanto que no me considero particularmente aprensivo, simplemente no logré imaginar cómo podíamos evitar estragos en la alfombra de la recámara. Pero lo que realmente nos decidió fue que nuestro primer hijo había nacido por medio de una cesárea de emergencia. Al temer la posibilidad de encontrar problemas de nuevo, optamos por la cercanía de los médicos.

Si piensas en la posibilidad de un nacimiento en casa, prepárate. Tener un bebé en casa es muy distinto a lo que nos presentan en esas viejas películas de vaqueros. Deberás asumir una responsabilidad mucho mayor en todo el proceso, si la comparas con la que tendrías al usar un hospital. Se requiere de mucha investigación y preparación. Cuando menos, vas a necesitar mucho más que sólo toallas limpias y agua hirviendo.

Tomar la decisión de dar a luz en casa *no* significa que tu pareja puede omitir el cuidado prenatal, o que ustedes dos deben planear las cosas para recibir al bebé a solas. Seguirán necesitando el contacto estrecho con un profesional médico que asegure que el embarazo progresa normalmente; también debes asegurarte de que durante el parto esté presente alguien con suficiente experiencia en el alumbramiento (no, no tu hermana o tu suegra, a menos que estén calificadas). Así que si estás pensando en transitar esta ruta, debes empezar por elegir una partera desde este momento.

Estadísticamente, es muy poco probable que elijas esta vía. Pero en caso de que la estés considerando, quiero ofrecerte algunas de las razones que la gente esgrime comúnmente para desear tener un bebé en casa, y también te presentaré algunas situaciones que convertirían a este tipo de parto en una posibilidad innecesariamente riesgosa.

El parto natural *vs.* el parto con medicamentos

En años recientes se ha puesto de moda el dar a luz "naturalmente", sin medicamentos, analgésicos o intervención médica alguna. Pero el simple hecho de que sea popular no significa que esta opción es para todos. El parto y el alumbramiento serán una experiencia dolorosa —para los dos, aunque de forma diferente—, y muchas parejas eligen las ventajas que la ciencia médica ha aportado para aliviar el dolor y la incomodidad en el nacimiento. Sea cual sea tu elección, asegúrate de que ésta también sea la de tu compañera. Los defensores de algunos sistemas de alumbramiento están casi religiosamente comprometidos con la idea de un parto libre de medicamentos, al grado de hacer sentir fracasadas a las mujeres que eligen consumir algún analgésico. Además de hacer sentir culpa a muchos padres nóveles que deberían estar celebrando el nacimiento de su bebé, esa actitud militante sencillamente está fuera de contacto con la realidad.

Existen ventajas y desventajas asociadas a los nacimientos con y sin medicamentos; hablaremos de ellas cuando nos acerquemos más a la fecha en que tu bebé estará listo para nacer. Sin embargo, por ahora, lo más importante es ser flexible y no permitir que tus amigos, parientes o cualquier otra persona te presione para hacer algo que no deseas.

Tú y tu pareja podrían planear un nacimiento natural, pero pueden darse situaciones que requieran intervención especializada o el uso de medicamentos. Por otra parte, puede que estés planeando un nacimiento de tipo médico, pero llega a darse el caso de que una nevada deje atrapada a una pareja lejos de un hospital o de los analgésicos, o también puede suceder que el anestesiólogo se encuentre ocupado en una emergencia al otro lado de la ciudad.

¿Quién va a ayudarme?

En primera instancia, podría parecer que tu pareja es quien debe elegir al profesional de la salud; después de todo, es ella quien padecerá los pinchazos y demás molestias conforme el embarazo progrese. No obstante, considera que más de 90 por ciento de los futuros padres de hoy están presentes durante el parto de sus hijos, y que la vasta mayoría de ellos han estado implicados de modo significativo durante el resto del embarazo, por lo que muy probablemente tú también pasarás un buen tiempo con el profesional de la salud. Así que, de ser posible, deberías sentirte cómodo también con la elección final. He aquí a los personajes principales.

Obstetra particular

Si tu pareja tiene más de veinte años, probablemente ha estado viendo a un ginecólogo durante algunos años. Y dado que muchos ginecólogos también atienden asuntos obstétricos, no debe sorprenderte el que la mayoría de las parejas prefieran que el ginecólogo/obstetra (G/O) de la mujer sea quien atienda el nacimiento del bebé.

Los G/O particulares suelen ser la opción más cara, pero tu compañía de seguros asumirá probablemente una buena parte de la cuenta. Sin embargo, la mayoría de los G/O privados no son estrictamente privados; por lo regular tienen un cierto número de socios, lo que significa que el médico que visitas en tus citas de cuidado prenatal podría no ser el que atiende el parto. De modo que has de estar al tanto y de acuerdo con esta situación por si tu bebé decide presentarse un día en que tu médico regular no esté disponible. El parto y el nacimiento traerán consigo suficiente tensión como para tener que lidiar con un médico que no conoces.

La investigadora Sandra Howell-White descubrió que las mujeres que consideraban riesgoso el parto, o las que quieren participar en el manejo de su dolor, tienden a optar por los obstetras.

El médico familiar (MF)

Aunque muchos médicos familiares ofrecen cuidado obstétrico, no todos lo hacen, así que debes verificar con el tuyo para saber cuál es el caso. De no ser así, él o ella referirá a tu pareja con otra persona que cuide el embarazo y nacimiento. Una de las grandes ventajas de acudir a tu médico familiar es que, pasado el nacimiento, él o ella pueden ver a tu pareja y al bebé en la misma visita. El tiempo ahorrado en ir de médico a médico será bienvenido.

Al igual que la mayoría de los médicos, los MF participan frecuentemente en prácticas de grupo, por lo que no hay garantía de que el médico conocido estará disponible el día en que llegue el bebé. De manera que, si puedes, trata de conocer a los demás médicos que trabajan con el tuyo, así como también a cualquier G/O con el que tu médico familiar pudiera trabajar. (La mayoría de los MF no pueden hacer cesáreas o asistir partos, y necesitarán el apoyo de un G/O. Además, puesto que los seguros que cubren la responsabilidad médica relativa a la maternidad y el nacimiento son muy caros, muchos médicos familiares enviarán a sus pacientes embarazadas con un ginecobstetra que ya tenga ese tipo de cobertura. Asegúrate de sentirte cómodo con esta persona, ya que él o ella puede conducir el alumbramiento si las cosas se complican.)

POR QUÉ TENER AL BEBÉ EN CASA

- El ambiente es más familiar, cómodo e íntimo.
- No te gustan —o temes— a los hospitales y a los médicos. O tal vez tuviste una experiencia negativa en un nacimiento previo.
- Ya has tenido uno o más nacimientos sin complicaciones en un hospital.
- Puedes rodearte de quien tú elijas.
- Es más probable que el parto transcurra tal como tú quieres. Tu pareja no será tratada como un paciente en la misma medida que sucedería en un hospital.
- Puedes atender los aspectos espirituales del parto, asunto íntimo que podrían desalentar en un hospital o que podría hacerte sentir apenado en éste.
- Los hospitales están llenos de enfermos, y es mejor estar lejos de ellos.
- Es más barato.

POR QUÉ NO TENER AL BEBÉ EN CASA

- Tu pareja tiene más de 35 años o ha sido advertida por su médico de que el embarazo es de "alto riesgo".
- Espera gemelos (o más) o descubres que el bebé viene con los pies al frente y no de cabeza.
- Entra en labor de parto prematuramente.
- Ella desarrolla preeclampsia, un mal que afecta a 10 por ciento de las mujeres embarazadas y que puede derivar en complicaciones muy serias si no se detecta y trata a tiempo.
- Si ella es diabética o padece de males cardiacos o renales, si ha presentado hemorragia en un parto previo, si ha tenido una cesárea previa o si fuma cigarros.
- En caso de no tener seguro médico.

Las parteras

Aunque las parteras no son tan comunes en Estados Unidos como lo son en Europa y en otras partes del mundo, se están volviendo cada vez más populares. Podrías considerar la opción de integrar una al proceso, incluso si tu pareja tiene un obstetra de cabecera.

En el estudio realizado por Howell-White, las mujeres que esperan que sus parejas se involucren activamente en el parto y el alumbramiento, y aquellas que valoran de sobremanera la obtención de información sobre el proceso de nacimiento, tienen mayores probabilidades de optar por una partera. Lo mismo sucede en el caso de mujeres que aseguran no tener religión alguna.

Las enfermeras-parteras certificadas (EPC) son enfermeras con estudios que han cursado un mínimo de dos años de entrenamiento adicional en obstetricia, y que han aprobado exámenes especiales de certificación. Pueden recibir a los bebés en los hospitales, en los centros de nacimiento o en el hogar. Pero debido a que su entrenamiento suele centrarse en nacimientos de bajo riesgo y sin complicaciones, las EPC deben trabajar bajo la supervisión de un médico por si algo se presenta.

Algunos estados han creado una nueva designación, la de partera certificada (PC), que incluye a las practicantes que no son enfermeras, pero que se someten al mismo entrenamiento y presentan los mismos exámenes que las EPC para trabajar como parteras.

Muchos G/O comunes reconocen que algunas de sus pacientes podrían querer ser atendidas por una partera en el alumbramiento, por lo que disponen de EPC (en algunos casos de PC) en su equipo de trabajo. Entonces, oficialmente tu pareja está bajo el cuidado de un médico —cuyos servicios pueden ser pagados por la aseguradora— pero no dejará de obtener la atención personalizada que desea. Ten en mente que las parteras no son médicos por lo que sólo son capaces de atender casos de bajo riesgo.

También hay por ahí muchas parteras que no tienen ni certificación ni licencia. Este tipo de parteras suele tener mucha experiencia en trabajar con mujeres embarazadas e incluso pueden haber recibido una gran cantidad de entrenamiento especializado. Pero no están reguladas en la mayoría de los casos, pueden laborar en el ámbito doméstico, mas no en hospitales.

Al igual que las EPC o las PC, las parteras comunes deben trabajar con un médico en caso de emergencia.

Doula

Aunque parecería que el término tiene que ver con otro asunto, *doula* es en realidad un término griego que significa "mujer que atiende a otra mujer". Muchas *doulas* han tenido hijos propios y todas ellas han cursado un programa de entrenamiento intensivo que les enseña a dar a la parturienta y a su pareja apoyo físico y emocional a lo largo del parto; también brindan información sobre el alumbramiento.

Las *doulas* no son profesionales de la salud; por lo común no están reguladas y pueden no ser particularmente bien recibidas en los hospitales. He aquí la descripción que hicimos la educadora Sarah McMoyler y yo, en nuestro libro *The Best Birth*, en cuanto a las relaciones a veces combativas que pueden desarrollar. "El problema es que algunas *doulas* tienen una agenda y consideran que su papel es proteger a la mamá y al bebé de lo que consideran son intervenciones innecesarias. A veces llevan esa agenda un par de pasos demasiado lejos y empiezan a jugar al médico, insertando sus opiniones no médicas en un ámbito hospitalario que se basa en la ciencia. Como cabe imaginar, esto puede crear tensión y confusión y es, francamente, completamente inapropiado." Ya que esta actitud puede interferir con la capacidad de trabajo del equipo médico, hay hospitales de ginecobstetricia del país que han prohibido a las *doulas* estar presentes en las salas de parto. Habiendo dicho lo anterior, muchos estudios han demostrado que tener cerca a una *doula* puede reducir el tiempo de parto. Pero antes de pagar un anticipo, pide la opinión de tu obstetra.

QUÉ PREGUNTAR A TU POSIBLE PROFESIONAL DE LA SALUD

Además de graduarse en una escuela de medicina, los G/O pueden tener poco en común. Cada uno tendrá una filosofía y una aproximación ligeramente distinta respecto del embarazo y el nacimiento. Lo mismo puede decirse de las parteras (salvo por el asunto de la escuela de medicina). Así que antes de tomar una decisión definitiva sobre quién recibirá a tu bebé, debes obtener respuestas satisfactorias a las siguientes preguntas y a cualesquiera otras que se te ocurran. (Si es posible, haz una sola cita para formular estas preguntas. Nunca podrás averiguarlo todo en una cita de 15 minutos. Y no, no hay preguntas estúpidas, estamos hablando de tu pareja y de tu bebé.)

Especial para los G/O

- ¿Qué le parece el que los padres estén presentes en los exámenes prenatales y durante el parto? ¿Le entusiasma el asunto o digamos que lo tolera?
- ¿Recomienda algún método de preparación para el alumbramiento (Lamaze, Bradley y demás)?
- ¿En qué hospital recibe a los bebés?
- ¿Está certificado por la asociación médica correspondiente?
- ¿Tiene alguna especialidad o entrenamiento especial?
- ¿Cuántos socios tiene y cómo funciona su rotación?
- ¿Qué porcentaje de los bebés de sus pacientes son recibidos por usted? ¿Cuáles son sus planes en caso de no poder estar ahí?
- ¿Cuál es su opinión en el debate entre los que defienden lo natural y los que prefieren el uso de medicamentos?
- ¿Qué piensa de las cesáreas, de la inducción al parto y de las episiotomías?

- ¿Qué porcentaje de sus casos se resuelven por cesárea y cómo toma la decisión de proceder a la cirugía?
- ¿Permite que los padres asistan a las cirugías de cesáreas? De ser así, ¿en dónde los colocan (por los hombros de la mujer o de frente al "asunto")?
- ¿Cuál es su definición de embarazo de alto riesgo?
- ¿Qué tipo de monitoreo recomienda? ¿Requiere de alguno?
- ¿Qué opina de que la madre cargue al bebé si lo desea?
- ¿Qué piensa de que el padre ayude en el parto?
- ¿Succiona rutinariamente al bebé o usa fórceps durante el alumbramiento?
- ¿Suele dar al bebé desnudo a la mamá?
- ¿Permite que la madre o el padre corten el cordón umbilical?

Especial para las parteras

- ¿Tiene licencia o certificación? ¿Por parte de qué institución?
- ¿Cuántos bebés ha traído al mundo?
- ¿Con qué médicos y hospitales está asociada?
- ¿Con qué frecuencia participa el médico en el cuidado de sus pacientes?
- ¿Cuál es el papel del médico en su práctica?
- ¿Qué posición adoptan la mayoría de las mujeres con las que trabaja para la segunda etapa de la labor de parto?
- ¿Cómo toma la decisión de transferir a un paciente al hospital o de ponerlo bajo el cuidado de un médico? ¿Qué tan seguido sucede esto?

Para los G/O y las parteras

- ¿Dispone usted de una línea de consejo a la que podamos llamar cuando sintamos pánico por algo?

- ¿Cuáles son sus tarifas y planes de pago?

- ¿Qué seguros lo cubren, de ser el caso?

- ¿Qué porcentaje de sus pacientes tuvieron partos naturales, sin medicamentos, el año pasado?

- ¿Cuál es su definición del "alto riesgo"?

- ¿Si el trabajo de parto comienza cuando usted no está disponible, quién nos atenderá?

- ¿Qué y quién (independientemente de ti, papá) puede estar en la sala de parto (amigos, parientes, *doulas*, camarógrafos, cámaras web, etc.)?

- ¿Está dispuesto a esperar a que el cordón umbilical deje de pulsar antes de pinzarlo?

- ¿Qué exámenes prenatales recomienda realizar? ¿Cuáles exige?

- ¿Qué tipo de pruebas suele ordenar en el caso de mujeres como tu pareja (piensa en su edad, raza, historial médico y factores de riesgo)?

- ¿Cuántos ultrasonidos recomienda por lo regular?

- ¿Permite que las mujeres caminen, se muevan o se bañen estando en las primeras etapas del parto? ¿Puede el bebé empezar a alimentarse del seno materno inmediatamente después del alumbramiento?

- ¿Está dispuesto a bajar la intensidad de las luces cuando el bebé nace?

- ¿Cuánta experiencia ha tenido con gemelos o con embarazos múltiples de más bebés? (Ésta es una pregunta muy importante si tú o tu pareja tienen un historial familiar con nacimientos múltiples o si sospechas que tu pareja está embarazada con más de un bebé.)

Las cuentas

No es barato tener un bebé. Cuánto tendrás que reunir exactamente dependerá de cómo y dónde nace tu bebé y de las infinitas combinaciones de deducibles, coaseguros, copagos y desembolsos máximos de que dispongas. De acuerdo con la Agency for Healthcare Research and Quality [Agencia para la investigación y calidad de la salud] que forma parte del Departamento de salud y de recursos humanos del gobierno de Estados Unidos, el cargo promedio en ese país por un parto vía vaginal está un poco por debajo de los 9 000 dólares, casi el triple de lo que costaba en 1993. Y el cargo promedio en el caso de las cesáreas es de casi 16 000 dólares, 2.5 veces lo que se pagaba en 1993. Los seguros particulares cubren en promedio 80 por ciento de los cargos del cuidado prenatal y 88 por ciento de los gastos del parto. Pero incluso si dispones de un buen seguro, ese 12-20 por ciento puede ser significativo en un caso de urgencia. Como sea, ten en mente que lo que el profesional de la salud recibe casi siempre será bastante menos de lo que dice la etiqueta del precio.

En las siguientes secciones, te daremos una idea de cómo pueden quedar integrados los costos de un embarazo y parto típicos (y no tan típicos). Es una buena idea revisar las condiciones de tu póliza de seguro para asegurarte de qué parte asumirá la empresa y cuánto deberás pagar por el resto. Ah, y todo esto se suma a lo que hayas podido pagar por cuestión de diagnósticos de fertilidad y tratamientos. Aquí nos referimos únicamente a los costos que sobrevienen cuando tu pareja ya se ha embarazado. Hacer un presupuesto puede ser importante incluso si adoptas. En muchos casos, los padres adoptivos están en contacto con la madre biológica a lo largo del embarazo y el parto. Tú y tu pareja podrían ir con ella a las citas médicas, presenciar el ultrasonido, escuchar el latido del corazón del bebé y saldar las cuentas, la mayoría de las cuales no serán reembolsadas por tu aseguradora. Si estás realizando una adopción internacional, no tendrás que preocuparte por cubrir los gastos médicos de la madre biológica, pero probablemente tendrás que presupuestar el costo de varios viajes transoceánicos. Además, deberás tomar en cuenta los muchos otros gastos relacionados con la adopción en que probablemente incurrirás, incluyendo tarifas de las agencias, de los abogados y del estudio socioeconómico al que deberás someterte.

Embarazo y alumbramiento

La mayoría de los médicos cobran una tarifa fija por el cuidado de tu pareja durante todo el embarazo. Esto generalmente cubre visitas mensuales durante los primeros dos trimestres, visitas quincenales durante el siguiente mes o algo así, y luego visitas semanales hasta el parto. Pero no cometas el error de pensar que eso es todo lo que pagarás. Las cuentas por concepto de exámenes de sangre y orina, ultrasonidos, pagos hospitalarios y otros procedimientos se abrirán camino hasta tu buzón al menos una vez al mes. He aquí lo que puedes esperar pagar (antes de que tu seguro pague su parte) por tener a tu bebé:

G/O

Espera pagar mucho por el cuidado prenatal general y por un parto vaginal sin complicaciones. Añade un poco más en caso de cesárea. La mayor parte de los médicos se reunirán contigo para discutir sus honorarios y los servicios que proveen. Además, asegúrate de discutir en qué planes de seguros participan, de ser el caso (puede ser más sencillo comenzar con los médicos que trabajan con tu aseguradora y elegir entre ellos). También debes preguntar si facturarán directamente a tu compañía aseguradora o si querrán que hagas un depósito (la mayoría querrá cobrar por adelantado cerca de 25 por ciento de la cuenta total presupuestada); si puedes hacer tus pagos en mensualidades y si espera que la cuenta esté completamente saldada antes del parto.

PARTERA

El costo promedio puede variar mucho dependiendo del lugar en el que vivas o de si espera obtener sus servicios durante todo el trabajo de parto o solamente en la parte final. Si decides parir en casa, también deberás tomar en cuenta el costo de los materiales que la partera piensa que necesitarás para el nacimiento (gasa esterilizada, vendajes y demás).

Laboratorios y otros gastos

- **Sangre:** en el curso del embarazo, puedes esperar pagar entre 200 y 1 500 dólares por varias pruebas de sangre.
- **Ultrasonidos:** al menos 250 dólares cada uno. En un embarazo ordinario, tu pareja tendrá que realizarse entre ninguno y tres.

Exámenes prenatales

Si tú o tu profesional de la salud deciden que eres candidato a un procedimiento de amniocentesis, te costará. En la mayoría de los casos se requiere consejo genético previo, y eso también cuesta. Si quieres hacer cualquier prueba prenatal por el solo hecho de conocer el sexo de tu bebé o para asegurarte de su bienestar, puede que tu compañía de seguros no pague por ello. Pero si tu pareja tiene 35 años o más, probablemente pagarán las pruebas.

En el hospital

- Si lo pagas tú, un parto vaginal sin complicaciones y una estancia de 24 horas en el hospital costarán entre 4 500 dólares y 9 000 dólares, dependiendo del lugar en que vivas. Duplícalo si se trata de cesárea.
- Si planeas pasar la noche en el hospital con tu pareja, añade unos 250 dólares por día.
- Aunque muchas personas se preocupan por el parto adelantado, también está el problema del parto retrasado. Si tu bebé

decide permanecer adentro entre siete y diez días más de lo esperado, es posible que a tu pareja deban inducirle el parto. Si eso sucede, sigue sumando.

- Si tu pareja efectivamente se adelanta (por más de un par de semanas) y tu bebé necesita pasar tiempo en cuidados intensivos, la cuenta (que esperamos no tengas que ver jamás) puede alcanzar cientos de miles de dólares.

Si tu pareja necesita una cesárea

Si tu pareja termina por necesitar una cesárea (lo que sucede en más de 30 por ciento de los casos), las cosas cambian por completo. Aunque se realiza rutinariamente, la cesárea es considerada como una intervención mayor y es cara. La operación, realizada por tu G/O, no está incluida en su tarifa normal y deberás pagar al menos a otros dos médicos que asistan, más una enfermera que debe estar presente para cuidar del bebé. Además, la cesárea implica un periodo de recuperación hospitalaria más largo —de entre cuatro y cinco días, por lo regular—, por no hablar del cuidado extra que las enfermeras deben proporcionar, de los analgésicos, vendajes y otros elementos. Si el bebé llega con buena salud, es probable que puedas llevarlo a casa mientras tu pareja permanece en el hospital, pero lo más probable es que quieras que el bebé se quede con tu pareja, especialmente si está amamantando. Los cuidados adicionales del bebé en el cunero también cuestan más.

Un consejo importante (y posiblemente redituable)

Asegúrate de que tú y tu pareja revisen muy cuidadosamente las cuentas relacionadas con el nacimiento. Los hospitales pueden cometer errores; de hecho, un estudio realizado por el gigante del crédito Equifax, encontró que nueve de cada diez cuentas de hospital contienen errores, y rara vez a tu favor. Cuando nos habíamos recuperado del impacto causado por las cuentas de la cesárea al nacer nuestro primer hijo (unos 17 000 dólares), pedimos a un amigo médico que las revisara con nosotros. Descubrió que nos habían cobrado muchas cosas que no sucedieron y que nos habían cobrado de más por muchas de las que sí habían tenido lugar. Por ejemplo, nos habían cobrado 25 dólares por un tubo de ungüento que la propia farmacia del hospital vendía por 1.25 dólares. Terminamos pagando cerca de 15 000 dólares (bueno, nuestra aseguradora). Y en el caso del segundo embarazo, nuestra revisión pormenorizada de las cuentas redujo cerca de 20 por ciento del total.

Busca cobros dobles, servicios que nunca recibiste (digamos una habitación privada cuando en realidad estuviste en una compartida, o medicinas de patente cuando tu pareja consumió medicamentos genéricos), y cualquier cosa que suene sospechosa. Una maravillosa revelación hecha por ABC News: se encontró con que a la gente le habían cobrado cientos de dólares por un "sistema desechable para la recuperación de mucosas" (una caja de pañuelos desechables con valor de 79 centavos de dólar), o por una "terapia termal" (cubitos de hielo en una bolsa). También fíjate en los procedimientos que nunca tuvieron lugar. He escuchado historias de padres primerizos a los que cobran la circuncisión del bebé, lo que no representaría problema alguno salvo por el hecho de que habían tenido una niña.

Aunque muchas de estas cosas pueden parecer tontas, sí que pueden sumar a la cuenta —lo que resulta especialmente doloroso si vas a cargar con buena parte de la cuenta. En el estudio de Equifax, el error promedio superaba los 1 300 dólares. Y de acuerdo con un estudio conjunto realizado por las escuelas de medicina y derecho de Harvard, "cerca de la mitad de todos los estadounidenses que se declaran en bancarrota lo hacen en razón de los gastos médicos". Cerca de 10 por ciento de esos casos se relacionan con el nacimiento.

Incluso si tu aseguradora es la que pagará los gastos, puede redituar la revisión de cuentas. Aunque la mayoría de las aseguradoras tienen sus propios auditores internos, sólo podrán detectar los cargos que van más allá de lo "normal y acostumbrado" y los procedimientos que no están incluidos en tu póliza. No sabrán de la mayor parte de las cosas que se mencionan líneas arriba y estarán encantados de que tu revisión les ahorre dinero. De hecho, algunos aseguradores se ponen tan contentos que están dispuestos a darte un porcentaje (a veces tanto como la mitad) del dinero ahorrado. Sin embargo, naturalmente, tienes que solicitar la devolución. Así que lee los términos de tu póliza cuidadosamente y, si tienes dudas, habla con tu agente o con algún empleado.

Y para cuando estés leyendo tu póliza de seguros, he aquí algunas cosas que debes buscar:

- ¿Con cuánto tiempo de anticipación debe notificarse el embarazo a la aseguradora y cuál es el tiempo calculado para el nacimiento? Si no se cumplen los términos acordados, puede reducirse la cantidad de gastos que la aseguradora pagará por concepto de embarazo y parto.
- ¿Cuándo puede sumarse el bebé a la póliza actual? Hasta su nacimiento, todos los gastos relacionados con el embarazo y el parto serán cargados a tu pareja.

No obstante, después del parto tu pareja y el nuevo bebé tendrán cuentas separadas (todos los gastos relacionados con el bebé, como medicamentos, exámenes pediátricos, pañales, sábanas y otros montos hospitalarios, serán cargados a la criatura). Algunas aseguradoras requieren que se agregue al bebé a la póliza de la pareja con hasta treinta días de anticipación al parto; la mayoría dan un plazo de treinta días posteriores al nacimiento. De nuevo, si no se cumplen las instrucciones de la aseguradora puede reducirse la cobertura.

Alternativas de bajo costo

Clínicas obstétricas

Si vives en una ciudad que dispone de un gran hospital en que se enseña a los futuros médicos, puede que tu pareja logre obtener cuidados prenatales en su correspondiente clínica obstétrica. De ser el caso, gastarás mucho menos que acudiendo a un médico particular. La desventaja es que tu bebé probablemente será recibido por un médico o estudiante inexperto, eso sí, con supervisión estrecha. Esto no quiere decir que no vayan a obtener un cuidado médico de primera. Las clínicas suelen estar excelentemente equipadas, y a los jóvenes profesionales que las operan se les enseñan las últimas novedades médicas, impartidas por los mejores maestros del país.

TU DERECHO A UN CUIDADO MÉDICO GRATUITO Y SUBSIDIADO

Si las cosas se ponen feas, la Ley Federal exige que haya cuartos hospitalarios de emergencia para la valoración inicial de tu pareja —sea cual sea el problema— incluso si no puedes pagarlos. Pero eso no sustituye el tipo de cuidado prenatal continuo que asegurará un embarazo, una mamá y un bebé sanos.

Si no tienes seguro o si el que tienes ofrece una cobertura reducida —de acuerdo con la American Pregnancy Association [Asociación Norteamericana para el Embarazo] (americanpregnancy.org), tal es el caso para 13 por ciento de las mujeres embarazadas en Estados Unidos—, o si sólo requieres de ayuda para pagar el cuidado prenatal que tu pareja necesita, el primer paso consiste en averiguar a qué beneficios de salud pública tiene derecho.

DÍAS DE ENSALADAS

¿Qué le sucede a tu pareja?

Físicamente
- Molestias matutinas (náusea, agruras, vómitos).
- Antojo o aversión por ciertos alimentos.
- Mareos, irritabilidad, dolores de cabeza.
- Fatiga.
- Cambios en los senos: aumento de sensibilidad y de tamaño.

Emocionalmente
- Se muestra ilusionada, pasmada, un poco temerosa o hasta completamente fastidiada (no todos los embarazos son planificados) por estar embarazada. En ocasiones, llega a sentir todo lo anterior simultáneamente.
- Una mayor sensación de cercanía contigo.
- Preocupación por los nueve meses que tienen por delante.
- Cambios de ánimo repentinos y llanto inesperado e inexplicable.

Lo que le sucede al bebé

Va a ser un primer mes atareado. Unas dos horas después de que has tenido sexo, un espermatozoide muy afortunado habrá fertilizado un óvulo y, *voilà*, ya tienen un cigoto. Al final del día, el cigoto se dividirá en dos células y, desde ese momento, técnicamente es un embrión. Tu pequeño conjunto de células seguirá multiplicándose y, al pasar entre cuatro y siete días tras la concepción, se implantará cómodamente en la pared del útero de tu compañera, en donde permanecerá hasta el nacimiento. Al final de este mes, tu pequeño embrión tendrá cerca de un cuarto de pulgada de largo —10 000 veces mayor que cuando era un simple cigoto— y tendrá corazón (pero no cerebro), además de incipientes piernas y brazos.

Lo que te pasa a ti

Emociones

Aún tengo la bata blanca que usaba la mañana en que mi esposa y yo descubrimos que estábamos embarazados por primera vez. Recuerdo estar de pie nervioso en la cocina; la barra estaba repleta de frascos con polvos y líquidos, goteros, y un pequeño contenedor lleno con la "primera orina de la mañana" de mi esposa. (Afortunadamente, los equipos para la detección personal del embarazo son hoy menos complicados de lo que solían ser, pero no estoy seguro de que sean ni remotamente tan divertidos.) Sintiéndome como químico ganador del Premio Nobel que está a punto de realizar un descubrimiento que alterará el curso del mundo entero, dejo caer cuidadoso varias gotas de orina en uno de los frascos que contiene polvos. Mezclo el líquido con el revolvedor proporcionado, lo enjuago y añado poco a poco el contenido del otro frasco.

Con toda honestidad, los resultados obtenidos veinte minutos después no nos sorprendieron por completo, pero eso no impidió que las cosas fueran interesantes. Yo siempre había querido tener hijos, y de pronto parecía que mis sueños finalmente se convertirían en realidad. Era como sacarse el premio mayor en las tragamonedas de a centavo.

FRESCO O CONGELADO

Ya sea que tu bebé haya sido concebido en un laboratorio o en una cama, tu futuro hijo se desarrollará de la misma manera. Unos cuantos días después de la concepción, el embrión —con unas ocho células— puede ser implantado en el útero de tu pareja. Algunas clínicas esperan unos días más, hasta que el embrión se desarrolle para convertirse en *blástula*. La razón es que, normalmente, la fertilización tiene lugar en las trompas de Falopio y el embrión debe viajar unos cuantos días para llegar al útero, implantándose en la pared de éste o endometrio. Sin embargo, no todos los embriones se desarrollan hasta ser blástulas, así que esperar a que lo hagan da a tu médico especialista en fertilidad mejores probabilidades de que se implante algo con buenas probabilidades de supervivencia.

Si se están sometiendo a la fertilización *in vitro*, los óvulos utilizados pueden provenir de tu pareja o de otra mujer. Y puedes ordenarlos frescos o congelados. Los embriones frescos resultan en más embarazos y partos exitosos que su contraparte congelada. Sin embargo, la frescura no siempre es opción (los óvulos podrían haber sido fertilizados antes de que tú o tu pareja se sometieran a algún procedimiento médico —como la quimioterapia— que podría dañar los huevos o tu esperma. O puede que los huevos provengan de un donador lejano). Es interesante señalar que no siempre es mejor lo fresco que lo congelado. Estudios independientes realizados en Finlandia, Estados Unidos y Australia han demostrado que, en tanto que los embriones congelados devienen en menos embarazos, los bebés producidos por esta vía tienen menos probabilidades de nacer prematuramente, con bajo peso o de morir poco después del parto. Nadie tiene idea de por qué sucede esto.

Alivio... y orgullo

El resultado positivo en la prueba de embarazo me colmó con una increíble sensación de alivio. Tenía un miedo secreto a ser estéril y a tener que conformarme con llevar hijos ajenos a los juegos de beisbol o al circo. También sentí una oleada de orgullo. Después de todo, yo era un hombre, un hombre funcional; bueno, hasta un semental si se quiere. Y al embarazar a mi esposa, había alcanzado de alguna manera mi máximo potencial.

Si no eres el padre biológico de tu hijo (si tu pareja concibió utilizando esperma de un donante), probablemente no tendrás estas sensaciones. Pero eso no significa en modo alguno que eres menos hombre —o que serás menos papá— que el resto de nosotros.

Muchos futuros padres que se someten a tecnologías de reproducción asistida (TRA) experimentan un alivio distinto: todos esos meses y años de tratamiento para la fertilidad —los subibajas emocionales, el optimismo y la desilusión— son ahora cosa del pasado. Otros papás tardan más en llegar a este punto y algunos nunca se sacuden por completo la mentalidad infértil.

Temores irracionales

En algún momento, cuando la emoción inicial termina, un sorprendente número de hombres experimenta un temor irracional de que el hijo que su compañera lleva en el vientre no sea suyo. El psicólogo Jerrold Lee Shapiro entrevistó a las parejas de más de doscientas mujeres embarazadas, y descubrió que 60 por ciento reconocía tener "pensamientos, fantasías o dudas molestas en relación con no ser el verdadero padre biológico de la criatura". La mayoría de estos hombres no creían que sus parejas tuvieran aventuras en realidad. Más bien, según escribe Shapiro, estos sentimientos son síntoma de un tipo de inseguridad común: el temor que muchos hombres tienen de no poder hacer algo tan increíble como crear vida, por lo que alguien más potente debió realizar el trabajo. La mayoría supera estos sentimientos bastante rápido.

Los padres cuyo bebé fue concebido utilizando esperma de un donador, es decir, que no tienen relación biológica, padecen sus propios temores irracionales. Muchos hombres se preocupan de no poder relacionarse con su bebé o de que hayan cambiado las muestras de esperma, lo que llevaría a tener un hijo de otra raza. En realidad, el asunto no es tanto la raza sino el parecido físico. La mayoría de las parejas que se someten a la fertilización *in vitro* no sienten la necesidad de hacer públicas las circunstancias del embarazo. Y, al igual que cualquier otro padre, esperan que sus hijos se parezcan a ellos, al menos lo suficiente como para no tener que aguantar los consabidos comentarios tipo "vaya, el bebé no se parece nada a ti". Puede que más tarde elijan contar a los hijos la verdadera historia de su nacimiento; abordaremos ese tema en la secuela de este libro: *The New Father: A Dad's Guide to the First Year*.

LOS MALESTARES MATUTINOS

Entre 50 y 90 por ciento de las mujeres embarazadas experimentan molestias por las mañanas. A pesar del término atractivo, la náusea, las agruras y el vómito pueden presentarse a cualquier hora del día. Nadie está muy seguro de qué causa estos malestares. Algunos sugieren que se trata de la reacción de la embarazada a los cambios en los niveles hormonales, en particular de la gonadotropina coriónica humana (hCG por sus siglas en ingles), que es producida por la placenta y es la misma sustancia que detectan las pruebas de embarazo caseras. Otros investigadores, como Margie Profet, Samuel Flaxman y Paul Sherman, insisten en que los males matutinos son la manera natural que el cuerpo usa para proteger al feto de agentes teratogénicos (toxinas que causan defectos de nacimiento) o abortivos (toxinas que inducen el aborto). Los malestares matutinos parecen ir de la mano con las aversiones alimenticias, que también suelen padecer muchas embarazadas. Las aversiones más comunes se orientan a la carne roja, el pescado, el pollo y los huevos —alimentos que se descomponen rápidamente y que pueden causar enfermedades.

Sea cual sea la causa, los malestares matinales, para la mayoría de las mujeres, se presentan al pasar entre cuatro y seis semanas desde la concepción y desaparecen entre la semana catorce y quince. Aquí te presentamos varias cosas que puedes hacer para ayudar a tu pareja:

- Dale buenas noticias. Bien podría ser que los malestares de la mañana sean algo positivo. Las mujeres que no sienten náusea ni vomitan, tienen tres veces más posibilidades de abortar si se les compara con las que sí padecen dichos síntomas, según la investigación de Gideon Koren. Y las mujeres de más de treinta y cinco años (cuyo riesgo de aborto es mayor) son las más beneficiadas. Además, las mujeres que padecen malestares matinales tienen menos probabilidades de dar a luz antes de tiempo, de tener bebés con bajo peso o con defectos. Ah, y esos bebés suelen tener un coeficiente intelectual más alto. Saber todo esto no necesariamente hará que tu pareja se sienta mejor, pero quizá le dé un motivo para sonreír mientras se inclina ante el excusado.

- Procura que beba bastantes líquidos (aunque algunas mujeres que padecen estos males tienen problemas para tolerar la leche). También es buena idea tener una botella grande con agua cerca de la cama. Ella debe evitar la cafeína, que tiende a deshidratar y tal vez quiera comenzar el día con un jugo de fruta poco ácido, como el de manzana, uva, o quizás con un refresco común; el sabor dulce puede alentar que se consuma más de lo que se consumiría normalmente.

- Ten cuidado con los olores o cosas que pueden hacerla sentir mareada y mantenlos lejos de ella. Los alimentos grasosos o muy condimentados son culpables frecuentes.

- Procura que haga varias comidas pequeñas a lo largo del día —cada dos o tres horas, de ser posible— y que coma antes de empezar a sentir náuseas. Una baja cantidad de azúcar en la sangre puede empeorar el asco. Una dieta alta en proteínas y carbohidratos puede ayudar. Los alimentos básicos como el arroz o el yogur son particularmente buenos porque tienen menos probabilidades de causar náusea que los alimentos grasosos.

- Sal a caminar. Algunas mujeres han descubierto que el ejercicio reduce la náusea.

- Asegúrate de que tome sus vitaminas prenatales —con alimentos— si su médico lo indica. Puede que también sugiera la ingesta adicional de vitaminas B y K. En el caso de algunas mujeres, las vitaminas prenatales pueden empeorar la náusea. La obstetra Lissa Rankin suele cambiar las vitaminas comunes por vitaminas masticables. Si eso no funciona, quita las vitaminas por completo durante algunos meses. "Es más importante permanecer hidratada e ingerir algunos nutrimentos que tomar vitaminas", dice.

- Pon algunos pretzels, galletas saladas o pasteles de arroz cerca de la cama —ella necesitará algo para empezar y terminar el día, y estos alimentos con poco contenido graso y calórico son fáciles de digerir.

- Explora tratamientos alternativos. Las pulseras o bandas de acupresión utilizadas en la parte interna de las muñecas reducen los síntomas de algunas mujeres, y lo mismo sucede al comer o beber jengibre o al consumir suplementos de vitamina B6. Además, existen investigaciones que sugieren que oler aceite de menta y alcohol isopropílico (lo que te ponen en el brazo antes de inyectarte) puede reducir la duración de los síntomas. Debes asegurarte de consultar a tu profesional de la salud antes de que ella empiece a oler o comer cualquier cosa.

- Ella necesita mucho descanso y debes procurar que lo obtenga.

Permanecer involucrado

Ejercicio

Si tu pareja ya solía ejercitarse regularmente antes del embarazo, lo más probable es que no requiera de mucho aliento para hacerlo. Si su médico lo aprueba, ella puede continuar con su rutina de ejercicios y realizar prácticamente cualquier ejercicio que quiera (excepto por los señalados más adelante en este libro). Sin embargo, debes tomar en cuenta que algunos gimnasios —por temor a ser demandados— pueden requerir una carta responsiva firmada por el médico de la mujer embarazada. Si tu pareja no era físicamente activa antes de embarazarse, no es momento para iniciarse en la escalada de rocas o para correr un maratón. Eso no significa que deba pasar el embarazo entero en el sofá. Hacer ejercicio es importante (los Centros para el control y prevención de enfermedades —CCPE— recomiendan treinta minutos al día de ejercicio moderado). Ayudará a mejorar la circulación y a mantener un nivel energético alto.

El ejercicio durante el embarazo puede ayudar a que el aumento de peso de tu pareja sea razonable, ayudándola a dormir mejor, a mejorar su estado de ánimo y a reducir algunas de las molestias normales asociadas con el embarazo. Más aún, mejorará su fuerza y resistencia, lo que resultará muy útil durante la labor de parto y el alumbramiento. Los investigadores James Clapp y Elizabeth Noble descubrieron que las mujeres que se ejercitan durante el embarazo tienen partos más cortos y dan a luz a bebés más sanos. Otros, incluyendo a Bradley Price, han encontrado que el ejercicio podría incluso reducir las probabilidades de que tu pareja tenga un parto prematuro, de que tenga complicaciones durante el parto o de que necesite una cesárea.

Finalmente, tenemos al neurólogo canadiense Dave Ellemberg, quien descubrió que, comparadas con las madres que no mueven ni un dedo, las mujeres embarazadas que realizaban tres sesiones semanales de veinte minutos de ejercicio moderado (el que al final hace que nos sintamos un poco cortos de aliento) tenían hijos "con una actividad cerebral más madura". Traducción: sus cerebros se desarrollaban con más rapidez. Ellemberg cree que esos bebés podrían "llegar a hablar antes" y alcanzar diversas etapas de desarrollo en menor tiempo.

Debido a que el embarazo puede hacer que la mujer más atlética se sienta un poco cansada, es probable que tu compañera no quiera ejercitarse. Una forma de ayudarla a realizar el ejercicio necesario es hacerlo con ella. (Abajo encontrarás una lista de actividades que pueden realizar juntos.) Lo más importante es empezar con calma y no forzarla si ves que está cansada o agitada. Si tu presupuesto no te permite inscribirla a un gimnasio o centro de salud, siempre puedes comprar algún DVD con rutinas para embarazadas o hasta puedes bajar aplicaciones de ejercicios para embarazadas a tu teléfono.

Hagas lo que hagas, recuerda que tú y tu compañera serán los beneficiados y tendrán menos posibilidades de lesionarse si se ejercitan con regularidad —treinta minutos al día, tantos días como puedas hacerlo— y no esporádicamente. He aquí algunas buenas ideas para ejercitarse juntos:

- Caminar —no importa si se hace lenta o rápidamente, en el barrio, en un parque o en la caminadora.
- Correr —pero haz un favor a tus rodillas: compra buenos zapatos deportivos y corre sobre una superficie suave.
- Aerobics de bajo impacto y ejercicios en aparatos también de bajo impacto, como escaladoras, caminadoras y bicicletas.
- Natación, aeróbics acuáticos o buceo con *snorkel*.
- Ciclismo —fijo o normal, pero tal vez sea mejor evitar los recorridos en superficies irregulares.
- Tenis o golf.
- Levantamiento de pesas ligeras.

- Yoga —eviten los estiramientos excesivos, pues pueden causar daño al tejido conjuntivo de tu pareja, mismo que se debilita durante el embarazo.

Antes de iniciar cualquier programa de ejercicio, discute los detalles con tu profesional de la salud y obtén su aprobación. Si realizas cualquier actividad que te haga sudar, asegúrate de consumir líquidos suficientes. Ambos deben tomar un vaso de agua o algo así una hora antes de empezar y entre 125 y 250 ml cada quince o veinte minutos de ejercicio.

ACTIVIDADES A EVITAR

- Deportes de alto impacto. He hablado con docenas de G/O con el paso de los años y todavía tengo que conocer a alguno que piense seriamente que es posible inducir un aborto con una caída ordinaria —especialmente durante el primer trimestre. No obstante, los impactos severos y repentinos, como los choques automovilísticos, pueden causar un aborto. Lo mismo pasa con los movimientos y frenazos repentinos, como los que se pueden experimentar en una montaña rusa. Habiendo dicho eso, es buena idea limitar o evitar los deportes de alto impacto como el boxeo, el hockey o el patinaje de contacto.
- Cualquier deporte que pueda causarle una caída fuerte. Esto incluye la equitación, el patinaje sobre ruedas, el patinaje sobre hielo y, a partir del séptimo mes, el ciclismo. En el caso de las personas que no están embarazadas, la práctica repentina de estos deportes puede ser peligrosa. En el caso de alguien que tiene problemas de equilibrio, los riesgos son aún mayores.
- El descenso en esquíes. A menos que sean expertos, no lo hagan; e incluso si lo son, tomen las cosas con

calma. Mi esposa esquió con siete meses de embarazo, pero evitó los recorridos más exigentes en los que podía tener un serio peligro de caer. A menos que el médico de tu pareja lo prohíba, el esquí a campo traviesa puede ser una buena opción.

- El buceo con tanque. El feto no puede hacer descompresión como lo hacen los adultos.

- Levantamiento de grandes pesos. Esto puede presionar innecesariamente a los órganos internos.

- Ejercicio excesivo. Si no puede sostener una conversación normal al ejercitarse, se está esforzando demasiado.

- Sobrecalentamiento. Tu pareja no debe cubrirse demasiado y debe realizar rutinas moderadas. Recuérdale descansar regularmente y tomar bastante agua antes, durante y después de ejercitarse.

- Jacuzzis, baños de vapor o saunas. Durante las primeras seis a ocho semanas del embarazo, es mejor alejarse de cualquier actividad que pueda elevar la temperatura de tu pareja por encima de los 39 grados centígrados. Para enfriarse, el cuerpo aleja la sangre de los órganos internos —incluyendo al útero y al feto que lo habita— y la acerca a la piel. Después de ocho semanas, no debe haber problema. Pero incluso entonces, si decide meterse al agua caliente o algo semejante, asegúrate de que beba suficiente agua.

Un último consejo: no entres en pánico si tu pareja hizo cualquiera de estas cosas antes de saber que estaba embarazada. Primero que nada, no hay nada que puedas hacer ahora y torturarte no servirá. En segundo lugar, son bajas las probabilidades de que alguna actividad realizada con anterioridad pueda dañar al bebé de modo significativo. Limítate a tener cuidado de ahora en adelante.

La nutrición

Aunque su nombre cambia constantemente (pirámide alimenticia, guía nutrimental, etcétera), los principios de una buena alimentación no han cambiado tanto desde que los conociste en la
primaria. Y una dieta saludable para embarazadas es casi igual a
una dieta saludable para no embarazadas: coman bastantes frutas y
verduras, granos enteros y proteína baja en grasa, limita las grasas
y la sal y toma mucha agua. Sin embargo, sí hay algunas diferencias a tomar en cuenta. Ahora que tu compañera está embarazada,
necesitará más calcio, ácido fólico, hierro y proteína (más tarde
nos referiremos a esto en detalle). Sobre todo después del primer
trimestre, ella debe consumir unas 300 calorías extra al día (o más
si tiene un embarazo múltiple). Por supuesto, si estaba baja de peso
antes de embarazarse o si se trata de un embarazo múltiple, puede
requerir un poco más que eso. Consulten a su médico sobre este
asunto.

Si tenía sobrepeso antes de embarazarse, no es el momento de
ponerse a dieta. También deben considerar que el hecho de comer
para dos no significa que se tiene una licencia para comer lo que
sea. De hecho, un cúmulo de sólidas investigaciones que crece a
cada momento, sugiere que lo que una mujer come en el embarazo
puede afectar directa y permanentemente la salud a largo plazo del
bebé, aumentando el riesgo de padecer diabetes, males cardiacos,
obesidad y otros problemas. Su profesional de la salud sin duda
sugerirá una dieta a seguir, pero he aquí algunas cuestiones nutrimentales básicas que han de tomar en cuenta:

Calcio

El calcio es de importancia crítica para la fabricación de los huesos
del bebé. Y debido a que mucho del calcio que tu mujer ingiere
va directamente al bebé, ella necesita asegurarse de que consume
lo necesario también para ella (entre 1 200 y 1 500 miligramos al
día). De no ser así, el feto en crecimiento lo tomará de los huesos

de tu pareja, lo que puede aumentar las posibilidades de desarrollar osteoporosis más adelante. Las mejores fuentes de calcio son la leche y otros productos lácteos. Si tu pareja es alérgica a la leche o intolerante a la lactosa, muchos médicos le recomendarán alejarse de ella, especialmente si planea dar el pecho (su alergia a la leche podría pasar al bebé). Las buenas fuentes alternativas de calcio incluyen el salmón rosado (enlatado funciona bien), el tofu, el brócoli el jugo de naranja fortificado con calcio, los huevos y las tabletas de concha de ostra.

ÁCIDO FÓLICO

El folato o ácido fólico es una vitamina del complejo B que juega un papel importante en la prevención de los defectos del tubo neural, que son defectos del cerebro o de la espina dorsal. Estos defectos tienen lugar en las primeras semanas del embarazo, por lo regular antes de que la mujer se entere de que está embarazada. Dado que casi la mitad de los embarazos no son planeados, los expertos recomiendan que toda mujer en edad fértil tome un suplemento de ácido fólico, por si las dudas. Tu pareja debe obtener unos 600 microgramos por día durante el embarazo. Algunos médicos suben esta cantidad hasta los 800 microgramos por día durante el primer trimestre. El folato es tan importante que muchos granos o productos elaborados con estos, incluyendo algunas harinas, pastas y cereales, están fortificados con él. Las fuentes adicionales de folato incluyen: espárrago, aguacate, plátano, frijol, betabel, brócoli, los jugos de las frutas cítricas, los vegetales de hojas color verde oscuro, huevos, lentejas, semillas, nueces y yogur.

HIERRO

Tu pareja embarazada requiere de 27 miligramos de hierro al día, casi el doble que antes. Si no obtiene el suficiente hierro, puede tornarse anémica y comenzar a sentirse exhausta. Debe procurar consumir tres raciones de alimentos ricos en hierro al día. Las espinacas, los frutos secos, la carne magra o de aves, los cereales fortificados y las legumbres son buenas fuentes de hierro, pero dado que una buena parte del hierro de tu pareja se utiliza para fabricar la sangre del feto, puede que ella necesite más del que puede obtener de los alimentos por sí solos. De ser así, su médico le recetará suplementos disponibles sin receta médica pero, probablemente, no lo hará antes de que haya transcurrido el tercer mes. Si es posible, tu pareja debe tomar las tabletas con un vaso de jugo de naranja; éste, junto con otras fuentes de vitamina C, ayudará a que su cuerpo absorba el hierro. Una advertencia: los suplementos con hierro suelen causar estreñimiento.

PROTEÍNAS

La mujer promedio necesita 45 gramos de proteína al día, pero tu pareja embarazada debe consumir unos setenta gramos diarios. Si está embarazada de gemelos, deberá aumentar la ingesta entre 20 y 25 gramos al día, pero sólo hasta llegar al cuarto o quinto mes. Cuando el feto tiene ocho semanas de edad, posee unas 125 000 neuronas. Pero entonces la producción se multiplica geométricamente —llegando a las mil neuronas por segundo—, de modo que, al llegar la semana 19, hay más de 25 mil millones, el número máximo que tendrá tu niño o niña en toda su vida.

Muchos nutriólogos creen que una dieta alta en proteínas, especialmente durante las primeras diecinueve semanas de embarazo, apoya el crecimiento de las células cerebrales en el bebé. Afortunadamente, la mayoría de las mujeres ya consumen suficiente proteína, por lo que no tendrás que insistir a tu pareja que consuma más. Pero si sientes la necesidad de involucrarte, las proteínas de fuentes magras son tu mejor apuesta.

La leche baja en grasa es una de las mejores fuentes de proteína, y también una de las más accesibles. Un vaso tiene cerca de 8 gramos. Tomar leche puede tener también otros beneficios. El doctor Fariba Mirzaei, de la Escuela de Salud Pública de Harvard, descubrió que las hijas de madres que tomaron cuatro vasos de leche al día estando embarazadas, tenían 56 por ciento menos posibilidades de desarrollar esclerosis múltiple que las hijas de mujeres que tomaban menos de tres vasos al mes. Otros investigadores han encontrado una conexión entre la ingesta de leche de las mujeres embarazadas y la altura de sus hijos (son más altos); también el cociente intelectual es más alto (son más listos). Si tu compañera no puede tomar leche, altas dosis de vitamina D le darán resultados similares. Habla con su médico antes de que tome cualquier suplemento. Otras buenas fuentes de proteína son el pollo sin piel, las carnes magras, los quesos bajos en grasa, el tofu, la mantequilla de cacahuate y el pescado cocinado (pero ten cuidado con el pescado; revisa la sección titulada "Nutrimentos y químicos a evitar"). Los huevos (cocinados, no crudos) son otra opción excelente; si los hierves, tendrás un excelente alimento que puedes llevar contigo para consumir entre comidas.

FRUTAS Y VEGETALES

Cómete el arcoíris. Bueno, no en realidad. Pero tu pareja (y tú, en este caso) deben tratar de comer frutas y verduras de tantos colores como logren encontrar. Además de ayudar a formar los glóbulos rojos, los vegetales verdes y amarillos (que extrañamente incluyen al melón y al mango) son excelentes fuentes de hierro y vitaminas A y B, lo que ayudará a que el cuerpo de tu pareja absorba la proteína suplementaria que estará comiendo. La vitamina A también puede ayudar a prevenir infecciones de vejiga y riñón. Además, estos vegetales son una fuente excelente de ácido fólico, del que acabamos de hablar. Mientras más oscuro sea su color verde, mejores serán para tu pareja.

Cuando se trata de frutas, la regla de que ésta es mejor cuando más intenso es su color, es atinada. Las frutas están repletas de toda clase de vitaminas y minerales, incluyendo antioxidantes, que pueden proteger de una gran variedad de enfermedades y males.

La vitamina C es de crítica importancia para que el cuerpo pueda fabricar colágeno, la sustancia que mantiene unidos los tejidos. También ayuda a asegurar el correcto desarrollo óseo y dental del bebé. La vitamina D interviene en un sorprendente número de funciones corporales y, al no disponer de la suficiente, se pueden presentar todo tipo de problemas, incluyendo el aumento de posibilidades de que tu pareja tenga un parto prematuro, mayores probabilidades de ser sometida a una cesárea, de padecer diabetes gestacional, preeclampsia, o de dar a luz un bebé con problemas esqueléticos. Una de las mejores fuentes de vitamina D es la luz solar, pero habla con su G/O para saber si requiere un suplemento.

En total, tu pareja debe consumir un total de al menos siete porciones diarias de frutas y verduras.

CARBOHIDRATOS

Los granos (que incluyen al pan y los cereales) son básicamente combustible para el cuerpo de tu pareja, y debe consumir cuando menos cuatro porciones diarias. Dado que su cuerpo usará el combustible primero, si no ingiere suficiente puede que no quede bastante para el bebé. Los granos son, por lo general, bajos en calorías y altos en zinc, selenio, cromo y magnesio, todos ellos nutrimentos esenciales. También son altos en fibra, lo que ayuda a que tu pareja combata el estreñimiento causado por los suplementos de hierro. Las buenas fuentes de carbohidratos incluyen los panes hechos con granos enteros (aléjate del pan blanco y del arroz blanco por unos meses si es que puedes), el arroz integral, las papas frescas, los chícharos, los frijoles secos y la quinoa.

AGUA

Como si no tuviera suficiente por hacer, tu pareja debe tratar de ingerir al menos ocho vasos de agua de 250 mililitros cada uno al día (u otros líquidos no edulcorados y sin cafeína), más si está haciendo mucho ejercicio o si su embarazo transcurre durante el verano. Esto ayudará a reemplazar el agua perdida al transpirar (sudará más durante el embarazo) y a deshacerse de los deshechos. Ten en mente que, en cualquier momento dado, cerca de la mitad de la población va por ahí medio deshidratada, lo que aumenta el riesgo de desarrollar una variedad de problemas, incluyendo piedras renales y cánceres del tracto urinario.

GRASAS

A pesar de todo el alboroto causado por las dietas bajas en o carentes de grasa, el hecho es que tu pareja, al igual que todas las demás personas de este mundo, necesitan consumir al menos algo de grasa. Probablemente ella obtendrá las grasas necesarias de los otros alimentos consumidos durante el día. Pero no más de 30 por ciento de su ingesta calórica total debe provenir de la grasa. Una dieta demasiado rica en alimentos grasos no es buena ni tampoco lo es para el futuro bebé en crecimiento. Las grasas monoinsaturadas (aguacates, cacahuates, almendras, aceite de oliva, aceite de canola) son las mejores, seguidas por las polinsaturadas (margarina, mayonesa, nueces). El peor tipo de grasas son las grasas saturadas (tocino, manteca, mantequilla) y las grasas trans —básicamente cualquier cosa que incluya los términos *parcialmente hidrogenada* o *hidrogenada* en la lista de ingredientes.

ALIMENTOS ORGÁNICOS

Los estantes de los supermercados están llenos de productos orgánicos de todo tipo. Pero, ¿cuánto de este frenesí es real? ¿Se trata de otra excusa para aumentar los precios? Bueno, no hay manera de darte una estadística exacta, pero parece tener sentido el que debamos disminuir nuestro consumo de pesticidas, hormonas, antibióticos y demás porquerías que permanecen en nuestra comida. El Environmental Working Group [Grupo de

trabajo ambiental] ofrece una lista completa (ewg.org/
foodnews/list.php) de los productos que tú y tu pareja
podrían querer evitar, así como de los alimentos que en-
trañan poco o ningún peligro (lo que significa que no
vale la pena pagar extra por que sean orgánicos). Hablando en general, los alimentos con cáscara que no se
come están bien (mientras más dura sea la cáscara, mejor). Abajo incluyo algunos de los que vale la pena consumir en su versión orgánica y algunos de los que no. Si
no puedes alejarte de los malos, por lo menos lávalos
con mucho cuidado.

No es necesario comprar versiones orgánicas de:

Aguacates, elotes, piña, col, cebollas, chícharos, espá-
rragos, mango, papaya, kiwi, berenjena y melón.

Definitivamente comprar versión orgánica de:

Manzanas, fresas, uvas, apio, duraznos, espinacas, pimientos morrones, nectarinas, pepinos, jitomates cherry,
ejotes tiernos y papas.

NUTRIMENTOS Y QUÍMICOS A EVITAR

He aquí el asunto. Hablando en general, si tu compañera lo come,
bebe, respira o huele, también lo hace tu bebé en desarrollo.

- Cigarros. Cuando la futura madre inhala el humo de un cigarro, su vientre se llena de monóxido de carbono, nicotina,
alquitrán y resinas que inhiben la llegada de oxígeno y nutrimentos al bebé. Cuando las madres fuman se incrementa
el riesgo de aborto y de que el bebé presente bajo peso al
nacer. También hay evidencia de daño cuando fuman los
padres (exponiendo a la compañera y al bebé al humo de
segunda mano). Si crees que tu bebé está protegido por el
hecho de estar en el vientre materno, o si piensas que fumar

no lo afectará en un estadio tan temprano del embarazo, estás peligrosamente mal. En definitiva, si fumas, déjalo ahora. Si ella fuma, procura que lo deje y ayúdala como puedas. Es interesante mencionar que muchos hombres no se proponen dejar el hábito —o pedir a sus mujeres que lo hagan— por temor a que los síntomas de abstinencia produzcan tensión marital. Mala elección. El peligro potencial para tu bebé supera por mucho el peligro que puede correr tu relación. Ah, y si estás pensando en los cigarros electrónicos (¿por qué no? Todo en nuestra vida parece ser electrónico y llevar una "e" o una "i" antes del nombre), piénsalo de nuevo. En tanto que efectivamente son menos tóxicos que el tabaco y pueden ayudar a eliminar la afectación de los fumadores pasivos, es difícil afirmar que son seguros. La mayoría de los cigarros electrónicos usan nicotina líquida, la cual, además de ser adictiva, puede causar hipertensión y otros problemas cardiacos a tu esposa, y puede reducir el flujo sanguíneo a la placenta, lo cual puede dañar permanentemente a tu bebé. Los cigarros electrónicos también pueden contener propilenglicol, sustancia que al ser calentada puede convertirse en un potente carcinógeno. También producen nanopartículas, que pueden irritar los pulmones, agravar el asma y alentar otros problemas pulmonares.

He aquí un buen ejemplo de lo que sucede cuando la gente entiende las cosas a medias. ¿Recuerdas que dije que fumar causaba bajo peso al nacer? Pues bien, en Gran Bretaña, el fumar durante el embarazo es común, sobre todo entre las adolescentes. Estas jóvenes se inventaron de quién sabe dónde que al tener un bebé más pequeño la labor de parto y el parto mismo serían menos dolorosos. Lo que no comprendían es que el peso bajo es solamente el principio de la historia. Fumar aumenta también las probabilidades de abortar, de que el bebé nazca con defectos, de muerte fetal y

de nacimiento prematuro. Los bebés que nacen prematuramente tienen mayor riesgo de tener todo tipo de problemas
en su vida futura: males respiratorios, parálisis cerebral, re-
traso mental y problemas cardiacos, por nombrar sólo algunos. Y suelen presentar síntomas de abstinencia de nicotina,
igual que sucede con los hijos de madres que consumen
crack. También afecta a la madre al aumentar el riesgo de desarrollar placenta previa (cuando la placenta cubre la entrada
al útero), desprendimiento prematuro de placenta (cuando
la placenta se separa de la pared del útero antes del alumbramiento), y también de tener un parto prematuro. ¿Te estoy
asustando? Espero que así sea.

- Alcohol. La abstinencia total es la elección más segura (aunque tu profesional de la salud puede permitir un vaso de vino
de vez en cuando para inducir la relajación). El consumo
regular y en altas dosis de alcohol puede causar el Síndrome
Alcohólico Fetal, un conjunto de daños y anormalidades
irreversibles, tanto físicas como mentales. Incluso el beber
socialmente con moderación se ha ligado al bajo peso de los
bebés al nacer, a los problemas de aprendizaje y a los abortos
en las primeras etapas del embarazo. "Si tomas un vaso de
vino tinto de vez en cuando, lo haces bajo tu propio riesgo",
escribe la obstetra Lissa Rankin en su libro *What's Up Down
There? Questions You'd Only Ask Your Gynecologist if She Was
Your Best Friend*. "Probablemente no haya problema con gozar
de una copa de vino ocasional. Hay una gran diferencia entre
ser temerario (lo que debes evitar en definitiva) y tomar una
copa de vino en la cena, pero la verdad es que no hay datos
que nos permitan hacerte recomendaciones seguras." Si te
preocupa el que tu pareja haya bebido antes de enterarse del
embarazo, discute el asunto con tu profesional de la salud.
- Ayuno. A menos que cuente con la aprobación de su médico,
tu compañera nunca jamás debe pasar más de 24 horas sin

comer. Esto es especialmente importante durante las primeras diecinueve semanas del embarazo, cuando el cerebro de tu bebé se está desarrollando.

- Medicinas de venta libre. Tu pareja debe hablar con su médico antes de tomar cualquier medicamento, incluyendo aspirina, ibuprofeno y antigripales, especialmente si estos medicamentos contienen alcohol o codeína. Los antidepresivos, en particular, han sido objeto de escrutinio últimamente. Varios estudios recientes relacionan un tipo de antidepresivos, los inhibidores selectivos de recaptación de serotonina o ISRS (que incluyen al Prozac, Zoloft, Celexa y Paxil), con un aumento en el riesgo de que el feto presente anormalidades. Otros estudios no han hallado relación alguna. El caso es que, como ya podrás imaginar, la depresión no tratada también puede causar muchos problemas. Así que si tu compañera ha luchado contra la depresión, habla con su médico sobre si los riesgos de consumir antidepresivos son mayores a los riesgos que se presentan por no tomarlos.
- Cafeína. Evitar altas cantidades de cafeína es especialmente importante en los primeros meses. Algunos estudios han demostrado que las mujeres embarazadas que toman más de tres o cuatro tazas de café al día, de buen tamaño, corren mayor riesgo de aborto, de alumbramiento prematuro o de que el bebé pese poco al nacer en comparación con las mujeres que pasan por un Starbucks sin sacar el monedero de la bolsa. Muchos estudios parecen indicar que una o dos tazas al día no dan problemas, pero habla con tu practicante de la salud para tomar la decisión final.
- Drogas recreativas. Abstente durante el embarazo —los nonatos pueden nacer siendo adictos.
- Ciertos alimentos. Las carnes y los pescados crudos pueden contener *Toxoplasma gondii*, que puede causar ceguera al feto o dañar su sistema nervioso. La leche sin pasteurizar y los

quesos suaves, como el Brie, pueden contener *Listeria*, otra bacteria dañina. Los huevos crudos y el pollo pueden contener salmonela. Los médicos no se ponen de acuerdo en cuanto a la magnitud del riesgo que estos alimentos implican. El primer G/O de mi mujer era japonés y no tenía absolutamente ningún problema con que ella comiera sushi. Sin embargo, hay pescados con los que deben tener cuidado. La FDA recomienda que las mujeres embarazadas se mantengan lejos de la carne de tiburón, pez espada, macarela y blanquillo, pues contienen altos niveles de mercurio. Limita el consumo de atún blanco a una o dos raciones por semana. Si ella quiere comer pescados o mariscos, el salmón, el carbonero y los camarones tiene bajo contenido de mercurio.

• Heces de gato. De acuerdo, las heces de los gatos no tienen mucho que ver con la nutrición, pero contienen altas cantidades del mismo parásito que encontramos en algunas carnes crudas. Así que si tienen gato y quieres ser caballeroso, asume la limpieza de su arenero durante el embarazo. En realidad, los areneros no presentan problemas para la mayoría de las mujeres. Tiene muchas más posibilidades de entrar en contacto con la caca de gato estando fuera de casa o trabajando en el jardín (el que, desde la perspectiva felina, no es más que un arenero gigante).

• Insecticidas, herbicidas y demás. Si te encargas de la jardinería, hazlo con guantes y toma todos los fertilizantes y pesticidas químicos y llévalos al depósito de deshechos tóxicos (tu compañía de recolección de basura no se los llevará). La exposición prolongada y repetida a estas sustancias tóxicas ha sido vinculada con los defectos de nacimiento. Si en verdad requieres de pesticidas y fertilizantes, ha llegado la hora de usar versiones orgánicas. También debes mantener a tu pareja alejada de otros contaminantes químicos potencialmente peligrosos, como el diazinón (veneno para cucarachas común), los collares y atomizadores antipulgas y los vaporizadores o bombas contra insectos. Dos químicos en particular, los bifenilos policlorados y el DDE (un subproducto de los insecticidas), pueden tener efectos muy negativos. Los niños expuestos a estos químicos en el útero tienden a ser unos cinco centímetros más altos y a pesar entre 5 y 7 kilos más siendo adolescentes en comparación con los niños que no fueron expuestos; además suelen entran demasiado pronto a la pubertad.

• Tintes para el cabello. El uso de tintes por adultos, a largo plazo, ha sido relacionado con un aumento en el riesgo de padecer varios tipos de cáncer. Pero, ¿podría el tinte ser absorbido por medio del cuero cabelludo de una mujer embarazada, para entrar al torrente sanguíneo y dañar a su nonato? El jurado no se ha puesto de acuerdo. La American Pregnancy Association [Asociación Norteamericana para el Embarazo] opina que los tintes para el cabello (y otros productos que contienen muchos químicos) no son problemáticos durante el embarazo. Después de todo, tu compañera no planea beberlos (se los aplica en el cabello, ¿no?). Otros expertos en salud reproductiva, incluyendo a Joanne Perron, refieren a investigaciones que indican que usar tinte para el cabello puede afectar al feto en crecimiento a nivel celular, y también podría aumentar el riesgo de que el niño padezca problemas de desarrollo y reproductivos. "Podría" es un término importante. ¿Para qué asumir el riesgo? La solución más sencilla consiste en que tu pareja deje de teñirse el cabello durante el embarazo, por lo menos durante los primeros tres meses, cuando los órganos y el sistema nervioso del bebé se están formando. Si no puedes convencerla de que su cabello luce hermoso al natural, busca en Google "tinte para el cabello no tóxico".

Unas palabras sobre la dieta vegetariana

Si tu compañera es vegetariana, no hay razones para que ella y su bebé no obtengan los nutrimentos necesarios, especialmente si ella consume huevos o leche. Pero si es vegana estricta, deberá estar especialmente segura de que consume suficiente proteína y otros nutrimentos. Habla con su médico o con un buen nutriólogo para obtener orientación especializada.

Nota final sobre nutrición

Ayudar a que tu pareja coma bien es una de las mejores cosas que puedes hacer para asegurarte de que tendrás un bebé saludable y feliz (y una pareja también saludable y feliz). Pero procura no ser muy duro con ella. Estar embarazada es suficientemente duro sin tener a alguien que mire sobre su hombro criticando todo lo que elige comer. Claro que ella estará mejor comiendo sólo cosas saludables todo el tiempo, pero una orden de papas fritas ocasional o una barra de chocolate no le hará ningún daño a largo plazo. De hecho, existe cierta evidencia de que comer chocolate oscuro puede ser bueno para ella. Varios estudios han descubierto una relación entre el chocolate oscuro y un riesgo atenuado de sufrir un ataque cardiaco, la administración del peso y el alivio del estrés. En un estudio, las mujeres embarazadas que comían cinco o más raciones de chocolate a la semana (durante el tercer trimestre), tenían 40 por ciento menos posibilidades de desarrollar preeclampsia (un mal muy peligroso que afecta la presión sanguínea).

Finalmente, apóyala. Esto significa que debes tratar de comer tan sanamente como ella. Si es absolutamente necesario que te comas un *banana split* y no piensas compartir, cómelo a solas (y no hagas alarde de ello).

La campaña del hambre

Una de las cuestiones que subestimé cuando mi mujer estaba embarazada era el gran apetito que tenía, y lo rápido que llegaba. Incluso cuando acababa de comer algún tentempié antes de salir de la oficina, el hambre voraz retornaba en cuanto llegábamos a la casa.

Si sueles cocinar la mayor parte del tiempo en casa, las cosas no cambiarán mucho durante el embarazo. Pero si tu pareja es quien ha estado preparando la comida, hay algunas cosas que puedes hacer para facilitarle la vida significativamente:

- Aprende a cocinar platillos simples y de rápida preparación. Existen muchos libros de cocina especializados en platillos cuya preparación no requiere de más de 30 minutos (¡o veinte o diez!). Mejor aún, hay varios blogs y sitios web que te pueden ayudar. A mí me gustan realfoodbydad.com, www.stay-atstovedad.com, cookingfordads.net y dadcooksdinner.com. También puedes aprovisionarte con cenas saludables para el horno de microondas o acudir a la comida para llevar, pero eso suele resultar demasiado caro.

- Planea la preparación de alimentos. Esto significa que deberás invertir más tiempo leyendo libros de cocina o navegando en internet en busca de recetas que suenen bien. Al leer, recuerda que debes tomar nota de todos los ingredientes que necesitarás. Aunque la planeación alimenticia no parece muy difícil que digamos, sí requiere de tiempo —especialmente cuando sumas el tiempo extra que deberás pasar en el supermercado.

- Haz las compras. Incluso si tu pareja es quien planea la preparación de los alimentos y quien elabora las listas para el súper, el que tú realices las compras evitará que pase una hora o más a la semana caminando en pisos demasiado duros hasta para los pies de quienes no están embarazadas. Además, muchas mujeres que padecen molestias matutinas severas encuentran repulsivo el estar en el supermercado, rodeadas de tanta comida. Si tu compañera hacía las compras antes del embarazo, pide que te haga una lista con los productos que compraba normalmente.

- Prepárale un licuado nutritivo para el desayuno. Permítele pasar unos minutos más relajándose en la cama durante la mañana (abajo encontrarás una buena receta).

- Ten algunos tentempiés en la guantera del auto para usar cuando salgan juntos. Su energía puede desplomarse en cualquier momento, y un poco de nueces, pasas o granola puede ser muy útil.

UNA NOTA ESPECIAL PARA LOS PAPÁS ADOPTIVOS Y PARA QUIENES USAN TRA

Si eres uno de los muchos futuros padres que ha conocido a quien será la madre de su hijo, o si has contratado a una madre sustituta, haz lo que puedas para ayudarla durante el embarazo sin tornarte molesto. Procura que se ejercite, que deje de fumar, que coma bien, que tome sus vitaminas prenatales, que asista a las citas médicas programadas y demás.

Recetas

Licuado poderoso

½ taza de leche descremada	12 fresas
Un plátano	El jugo de dos naranjas

Combina los ingredientes en la licuadora o en un procesador de alimentos y sirve sobre hielo picado o solo, pero muy frío.

ABASTECERSE

Si tienes a la mano los siguientes ingredientes, tú o tu pareja podrán preparar una comida sana o un tentempié en cualquier momento.

- Cereales no edulcorados
- Pasta de trigo integral
- Jugo de tomate o de vegetales
- Pan integral
- Leche descremada
- Queso cottage sin grasa
- Yogur bajo en grasa y con edulcorantes naturales
- Huevos frescos (y algunos hervidos también)
- Mantequilla de cacahuate natural
- Mermeladas de frutas
- Agua embotellada
- Galletas saladas
- Vegetales frescos que pueden comerse crudos, como zanahorias, pepinos, apio y jitomates
- Fruta fresca
- Moras congeladas y uvas
- Pasas y otros frutos secos
- Donas (de acuerdo, no las consumas muy seguido, pero de vez en cuando pueden darse un gusto)

Bocadillos básicos de rápida preparación

- Pela y rebana zanahorias y apio desde la noche anterior para que tu pareja pueda llevarlas al trabajo como almuerzo.
- Hierve huevos: pon algunos huevos en una olla con agua suficiente como para cubrirlos. Cubre la olla y espera a que el agua hierva. Cuando esté hirviendo, apaga el fuego y deja

ahí los huevos por veinte minutos. Enjuaga con agua fría y pélalos.
• Haz una mezcla de frutos secos, nueces, pasas y semillas de girasol.

Hotcakes de plátano y chocolate

½ taza de harina blanca
½ taza de harina de trigo integral
2 cucharaditas de levadura en polvo
¼ de cucharadita de canela
Una pizca de sal
½ cucharada de azúcar blanca
½ cucharada de azúcar morena (si no tienes alguno de los dos azúcares, usa una cucharada del que tengas)

1 huevo
1 cucharadita de extracto de vainilla (opcional, pero muy sabrosa)
1 cucharada de aceite vegetal
Poco menos de una taza de leche
½ taza de chispas de chocolate
1 cucharada de mantequilla o margarina
3 plátanos rebanados

Mezcla los ingredientes secos en un recipiente grande. Añade el huevo, la vainilla, el aceite y la leche. Mueve hasta obtener una mezcla homogénea. Añade las chispas de chocolate y mezcla de nuevo. Derrite la mantequilla en una plancha o sartén caliente. Usa un cucharón para poner porciones generosas de la mezcla en la plancha. Agrega rápidamente varias rodajas de plátano en cada hotcake. Cuando las burbujas que se formen en la superficie revienten, voltea los hotcakes. Cocina hasta que el segundo lado esté del mismo color que el primer lado y retira de la plancha o sartén.

Omelette abierto a la mexicana

3 huevos
1 cucharadita de cilantro finamente picado
1 jitomate pequeño picado

¼ de taza de pimientos verdes o rojos picados
¼ de taza de cebolla morada rebanada
Pimienta negra al gusto

Si el comer la yema de los huevos agrava el malestar matutino de tu pareja, usa solamente las claras. Bate los huevos en un recipiente o taza para medir y vierte en un sartén mediano antiadherente. Usa el fuego bajo. Cuando los huevos comiencen a cocinarse, añade los demás ingredientes. Cocina hasta que el huevo se ponga firme y desliza el omelette a un plato.

Avena en microondas

⅓ de taza de avena (puedes usar de la que está lista en un minuto, en cinco, o la normal)

⅔ de taza de agua

½ plátano rebanado

Una pizca de canela

⅛ de cucharadita de extracto de vainilla

Leche

1 cucharada de germen de trigo

Pon la avena en un recipiente con capacidad de un litro. Agrega el agua, el plátano, la canela y la vainilla. Revuelve. Cocina en el microondas de dos a tres minutos a temperatura alta, o hasta que la mezcla comience a humear o a producir burbujas. Saca y revuelve otra vez. Agrega leche al gusto. Espolvorea germen de trigo para obtener vitaminas y proteína extra.

Cualquiera de las siguientes ensaladas puede servirse como plato principal en la comida o como guarnición para la cena.

Ensalada de jitomate y albahaca

La combinación de estos dos ingredientes forma una ensalada muy refrescante. Cuando puedas, usa albahaca fresca y jitomates de la localidad para que el sabor sea ideal.

2 jitomates madurados en la planta

6-8 hojas de albahaca

4 cucharadas de vinagre balsámico

4 cucharadas de aceite de oliva extravirgen

Pimienta recién molida al gusto

Rebana los jitomates y disponlos en un platón. Corta las hojas en tiras y ponlas sobre los jitomates. Cúbrelos con el vinagre y el aceite. Agrega la pimienta recién molida. Cubre y refrigera durante al menos una hora. Saca del refrigerador y permite que la ensalada repose por media hora antes de servir.

Ensalada mixta con vinagreta balsámica

Al combinar distintos tipos de vegetales, como la lechuga Boston, la lechuga de hoja roja, la achicoria, la arúgula y la endivia, la ensalada verde se torna más interesante. Los pepinos crudos, los ejotes, las zanahorias rayadas y el betabel cocido pueden añadir sabor, color y nutrimentos a una ensalada mixta. Aléjate de los *croûtons*, que son altos en calorías y bajos en nutrimentos.

Lava y seca las verduras, coloca cada ración en un plato y ponle encima cualquier selección de vegetales que te gusten. Justo antes de servir, vierte unas tres cucharadas de aderezo de vinagreta balsámica (ver la receta abajo) sobre cada ensalada.

Vinagreta balsámica

2 dientes de ajo machacados	½ cucharadita de cebollín picado
⅔ de taza de vinagre balsámico	½ taza de albahaca picada
1 cucharadita de mostaza de Dijon	⅔ de taza de aceite
½ cucharadita de perejil picado	Sal y pimienta

Mezcla el ajo, el vinagre, la mostaza y las hierbas. Agrega el aceite a la mezcla de vinagre y bate. Añade sal y pimienta al gusto.

Ensalada de pepino

2 pepinos grandes rebanados	½ taza de yogur sin grasa natural
1 cebolla morada mediana, cortada en cubitos	1 cucharadita de eneldo fresco picado
1 taza de vinagre de sidra	

Si los pepinos no están encerados, deja la cáscara. Córtalos en rebanadas delgadas (un procesador de alimentos hace mejor el trabajo). Mezcla la cebolla en cubitos con las rebanadas de pepino en un recipiente grande que pueda refrigerarse. Añade el vinagre y el yogur a la mezcla, cubre y déjala en el refrigerador durante toda la noche. Sirve frío como guarnición adornado con el eneldo.

Pizza baja en calorías

Crea tu propia combinación de ingredientes, incluyendo alcachofas, aceitunas y calabacitas. Usa diversos quesos, como el azul, el cheddar, el suizo e incluso el cottage, bajo en calorías.

4 tortillas suaves (se encuentran en la sección de congelados del supermercado)

2 jitomates saladette frescos, rebanados

3 dientes de ajo picados o machacados

1 taza de champiñones rebanados y salteados

1 cebolla mediana, picada y salteada

6 cucharaditas de hierbas frescas (orégano, albahaca y tomillo) picadas o dos cucharaditas de hierbas secas

½ taza de queso rallado o queso cotagge bajo en calorías

Precalienta el horno a 175 grados. Coloca las tortillas en una charola engrasada. Cubre con los jitomates, el ajo, los champiñones, la cebolla y las hierbas. Añade el queso. Hornea durante veinte minutos o hasta que las tortillas estén crujientes. Sirve caliente.

Salsa para espagueti vegetariana, de rápida y sencilla preparación

2 cebollas grandes picadas

4 cucharadas de aceite de oliva

220 gramos de champiñones finamente picados

2 frascos de medio litro de salsa para espagueti sin carne

1 lata de 100 gramos de puré de tomate

1 ½ cucharadita de albahaca seca

Una pizca generosa de pimienta de cayena

1 hoja de laurel

2 latas de 400 gramos de
jitomates cocidos

½ kilo de tofu, partido en cubitos
de poco más de un centímetro
por lado

Sal y pimienta al gusto

1 cucharadita de azúcar

½ cucharadita de ajo en polvo

1 cucharada de vinagre de arroz

En una cacerola, pon el aceite de oliva a fuego medio y saltea las cebollas hasta que estén traslúcidas. Agrega los champiñones y saltea por cinco minutos más, hasta que los champiñones comiencen a soltar su jugo. Añade los demás ingredientes y cocina a fuego lento por 40 minutos. Si la salsa no va a usarse de inmediato, deja que se enfríe, sírvela en dos contenedores y métolos al congelador. Descongela según sea necesario.

Crema de calabacitas baja en calorías

Esta receta puede variarse sustituyendo las calabacitas con zanahorias, papas o apio.

3 calabacitas medianas, cortadas
en rebanadas de medio
centímetro de grosor

1 cebolla blanca mediana cortada
en cuadritos

1 cubo pequeño de consomé de
pollo (opcional, pues por lo
regular contienen GMS)

1 taza de yogur natural bajo en
grasa

1 cucharada de eneldo fresco

Sal y pimienta

Pon las calabacitas, la cebolla y el cubito de consomé en una olla. Añade el agua suficiente para que los ingredientes queden cubiertos. Espera a que hierva y cocina unos 10 minutos hasta que los ingredientes estén suaves. Deja que se enfríe. Transfiere el contenido de la olla a una licuadora o a un procesador de alimentos, añade el yogur y el eneldo. Mezcla hasta que la combinación sea uniforme. Salpimienta al gusto.

Papas spa

3 papas peladas y rebanadas finamente

Paprika al gusto

Aceite antiadherente en espray

Precalienta el horno a 110 grados centígrados. Rebana las papas lo más finamente posible (los procesadores de alimentos son mejores para esto). Pon el aceite en una charola para hornear. Coloca las papas uniformemente en la charola. Espolvorea con paprika y cocina durante unos 15 minutos, o hasta que las papas estén crujientes.

Pasta picante con crema de cacahuate

½ kilo de pasta tipo cabello de ángel

Una cucharada de aceite de ajonjolí

4 cucharadas de aceite de cártamo o de cacahuate

6 dientes de ajo machacados

Una pizca generosa de hojuelas de pimienta de cayena o chile rojo

10 cebollines finamente picados

½ taza de crema de cacahuate cremosa

6 cucharadas de vinagre de vino de arroz

6 cucharadas de salsa de soya

4 cucharaditas de azúcar blanca

1 pepino pelado, entero y cortado en cubitos (opcional)

Cilantro al gusto (opcional)

Cocina la pasta según las instrucciones que vienen en el paquete. Escurre y vierte el aceite de ajonjolí. Deja reposar. Saltea el ajo y las hojuelas de chile en el aceite de cacahuate o de cártamo en un sartén grande. Agrega el cebollín. Pon el fuego alto y remueve durante un minuto. Retira del fuego. Añade los ingredientes restantes y usa un batidor de alambre para mezclar hasta obtener una salsa espesa. Vierte sobre la pasta mientras todavía está caliente. Adorna con el pepino o cilantro, si lo deseas.

Pollo rostizado al ajillo

1   pollo para rostizar (de entre 1.5
    y 2 kilos)
5   dientes de ajo
1   zanahoria rebanada
2   tallos de apio rebanados

4   cebollas blancas pequeñas
2   cucharadas de aceite de oliva
½   taza de vino blanco (opcional)
¼   de taza de agua
Sal y pimienta al gusto

Precalienta el horno a 230 grados. Limpia el pollo y enjuágalo bien. Escúrrelo, espolvorea sal y pimienta por dentro y por fuera. Con los dedos, separa un poco la piel de la carne del pollo e introduce en el hueco formado un diente de ajo. Hazlo por todo el pollo con todos los dientes de ajo. Pon el pollo en un recipiente hondo para hornear. Rellena el interior del pollo con rebanadas de zanahoria, apio y cebolla. Vierte el aceite de oliva sobre el pollo. Vierte también el vino y el agua sobre éste. Hornea a 230 grados centígrados por diez minutos. Luego reduce la temperatura hasta los 180 grados y hornea entre 30 y 40 minutos más o hasta que los jugos broten de color claro al pinchar los muslos con un tenedor.

Costillas de cordero

Un delicioso platillo festivo que es fácil de preparar.

¼   de taza de pan molido
1   costillar de cordero (pide al
    carnicero que lo rompa, que
    remueva el exceso de grasa y
    que corte las costillas al estilo
    francés)

3   dientes de ajo machacados
2   cucharaditas de perejil seco
Sal y pimienta al gusto
5   cucharaditas de mostaza de
    Dijon

Precalienta el horno a 230 grados. En un recipiente pequeño mezcla el pan molido, el ajo, el perejil, la sal y la pimienta. Pon el costillar en una bandeja para hornear, con la parte carnosa hacia arriba. Unta mostaza en la parte superior y hornea durante 10 minutos. Saca del horno. Con un tenedor presiona la mezcla de pan molido en la mostaza, reduce el calor a 170 grados y hornea unos 20 minutos hasta que el costillar alcance el término medio.

Ensalada de frutas con aderezo de yogur cremoso

Un platillo refrescante y con pocas calorías para el desayuno, la comida o el postre. Como guarnición o postre, rinde para cuatro personas. Como plato principal en la comida, rinde para dos personas.

1 manzana verde, sin corazón y rebanada

1 plátano rebanado

Jugo de un limón

1 naranja ombligona (o cualquier otro cítrico) partida y sin semillas

1 taza de yogur de vainilla bajo en grasa (o yogur natural bajo en grasa)

1 racimo pequeño de uvas rojas o verdes sin semilla

5 fresas partidas a la mitad

2 kiwis, pelados y rebanados

1 cucharadita de canela

½ taza de coco rayado (opcional)

4-8 hojas de menta fresca (opcional)

En un recipiente grande revuelve el plátano y la manzana, vierte el jugo de limón y mezcla. Añade la fruta restante y vuelve a mezclar. En un recipiente aparte combina el yogur y la canela. Justo antes de servir, mezcla el aderezo de yogur y el coco con la fruta. Si dispones de menta fresca, adorna cada porción con una o dos hojas.

LEER LAS LETRAS PEQUEÑAS

Conseguir comida saludable no siempre es tan sencillo como parece, y aunque las normas de etiquetado son cada vez más estrictas, los productores de alimentos no están dispuestos a hacerte favores. Así que si empujas el carrito del súper por toda la tienda, asegúrate de leer las etiquetas cuidadosamente. Fíjate particularmente en lo siguiente:

• Ingredientes. El primer ingrediente de la lista es el que más contiene el producto, sin importar qué estés comprando. Si el ingrediente saludable es el último de la lista, olvida las muchas menciones que puedan aparecer en el resto de la caja y busca otra opción.

• Azúcar (y todos sus similares). Fíjate en la fructuosa, el jarabe de maíz, los edulcorantes de maíz, la sacarosa, la dextrosa, el jarabe de caña, el jarabe de malta, la miel y muchas más. Se trata de los diversos tipos de azúcares que puedes encontrar.

• A pesar de lo saludable que parezca la etiqueta, la mayoría de las "bebidas de fruta" o de las bebidas "con sabor a fruta" contienen mucho menos jugo del que te imaginas —por lo regular, menos de 10 por ciento, siendo el resto agua o... claro... azúcar.

• Porciones. Es la categoría más engañosa de las etiquetas en alimentos. En la mayor parte de los casos, el número de calorías, los gramos de grasa y proteína, y demás información se basan en una ración o porción. Todo eso está muy bien, a no ser porque no todos los fabricantes usan las mismas unidades como porción. Por ejemplo, recientemente vi un paquete de 250 gramos de una lasaña congelada bastante saludable. Las calorías, la proteína y la grasa parecían estar bien, hasta que me percaté de que la porción analizada era de solamente 170 gramos. Esto significa que si una persona come los 250 gramos (es mi caso), estaría ingiriendo en realidad 33 por ciento más grasa y calorías de lo esperado.

- Porcentaje de calorías provenientes de la grasa. La mayoría de los nutriólogos están de acuerdo en que las mujeres embarazadas deben limitar el porcentaje de calorías derivadas de la grasa a alrededor de 30 por ciento. La ley exige ahora que los fabricantes hagan este cálculo por ti, así que pon mucha atención a la "Información nutrimental" que encontrarás en cualquier alimento empacado.

- Unas palabras sobre los aditivos. Cuando se trata de ingredientes, mi regla principal siempre ha sido que, si no puedes pronunciarlo, no lo comas. Pero incluso algunos elementos de fácil pronunciación no deben llegar al estómago de tu pareja. Mientras esté embarazada aléjala de los edulcorantes artificiales (aspartame, Splenda, sacarina, Truvia y otros), de los nitratos y nitritos (conservadores que suelen encontrarse en las carnes de las comidas preparadas, los hot dogs y el tocino) y del glutamato monosódico (GMM, un saborizante especialmente popular en la comida asiática y, por alguna extraña razón, en el pescado gefilte). Todos estos ingredientes pueden tener efectos negativos en tu nonato.

EL MÉDICO TE REVISARÁ

¿Qué le sucede a tu pareja?

Físicamente

- Fatiga continua.
- Malestar matutino continuo.
- Micción frecuente.
- Hormigueo en los dedos.
- Hipersensibilidad en los senos y pezones oscurecidos.

Emocionalmente

- Júbilo constante y, simultáneamente, cierta ambivalencia por el hecho de estar embarazada.
- Incapacidad para concentrarse en el trabajo.
- Temor de no ser considerada atractiva.
- Continuos cambios de humor.
- Temor de un aborto temprano, especialmente si se han usado TRA.

Lo que le sucede al bebé

Durante este mes, el bebé pasará oficialmente de ser un embrión a ser un feto. Cerca del fin del mes, él o ella (es muy pronto para saberlo con sólo mirar) tendrá el tamaño aproximado de una almendra y tendrá brazos pequeñitos (con muñecas pero sin dedos), ojos con los párpados sellados, orejas y un corazón diminuto que ya palpita (fuera del cuerpo). Si te toparas con una versión de dos metros de tu bebé en un callejón oscuro, huirías corriendo.

Lo que te pasa a ti

La lucha por conectar

Prácticamente todos los estudios que se han realizado sobre este tema, han demostrado que las mujeres generalmente se conectan con sus embarazos antes que los hombres. Aunque todavía no pueden sentir al bebé que patea en su interior, los cambios físicos que experimentan hacen que el embarazo sea más real para ellas. Sin embargo, para la mayoría de los hombres el embarazo al segundo mes es un concepto bastante abstracto. En mi caso, a pesar de lo emocionado que estaba, la idea de que en verdad estábamos esperando un hijo era tan difícil de asimilar que llegaba a olvidarme del asunto durante varios días seguidos.

Emoción *vs.* temor

Pero cuando me acordaba de que estábamos a punto de convertirnos en padres, me hallaba en medio de un conflicto muy real, un conflicto que me aquejó por meses. Por una parte, seguía estando tan eufórico que apenas lograba contenerme; me imaginaba caminando con mi hijo por la playa, lanzándole la pelota de beisbol, leyéndole, ayudándolo con la tarea, y sentía ganas de detener a los extraños en la calle para informarles que iba a ser padre. Por otra parte, hacía un esfuerzo consciente por contener mis fantasías y emociones para no apegarme mucho a la idea. De ese modo, si sobrevenía un aborto o si salía mal alguna otra cosa, no quedaría devastado.

Los padres que han experimentado un aborto en un embarazo previo o que se han sometido a varios ciclos infructuosos de TRA, son especialmente susceptibles a este tipo de negación autoprotectora (absolutamente comprensible).

Deseo sexual incrementado o disminuido

Cuando ya me permitía una emoción franca por el hecho de ser padre, me di cuenta de que mi esposa y mi vida sexual estaban cambiando. Tal vez se debió a que continuaba deleitándome en mi reciente confirmación de masculinidad, o quizá se debió a que sentía una nueva y estrecha conexión con mi esposa. Incluso pudo tratarse de la sensación de libertad que da el no tener que preocuparse por el control natal. Sea como fuere, el sexo durante los primeros meses del embarazo se hizo más salvaje y apasionado que antes. Pero no todos los hombres experimentan un aumento del deseo sexual en el embarazo. A algunos los desaniman los cambios en el cuerpo de su esposa; otros temen lastimar al bebé (lo que es casi imposible en esta etapa del juego). Para otros, no tiene sentido tener sexo ahora que están embarazados.

Sean cuales sean tus sentimientos —sobre sexo o sobre cualquier otra cosa— trata de hablar sobre ellos con tu pareja. Lo más probable es que ella esté experimentando —o que pronto experimente— sentimientos muy parecidos. Algo que tal vez no quieras discutir con tu pareja son los sueños. De acuerdo con el psicólogo de Berkeley, en California (¿dónde más?), Alan Siegel, muchos futuros padres experimentan un aumento de los sueños en que tienen sexo con su pareja, con exnovias o hasta con prostitutas. Para algunos hombres, estos sueños expresan la preocupación de que el embarazo afecte su vida sexual. Es probable que el cerebro se esté diciendo a sí mismo: "Bueno, amigo, si no puedes obtener nada real, todavía puedes tener algunas fantasías bastante atrevidas..." Para otros, los sueños sexuales son una manera de reafirmar que la paternidad —y toda esa sensiblería protectora que la acompaña— en modo alguno los aleja de su masculinidad.

Permanecer involucrado

Ir a las citas con el G/O

La regla general de que las mujeres se relacionan con el embarazo antes que los hombres tiene una excepción: los hombres que se involucran tempranamente con el bebé, permaneciendo involucrados hasta el final, han demostrado tener una conexión tan fuerte como la de sus parejas. Y en esta etapa, la mejor manera de involucrarse es acompañar a tu pareja a tantas citas con el ginecobstetra como te sea posible.

Aunque siempre me gusta que me digan que estoy fuerte como un toro, en realidad nunca me ha gustado ir al médico. Ir a las citas médicas de otra persona es aún menos atractivo. Pero en el curso de tres embarazos, creo que únicamente me he perdido dos citas médicas con el G/O. Admito que a veces me aburro pero, en general, pienso que fue una gran oportunidad para obtener respuesta a mis preguntas y para satisfacer mi curiosidad sobre lo que estaba pasando en el vientre de mi esposa.

No hay duda de que puedes obtener algunas respuestas a preguntas básicas leyendo un par de los cientos de libros que se han escrito para mujeres sobre el embarazo y el parto. Pero existen ciertas razones más importantes para ir a las citas:

- Serás más partícipe que espectador del embarazo. En otras palabras, te ayudará a "apropiarte" del embarazo.
- Desmitificará el proceso y lo hará más tangible. Escuchar el latido del niño por primera vez (alrededor del tercer mes), y ver su pequeño cuerpo moviéndose en la pantalla del ultrasonido (cerca del quinto mes), hace que la realidad del embarazo llegue a casa de un modo que las palabras impresas no pueden emular.
- Conforme progresa el embarazo, tu pareja se irá sintiendo cada vez más dependiente de ti y necesitará reafirmar que

siempre estarás ahí para ella. Aunque ir juntos a la cita médica no parece tan romántico como un crucero a la luz de la luna o una docena de rosas, existen pocas maneras mejores para recordarle que la amas y refrendarle que no está sola en esta cuestión.

- Mientras más estés ahí, más seriamente te tomarán en cuenta el médico y su equipo y te permitirán involucrarte más.

Si piensas ir a las revisiones de tu pareja, más te vale usar un calendario. He aquí cómo luce una agenda de este tipo:

Mes	Si esperas un bebé	Si esperas a varios
1-5	Mensualmente	Mensualmente
6	Mensualmente	Cada dos semanas
7	Cada dos semanas	Cada dos semanas
8	Cada dos semanas	Semanalmente
9	Semanalmente	Semanalmente

Por supuesto, puede que no sea realista esperar obtener permisos de trabajo para todas estas citas, pero antes de descartar la opción, checa con el médico, muchos ofrecen citas tempranas por las mañanas o por las noches.

BUSCAR VALIDACIÓN

Si adoptas, el momento que va de la decisión de adoptar a la llegada del niño o niña puede considerarse como un "embarazo psicológico". A diferencia del embarazo biológico, en la mayoría de los casos no sabrás exactamente cuánto durará el proceso de principio a fin. Pero lo interesante es que la mayoría de los futuros padres adoptivos experimentan una progresión emocional semejante a la de los futuros padres biológicos, según la educadora en adopción Carol Hallenbeck. El primer paso es lo que Hallenbeck llama "validación de la adopción", que básicamente significa hacer las paces con la idea de que se va a ser padre por medio de la adopción y no por "vías normales". Durante su embarazo psicológico, los padres adoptivos padecen el mismo tipo de negación que describo antes, no permitiéndose el emocionarse demasiado por miedo de que la adopción requiera mucho más tiempo de lo esperado, o por miedo a que fracase completamente.

Si tú y tu pareja han contratado a una madre sustituta, hay buenas probabilidades de que experimentes también un embarazo psicológico. A diferencia de las parejas que adoptan, tú tienes una idea mucho más certera de cuándo nacerá tu bebé, pero aún así tendrán que pasar por lo que se conoce como "validación subrogada".

Esto puede parecer bastante claro, pero no suele serlo. Para muchos padres, de acuerdo con la investigadora Rachel Levy-Shiff, la adopción (o la paternidad subrogada) es una segunda opción, una decisión a la que se llega después de años de intentar concebir infructuosamente, tras pasar innumerables desilusiones sometiéndose a procedimientos médicos caros e invasivos. La infertilidad puede llevarte a cuestionar la idea que tienes de ti mismo, a minar tu sensación de masculinidad (¿cómo puedo ser un hombre si no puedo embarazar a mi mujer?); puede obligarte a confrontar tus sueños rotos y afectar tremendamente tu relación. Si tienes problemas para aceptar el hecho de que no tendrás hijos biológicamente relacionados, te insto a que hables sobre lo que estás sintiendo con otras personas. Ciertamente, tu pareja tiene derecho a saber, y puede que esté sintiendo muchas cosas semejantes. Además, es posible que la agencia con la que estás adoptando tenga una lista de fuentes de ayuda para los futuros padres. Haz la prueba.

Las diversas pruebas a realizar

Además de ser un momento ideal para establecer un vínculo emocional estrecho entre tú y tu pareja, el embarazo también es una etapa en que tu pareja se someterá a todo tipo de pruebas médicas. Muchas de las pruebas a que deberá someterse son de rutina, como los exámenes mensuales de orina y los de azúcar en la sangre, o los quincenales de sangre para detectar otros problemas. No obstante, otras pruebas serán menos rutinarias y a veces pueden ser atemorizantes.

Los que más miedo dan son los utilizados para detectar defectos de nacimiento, más comúnmente el Síndrome de Down y otras anormalidades cromosómicas. Una de las cosas que puedes esperar es que el médico de tu pareja elabore un detallado historial médico (para ambos). Estos historiales médicos ayudarán a que el profesional de la salud establezca el riesgo de tener un niño con problemas severos —o no tan severos—. Si caes en alguna de las categorías que implican un riesgo alto, tu médico puede solicitar algunas pruebas prenatales adicionales.

Existen dos tipos de pruebas que pueden parecer iguales pero son bastante distintas. Los procedimientos no invasivos, como los ultrasonidos o las pruebas sanguíneas, se usan para valorar los riesgos potenciales. Si el riesgo es suficientemente alto, el médico puede ordenar una prueba para confirmar el diagnóstico. Estas pruebas suelen ser invasivas (para tu pareja y para tu bebé) e implican ciertos riesgos. El G/O te ayudará a decidir si los beneficios de someterte al examen (saber si tu bebé está sano) superan los riesgos potenciales (causar un aborto).

Si utilizaron TRA o diagnóstico genético preimplantacional (DGP, ver la sección correspondiente) puede que tú y tu pareja no tengan que someterse a ninguna prueba (el laboratorio mismo probó el embrión para detectar cientos de enfermedades y anormalidades). Si se encuentra algún problema, ese embrión particular no habría sido implantado. De cualquier modo, ya que existe un riesgo pequeño de obtener un falso positivo en el DGP, muchos médicos especializados en fertilidad recomiendan hacer pruebas adicionales una vez que el embarazo está en marcha.

PROCEDIMIENTOS NO INVASIVOS

Ultrasonido (sonograma)

Esta prueba no invasiva es indolora para la madre, segura para el bebé y se puede realizar en cualquier momento posterior a la quinta semana de embarazo. Al rebotar ondas sonoras por el útero y alrededor del feto, los ultrasonidos producen una imagen del bebé y de la placenta. Para el ojo no entrenado, las típicas imágenes en dos dimensiones que se obtienen se parecen bastante al Señor Cara de Papa, pero sin los lentes ni el bigote. Los ultrasonidos en tres dimensiones generan una imagen mucho más completa del feto. Y los ultrasonidos 4-D (a veces llamados ultrasonidos en 3-D dinámicos) te permiten ver a tu bebé en acción, chupándose el dedo, durmiendo, nadando y haciendo todo lo que los fetos hacen para pasar el tiempo.

En el primer trimestre, tu médico probablemente recomendará un ultrasonido únicamente si encuentra algo que salga un poco de lo ordinario. La razón más común es que el tamaño del útero no corresponda a la edad del feto cuando se compara el tamaño del útero con el que tenía durante el último periodo de tu pareja. El médico también puede ordenar un ultrasonido si tu pareja experimenta sangrados, si duda sobre el número de fetos o si sospecha que hay un embarazo ectópico o extrauterino (un embarazo en que el embrión se implanta fuera del útero). En esta etapa, el ultrasonido puede confirmar que hay latidos y se puede medir al bebé (empezando con la medición llamada longitud céfalo-caudal, que te dará una fecha más precisa para el nacimiento).

Dependiendo del riesgo que corra tu pareja, su médico puede ofrecer o recomendar un *ultrasonido de translucencia nucal* (UTN), un tipo especial de ultrasonido que mide el fluido en la zona posterior de la nuca del feto. El exceso de fluido en esa zona se suele asociar con anormalidades cromosómicas y con algunos padecimientos cardiacos. La prueba debe realizarse entre las semanas 11 y 14, y normalmente forma parte de lo que se conoce como batería de pruebas del primer trimestre, que incluye una prueba de sangre para medir los niveles de *proteína plasmática A asociada al embarazo* (PPAAE), y de una hormona llamada hCG. Las pruebas combinadas tienen 85 por ciento de precisión y dan falsos positivos de 5 por ciento.

También existen las llamadas *pruebas integradas*, que usan los resultados combinados de las pruebas y agregan la prueba Quad que describo abajo, que se realiza entre las 15 y las 20 semanas de embarazo. En conjunto, estas pruebas aumentan la tasa de detección y reducen los falsos positivos hasta cerca de uno por ciento.

Los ultrasonidos del segundo trimestre son los primeros que ven las parejas de bajo riesgo. Se utilizan para determinar el sexo del bebé (opcional), para obtener una fecha estimada de alumbramiento más precisa o por mera curiosidad por saber cómo luce el bebé. Si se trata del primer ultrasonido, tu practicante médico confirmará el número de residentes en el útero, verá qué tal se mueven y se asegurará de que las partes corporales y los órganos tengan el tamaño correcto y estén ubicados en el sitio indicado. La prueba también puede utilizarse para confirmar la fecha de parto y para revisar cualquier otra cosa que se haya detectado en los exámenes prenatales, incluyendo la batería de exámenes Triple, Cuádruple, la amniocentesis y la Muestra de vellosidades coriónicas (MVC, ver la sección correspondiente).

Durante la última parte del embarazo —y especialmente si el bebé ha pasado el término—, el médico de tu pareja puede ordenar ultrasonidos adicionales para determinar la posición del bebé, para asegurarse de que la placenta aún funciona o para confirmar que queda líquido amniótico para soportar al bebé.

Exámenes triples o cuádruples

El examen triple mide tres químicos que pueden mostrarse en la sangre de tu compañera: la alfa-fetoproteína (AFP), la gonadotropina coriónica humana (hCG, por sus siglas en inglés) y el estriol. El examen cuádruple añade una sustancia más: la ihnibina A, y existe otro que agrega una quinta sustancia: el antígeno tropoblástico invasivo (ATI). En conjunto, se usan para advertir anormalidades potenciales de la pared abdominal y una variedad de defectos del tubo neural (defectos relacionados con el cerebro o con la columna vertebral), siendo el más común la espina bífida y la anencefalia (una falta total o parcial de cerebro). El que les realicen el examen triple, cuádruple o quíntuple (esto comienza a sonar como juzgamiento de gimnasia olímpica, ¿o sólo me lo parece a mí?) dependerá de las órdenes de tu médico. Teóricamente, mientras más pruebas se realicen, menor será la tasa de falsos positivos.

Estas sencillas pruebas de sangre se realizan cuando tu pareja tiene entre 15 y 20 semanas de embarazo, y los resultados suelen estar listos en una semana y, en algunos casos, al día siguiente. Es importante comprender que un resultado "positivo" no necesariamente indica la presencia de una anormalidad, sino que indica la posibilidad de un problema. La mayoría de las veces todo sale bien, pero si tu pareja obtiene un resultado positivo, se le pedirá realizar exámenes adicionales, como el ultrasonido y la amniocentesis, que deben aclarar cualquier duda. Dado que estas pruebas están diseñadas para que tu pareja sepa si necesita más pruebas, puede que no sea necesario tomarse la molestia si de cualquier manera se planea realizar una amniocentesis o una prueba de ultrasonido a fondo.

Pruebas a las que quizá tú debas someterte

No, no estás embarazado, pero aún así hay veces en que puedes necesitar dar algo de sangre para asegurarte de que todo marcha bien con tu bebé. Existe, por ejemplo, una gran variedad de defectos de nacimiento transmitidos genéticamente, y algunos afectan a ciertos grupos étnicos más que a otros. Así que, con base en su historial familiar, el médico de tu pareja puede ordenar que uno de ustedes o ambos se realicen pruebas de sangre adicionales. El G/O Saul Weinreb me dijo que "se estima que cada persona en el mundo lleva consigo miles de mutaciones genéticas potencialmente dañinas, lo que significa que toda pareja tiene aproximadamente las mismas posibilidades de tener un hijo con algún mal genético aleatorio que no tenían idea de portar". Las buenas noticias son que se han podido identificar ciertas enfermedades que ocurren con mayor frecuencia en determinados grupos étnicos. Así que, en lugar de pensar en estos grupos como si fueran genéticamente inferiores a otros, piensa en la suerte que tienen de contar con una prueba que valore los males que pueden afectarles. Nuevas pruebas se desarrollan cada día. Entre los males que suelen identificarse con más frecuencia, tenemos:

- Anemia falciforme. Si eres afroamericano o si tu familia proviene del Caribe, Italia, Cerdeña o India, podrías hacerte esta prueba, sin importar si tu médico la sugiere o no. Si tu pareja sabe que no padece el mal, puedes preguntar al médico si tiene caso que se la realicen.

- La enfermedad de Tay-Sachs y el mal de Canavan. Si tú o tu pareja descienden de los Ashkenazi (centroeuropeos), háganse la prueba. El mal de Tay-Sachs también afecta a algunos no judíos francocanadienses. Es interesante hacer notar que, una vez que tu pareja está embarazada, es más preciso hacerte las pruebas a ti que a ella. No obstante, si tus resultados son positivos, ella tendrá que examinarse también.

- Fibrosis quística. El American College of Obstetricians and Gynecologists [Colegio Estadounidense de Obstetras y Ginecólogos] recomienda ahora que los obstetras pidan la prueba para la detección de la fibrosis quística en forma rutinaria.

- Talasemia. Afecta principalmente a familias asiáticas, del sudeste asiático, africanas, medio orientales, griegas o italianas.

También tendrás que realizarte una prueba si tu pareja tiene un factor Rh negativo (Rh es la abreviatura de rhesus, igual que el mono) en la sangre. Si tú eres positivo (la mayoría lo somos), puede que tu bebé también tenga un factor positivo. De ser el caso, el sistema inmunológico de tu pareja podría pensar que el bebé, con su factor Rh positivo, es una especie de intruso, tratando de atacarlo. Esto puede llevar al daño cerebral del feto o incluso a la muerte. Afortunadamente, este problema es prevenible: tu pareja tendrá que recibir algunas inyecciones anti Rh, empezando alrededor de la semana 28 del embarazo.

PROCEDIMIENTOS INVASIVOS

Amniocentesis

Esta prueba extremadamente precisa suele llevarse a cabo entre las 15 y 18 semanas de gestación, y puede identificar casi cualquier desorden cromosómico potencial, incluyendo el Síndrome de Down. Sin embargo, no puede detectar deformidades como el paladar hendido. Si el bebé está en riesgo de padecer cualquier mal genético, el médico de tu compañera puede ordenar pruebas adicionales (éstas no se hacen rutinariamente). La amniocentesis se usa sólo en el tercer trimestre de la gestación para ayudar a que los médicos determinen si los pulmones del feto están suficientemente maduros como para sobrevivir a un parto de emergencia, si es que les preocupa el tema. Para la prueba se requiere insertar una aguja a través de la pared abdominal para alcanzar el saco amniótico, en donde se recolectan unos 30 mililitros de fluido para su análisis. Los resultados suelen tardar entre una y tres semanas. A menos que tu compañera sea considerada de alto riesgo o si alguno de los dos necesita asegurarse de que el bebé es sano, no hay razón de peso para hacer esta prueba. Las probabilidades de que una mujer de 25 años dé a luz a un bebé con un defecto que se pueda detectar con esta prueba, son de 1 en 500. Sin embargo, las probabilidades de que el procedimiento cauce un aborto son de 1 en 200. Aún así, para las mujeres de más de 35 años la prueba de la amniocentesis comienza a tener sentido estadístico: las probabilidades de que una mujer tenga un hijo con anormalidades cromosómicas son de apenas 1 en 190, y se elevan significativamente conforme la edad aumenta. A los cuarenta años, son de 1 en 65 casos; a los 45, de 1 en 20.

Muestra de vellosidades coriónicas (MVC)

Por lo general, esta prueba se realiza entre las 9 y las 12 semanas de gestación para detectar anormalidades cromosómicas y males genéticamente heredados. La prueba puede realizarse insertando una aguja a través de la pared abdominal o insertando un catéter a través de la vagina y el cérvix hasta el útero. Como sea, se toman pequeñas muestras del corión —una membrana con información genética idéntica a la del feto— que son succionadas con una jeringa para su análisis. Los riesgos son muy parecidos a los de la amniocentesis, y ambas pruebas pueden detectar casi las mismas anormalidades. La principal ventaja de la MVC es que puede hacerse en etapas más tempranas del embarazo, dándote a ti y a tu pareja más tiempo para considerar las alternativas. Por eso disminuye el número de amniocentesis, en tanto que las MVC están a la alza.

Muestra sanguínea umbilical percutánea (MSUP)

Esta prueba suele realizarse entre las 17 y las 36 semanas, y a veces se ordena para confirmar posibles desórdenes genéticos y sanguíneos detectados por medio de la amniocentesis o de la MVC. El procedimiento es virtualmente idéntico al de la amniocentesis, excepto por el hecho de que la aguja se inserta en un vaso sanguíneo del cordón umbilical; algunos profesionales de la medicina piensan que esta prueba es más precisa. Más tarde, durante el embarazo, la MSUP puede utilizarse para determinar si el feto padece varicela, toxoplasmosis u otras infecciones peligrosas. Los resultados preliminares suelen estar disponibles en unos tres días. Además del riesgo de complicaciones o aborto producto del procedimiento, la MSUP también aumenta ligeramente la posibilidad de un parto prematuro o de coagulación en el cordón umbilical, y dado que no se puede realizar antes de la semana 17, no es ni remotamente tan popular como la amniocentesis o la MVC.

ADN FETAL EN CÉLULAS LIBRES

Uno de los adelantos más emocionantes en las pruebas prenatales es la obtención del ADN fetal en células libres (también conocido como cfDNA o cffDNA, por sus siglas en inglés), que tiene el potencial de eliminar la gran mayoría de los diagnósticos invasivos. Esta prueba, que puede hacerse desde las 10 semanas de gestación, analiza pequeños fragmentos del ADN fetal que corren en la sangre de la futura madre. Según Diana Bianchi, genetista pediátrica en el Tufts Medical Center [Centro Médico de Tufts] los resultados son diez veces más precisos al detectar el Síndrome de Down y cinco veces mejores para predecir varios males genéticos más. Esta prueba es casi 100 por ciento eficiente para descartar problemas, lo que significa que un resultado negativo debe eliminar la angustia. Pero a veces da falsos positivos, así que un resultado positivo deberá confirmarse con una amniocentesis, con una MVC o con una Muestra sanguínea umbilical percutánea (MSUP). Sin embargo, de acuerdo con Bianchi, "nueve de cada diez mujeres a las que actualmente se remite para más pruebas, no necesitan los exámenes invasivos". La prueba es cara, no está disponible en todas partes y puede no ser cubierta por el seguro, así que si estás interesado, habla con el médico de tu pareja.

Enfrentar lo inesperado

Para mí, el embarazo fue toda una aventura emocional. En un momento estaba yo emocionado y soñaba con el nuevo bebé y al siguiente estaba lleno de sentimientos trágicos. Sabía que deseaba a nuestros bebés, pero también sabía que si me vinculaba emocionalmente y algo inesperado sucedía —como un embarazo ectópico, un aborto o un defecto de nacimiento— quedaría destrozado. Así que, en lugar de permitirme gozar del embarazo al máximo, terminé pasando mucho tiempo torturándome al leer y preocuparme por las cosas que podían suceder.

EMBARAZO ECTÓPICO

Cerca de 1 a 2 por ciento de los embriones no se fijan al útero, sino que comienzan a crecer fuera de éste, usualmente en la trompa de Falopio, la que no puede expandirse lo suficiente como para acomodar al feto en crecimiento. Si no se diagnostica, un embarazo ectópico llegaría a causar una eventual explosión de la trompa de Falopio, resultando en un sangrado severo. Desafortunadamente, no hay manera de trasplantar el embrión de la trompa de Falopio al útero, así que no hay opción fuera de la interrupción del embarazo. Sin embargo, tomando en cuenta la velocidad a la que avanza la tecnología, estoy seguro de que el trasplante será posible en un futuro no muy distante.

PREECLAMPSIA

Ésta es una de las complicaciones más comunes del embarazo: cerca de 10 por ciento de las mujeres embarazadas de entre 18 y 30 años la padecen, aunque los grupos de más alto riesgo son las adolescentes muy jóvenes y las mujeres que están en los 40. En ocasiones, a la preeclampsia se le conoce como toxemia o hipertensión proteínica, porque uno de sus síntomas es la alta cantidad de proteínas en la orina. Básicamente, se trata de un aumento en la presión arterial de la madre en las últimas etapas del embarazo.

RAZONES POR LAS QUE TU PAREJA (O TÚ) PODRÍAN CONSIDERAR REALIZARSE PRUEBAS GENÉTICAS:

- Uno de los dos tiene un historial de defectos genéticos en la familia, o alguno sabe que es portador de un desorden genético, como la fibrosis quística, la distrofia muscular o la hemofilia.

- Si uno de los dos pertenece a un grupo étnico de alto riesgo, como los afroamericanos, los americanos nativos, los judíos de Europa oriental, los griegos, los italianos y otros (ver: "Pruebas a las que quizá tú debas someterte").

- Si tu pareja tiene 35 años o más.

- Si tu pareja ha tenido varios abortos.

- Si tu pareja ha salido positiva en las pruebas triple y cuádruple.

- Si alguno de los dos puede ser portador de genes específicos que han sido relacionados con los defectos de nacimiento.

OTRAS RAZONES PARA HACERSE EXÁMENES PRENATALES

Las pruebas prenatales también están disponibles para personas que, aunque no se consideran en riesgo, tienen otras razones por las que podrían querer hacérselo. Algunas de estas razones comunes son:

- Paz mental. Hacer una amniocentesis o una muestra de vellosidades coriónicas (MVC) puede eliminar la mayoría de las dudas respecto de la salud cromosómica de tu hijo. Para algunas personas, esta afirmación puede hacer que el embarazo sea una experiencia mucho más disfrutable (y menos estresante). Si las pruebas revelan problemas, tú y tu pareja tendrán más tiempo de preparación para las decisiones difíciles que habrán de tomar más adelante.

- Para conocer el sexo del bebé (o, en algunos casos, para determinar quién es el padre biológico).

Esto puede privar al feto de sangre y otros nutrimentos, poniendo a la madre en riesgo de un derrame cerebral o convulsión. Las mujeres con un historial de alta presión sanguínea o de anormalidades vasculares son especialmente propensas, al igual que las hijas de mujeres que han tenido preeclampsia cuando estaban embarazadas. Además, los investigadores noruegos Rolv Skjaerven y Lars J. Vatten, descubrieron que "los hombres nacidos de embarazos complicados por la preeclampsia, tenían un mayor riesgo, aunque moderado, de participar en un embarazo preeclámsico". Pero la mayor parte de las veces se presenta como una desagradable sorpresa para todos.

En sus etapas tempranas no suele haber síntomas, pero puede detectarse por las revisiones de presión sanguínea rutinarias. Si el mal empeora, la mujer puede padecer dolores de cabeza, retención de agua, vómito, dolor en el abdomen, visión borrosa y convulsiones. Es interesante hacer notar que los investigadores sospechan ahora que la preeclampsia es en realidad un desorden en que el sistema inmunológico de la madre rechaza parte de los genes del padre que se encuentran en las células del feto. Sospechan que las mujeres pueden "inmunizarse" a sí mismas antes de embarazarse si desarrollan tolerancia al exponerse el semen de su pareja con la mayor regularidad posible. Esto explica por qué la preeclampsia es mucho más común en los primeros embarazos, o al menos en el primer embarazo con una nueva pareja. También explica por qué son menos las mujeres de más de treinta años que padecen este problema. (Aún así, puede presentarse a las mamás de mayor edad o a aquellas que tienen varios hijos.)

No hay manera de prevenir la preeclampsia, pero sí pueden hacer algunas cosas para reducir el riesgo. Permanecer bien hidratado, bajar el consumo de sal y ejercitarse puede ayudar a que tu pareja mantenga su presión sanguínea bajo control. También lo puede lograr aumentando la ingesta de fibra. Un estudio descubrió que las mujeres que comían más de 25 gramos de fibra diariamente reducen el riesgo en cerca de 50 por ciento. Y una de las mejores noticias para las mujeres embarazadas: Elizabeth Triche y sus colegas encontraron que "las mujeres que consumían cinco o más raciones de chocolate a la semana durante el tercer trimestre, tenían 40 por ciento menos probabilidades de desarrollar preeclampsia que quienes comían chocolate menos de una vez a la semana". Aparentemente, hay un químico en el chocolate, la teobromina, que dilata los vasos sanguíneos y reduce la presión arterial. ¿Pero en serio piensas que tu pareja necesita una excusa para comer más chocolate?

ABORTOS

Lo más triste —especialmente para los pesimistas como yo— es que los abortos son muy frecuentes. Algunos expertos estiman que entre una quinta parte y una tercera parte de todos los embarazos terminan en aborto también llamado a veces "aborto espontáneo". De hecho, casi toda mujer sexualmente activa que no usa métodos de control natal tendrá uno en algún momento de su vida. (En la mayor parte de los casos, el aborto tiene lugar antes de que la mujer sepa siquiera que está embarazada —el pequeño embrión es barrido por el flujo menstrual regular.)

Antes de que entres en pánico, hay algunas cosas que debes recordar: primero, más de 90 por ciento de las parejas que viven un solo aborto se embarazan y tienen un bebé sano después. Segundo, muchas personas creen que los abortos —la mayoría de los cuales se presentan durante los primeros tres meses del embarazo— son una especie de selección natural darwiniana. Algunos han llegado a llamarlos "bendiciones disfrazadas". En la gran mayoría de los casos, el embrión o feto tiene algún tipo de defecto catastrófico que lo haría incompatible con la vida. Aún así, si tú y tu pareja sufren un aborto, probablemente no te resultará esto muy consolador que digamos. Y no te dolerá menos.

SI ESPERAS GEMELOS

Si tu pareja esperaba gemelos (o más), el aborto de uno de ellos "no parece tener implicaciones negativas relacionadas con la salud o la integridad genética del feto superviviente", dicen los médicos Connie Agnew y Alan Klein. Abortar uno de los dos gemelos puede hacer que tu pareja corra un riesgo ligeramente superior de entrar en labor de parto anticipadamente.

Si tu pareja está embarazada de tres o más fetos, podrías tener que lidiar con el asunto de la "reducción selectiva". Básicamente, mientras más fetos haya en el útero, mayor es el riesgo de nacimiento prematuro, de bajo peso al nacer y de otros problemas de salud potenciales. Para decirlo llana y espantosamente, todos estos riesgos pueden disminuirse reduciendo el número de fetos. Se trata de una decisión agónica que sólo tú y tu pareja pueden tomar. Desde 1980, el número de nacimientos gemelares se ha duplicado, y el número de trillizos, cuatrillizos y demás se ha multiplicado por más de cuatro. Por suerte, conforme mejoran los métodos de reproducción asistida, esa tendencia ha ido declinando lentamente, lo que significa que menos parejas enfrentarán estas decisiones aterradoras.

Hasta muy recientemente, el aborto, al igual que el embarazo al que da fin, han sido considerados como dominio emocional exclusivo de las mujeres. La verdad es distinta. En tanto que los hombres no tienen que padecer el dolor físico o las incomodidades de un aborto, el dolor emocional puede ser tan intenso como el de sus parejas. Siguen teniendo las mismas esperanzas y sueños sobre su hijo nonato y no dejan de sentir un profundo dolor cuando esas esperanzas y sueños se evaporan. Muchos hombres, al igual que sus parejas, se sienten tremendamente culpables e inadecuados cuando un embarazo termina prematuramente.

Unos buenos amigos míos, Philip y Elaine, sufrieron un aborto hace varios años, después de unas 12 semanas de embarazo. Para ambos, la experiencia fue devastadora y durante meses después del evento fueron acosados por la simpatía de amigos y familiares, muchos de los cuales se habían enterado del embarazo después de su abrupto final. Preguntaban cómo se sentía Elaine, ofrecían visitarla, expresaban su simpatía y por lo común compartían sus propias historias sobre abortos. Pero nadie, ni siquiera su esposa, preguntó jamás a Philip cómo se sentía, ni le expresaron simpatía por lo que le estaba sucediendo, ni le ofrecieron un hombro sobre el cual llorar.

Los psicólogos y los sociólogos han conducido muchos estudios sobre cómo sufre la gente la pérdida de un feto. Pero la gran mayoría de ellos se ha dedicado en exclusiva a las reacciones femeninas. Los que han incluido los sentimientos de los padres generalmente concluyen que los hombres y las mujeres se duelen de modo distinto. La doctora Kristen Goldbach descubrió que "las mujeres tienden a expresar su dolor abiertamente, en tanto que los hombres suelen ser mucho menos expresivos, enfrentando su dolor de modo más estoico". Esto no significa que los hombres no expresen su dolor, o que sientan menos dolor que las mujeres. Más bien, sencillamente destaca el hecho de que, en nuestra sociedad, los hombres, como mi amigo Philip, virtualmente no tienen oportunidad de expresar sus sentimientos, al menos no de manera "tradicional". Muchos hombres responden a su dolor haciendo todo lo posible porque la vida vuelva a la normalidad. Eso suele incluir volver a trabajar horas muy largas. Es una forma de afrontar la culpa y la sensación de indefensión por no saber cómo consolar a su pareja. Es una manera de evitar el aluvión de imágenes de bebés que probablemente siempre estuvieron ahí, pero que ahora resultan más impactantes. Es una forma de enfrentar el dolor y, en última instancia, de ignorarlo.

Intentar de nuevo

Si han sufrido un aborto y deciden embarazarse de nuevo, tu objetivo ha de ser preparar un ambiente sano para que nade el bebé y para prevenir defectos de nacimiento u otras complicaciones.

Uno de los momentos cruciales del embarazo tiene lugar entre los 17 y los 56 días posteriores a la concepción. Es en ese momento cuando los órganos empiezan a desarrollarse. Pero debido a que este estadio es tan temprano, es muy posible que tu pareja no sepa que está embarazada. Y para cuando lo sabe, es muy posible que haya hecho todo tipo de cosas que podrían afectar al bebé, cosas que desearía no haber hecho.

Por esta razón, es importante que se preparen para el próximo embarazo con la mayor antelación posible. Entre seis y nueve meses son excelentes, pero hasta un mes o dos pueden hacer una gran diferencia.

Antes de la concepción

El resto de este libro está dedicado a cómo tener un embarazo saludable y seguro para la mamá y el bebé. Pero ahora mismo hablaremos de las medidas que puedes tomar *antes* de que tu pareja vuelva a concebir, de manera que sus posibilidades de quedar embarazada aumenten, logrando un embarazo menos problemático y ayudándolos potencialmente a evitar el gasto y los subibajas emocionales de los tratamientos de fertilidad.

Nunca sabrás cuándo tu compañera saldrá del baño agitando un palito blanco y anunciando: "¡Amor, estoy embarazada!" Así que antes de que lo vuelvan a intentar, hay algunas cosas que ella debe hacer, otras que debes hacer tú y otras que deben hacer juntos para estar listos.

EL EMBARAZO DESPUÉS DE UN ABORTO

Embarazarse después de perder un bebé puede provocar un alud de sensaciones en ti y en tu pareja. Por ejemplo, probablemente te sentirás tremendamente feliz de estar esperando de nuevo. Pero puede que también te preocupe que este embarazo termine de la misma forma que el último. Eso puede evitar que te involucres verdaderamente en la alegría del embarazo, al menos hasta llegar al punto en que el aborto sucedió la última vez. Si tu pareja siente esto, puede que deliberadamente evite relacionarse con el bebé, tratando de ahorrarse el dolor si es que lo peor sucede de nuevo. Si ha pasado algún tiempo desde el aborto, puede que sientas ira —de forma abstracta— por seguir esperando, cuando en todo derecho podrías tener un bebé en los brazos en este momento. Pero si tu pareja se embarazara de inmediato, podrías sentirte culpable por no haber dejado pasar un tiempo apropiado (cualquiera que éste sea).

Todos enfrentamos los embarazos posteriores a un aborto de modo distinto, pero hay algunas cosas que pueden hacer más llevadero el asunto:

- Trata de no preocuparte. Puede que haya sucedido antes, pero lo más probable es que no pase de nuevo. Sólo una de cada 200 mujeres es considerada como "abortista recurrente", lo que significa que ha tenido tres abortos sin haber parido a un bebé.

- No prestes atención a las historias de horror de los demás (te sorprendería saber lo insensible que puede ser la gente).

- No hables a nadie del embarazo hasta que estés absolutamente listo para ello, y coméntalo solamente con las personas que pueden darte su apoyo si sucediera algo malo.

- Háganse más ultrasonidos o escuchen el corazón del bebé —esto puede ayudar a asegurarte que todo está bien.

- Obtén apoyo. Si tu pareja puede ayudarte, bien, pero puede estar preocupada con sus propios pensamientos. En caso necesario, encuentra a alguien que haya pasado por lo mismo y cuéntale lo que sientes.

- Apoya a tu pareja. Procura que hable de lo que siente y no hagas juicios sobre lo que dice. Y trata de mantenerla calmada. Cuando el embarazo avanza, por ejemplo, y ella puede sentir los movimientos del bebé, es posible que se obsesione contando los movimientos, preocupada de que sean pocos o muchos. Y para tu información, el rango normal de movimiento va de los 50 a los 1 000 movimientos diarios.

LO QUE ELLA DEBE HACER

Una cita con su médico para que le practiquen un examen previo a la concepción. El médico:

- Evaluará cualquier medicamento que tu pareja esté tomando para ver si es seguro su consumo durante el embarazo.

- Probablemente prescribirá vitaminas prenatales y suplementos de ácido fólico (el ácido fólico baja el riesgo de padecer algunos defectos de nacimiento en el cerebro y la espina dorsal).

- Atenderá cualquier problema de salud, como la diabetes, el asma, la presión alta, la depresión, la epilepsia, la obesidad o cualquier problema relacionado con embarazos anteriores. Todos estos problemas reducen su habilidad para quedar embarazada, y si se embaraza, pueden aumentar las complicaciones del embarazo, el riesgo de aborto, el riesgo de tener un parto prematuro y los defectos de nacimiento.

- Se asegurará de que sus vacunas estén al día, en particular las de la varicela, la rubeola y la hepatitis B.

- Le mandará a hacerse una prueba para detectar enfermedades de transmisión sexual.

• Discutirá los métodos de control natal que ha estado usando. Si ha tomado la píldora, puede que necesite dejar pasar un par de meses sin tomar las pastillas antes de tratar de concebir.

Llevar una vida saludable. De acuerdo con los Centers for Disease Control [Centros para el Control de Enfermedades], 11 por ciento de las mujeres estadounidenses fuman durante el embarazo, y el 10 por ciento consume alcohol. De las mujeres que pueden embarazarse, 69 por ciento no toma suplementos de ácido fólico, 31 por ciento está obesa y cerca de 3 por ciento consume medicamentos de prescripción o de venta libre que contienen teratógenos (sustancias que pueden interferir con el desarrollo fetal o causar defectos de nacimiento). Llevar una vida saludable significa:

• Limitar el consumo de cafeína. Algunos estudios muestran que la cafeína puede reducir la fertilidad de una mujer y aumentar el riesgo de aborto u otros problemas. Otros estudios no han hallado relación. Para estar seguros, probablemente es mejor si se reduce el consumo a no más de dos o tres tazas de café por día. O también pueden cambiar al café descafeinado.

• Ejercitarse. Es mucho mejor que una mujer embarazada siga con la rutina de ejercicio que ya practica a que empiece con una nueva. Si tu pareja no se ha ejercitado regularmente, agrega esto a la lista de temas a tratar cuando ambos estén con el profesional de la salud.

• Cuidar su peso. Si está pasada de peso (su médico le dirá si constituye o no un problema), ha llegado el momento de adelgazar. Ella definitivamente no quiere estar a dieta durante el embarazo. De acuerdo con los Centros de Control de Enfermedades, "alcanzar un peso saludable antes del embarazo reduce los riesgos de defectos del tubo neural, de parto prematuro, diabetes gestacional, de ser sometida a cesárea y otros males asociados con la obesidad."

- Poner atención a la dieta y a la nutrición. Lo que tu pareja come inmediatamente antes de la concepción y en los primeros días y semanas del embarazo, puede tener un gran impacto en el desarrollo del feto y en la salud a largo plazo del bebé.
- Dejar de fumar y beber. Ambas actividades disminuyen la fertilidad e incrementan las probabilidades de un parto prematuro, de un producto con bajo peso o de un aborto.
- Evitar las tinas de agua caliente. Un estudio reciente realizado por el gigante del cuidado de la salud, Kaiser Permanente, encontró que las mujeres que usan tinas de agua caliente después de la concepción, tienen el doble de probabilidades de abortar en comparación con las mujeres que no las utilizan. Otros estudios no han encontrado muchas conexiones que digamos, pero el jefe de investigación de Kaiser, De-Kun Li, recomienda que "las mujeres en etapas tempranas del embarazo —y aquellas que podrían haber concebido pero no están seguras de ello— podrían jugar a la segura durante los primeros meses y evitar las tinas de agua caliente para reducir los "riesgos innecesarios de aborto".

Lo que tú debes hacer

Habla con tu médico. Dale tu historial médico y cuéntale sobre tus planes de convertirte en papá. La cuestión es descubrir si hay cualquier problema que atender antes de planear esa noche romántica a la luz de las velas y sin los métodos anticonceptivos. Un tema especialmente importante que deberás tratar con tu médico es asegurarte de que tu esperma es saludable. He aquí algunas formas de lograrlo:

- Mantén tus bolas frías. El esperma es muy sensible al calor, razón por la que tus testículos —en donde viven esos pequeños nadadores tuyos— cuelgan fuera del cuerpo, en donde hay una temperatura unos grados más fría. Calentarlos un par de grados (digamos que al permanecer más de 5 minutos en una tina o baño de agua caliente, al sentarte con las piernas cruzadas por periodos extensos, o al usar ropa interior ajustada que mantiene los testículos pegados al cuerpo) puede reducir la producción de esperma o causar anormalidades. Todos sabemos que las mujeres tienen periodos fértiles pero ¿sabías que nosotros también los tenemos? Resulta que los espermas funcionan en ciclos de 90 días, lo que significa que lo que les pase hoy no se mostrará hasta dentro de tres meses o algo así.

- Llama al escuadrón de combate al vicio. Fumar, usar drogas ilegales (o usar mal las legales) y beber alcohol, se relaciona con una disminución de la fertilidad y con aumentos en las probabilidades de sufrir abortos y defectos en el nacimiento.
- Cuida las toxinas. Los químicos dañinos, los pesticidas y hasta los humos nocivos podrían dañar el esperma y, si los llevas a casa sin percatarte de ello (por ejemplo, en la ropa), podrían lastimar también a tu compañera.
- Pierde peso. El doctor A. Ghiyath Shayeb, de la Universidad de Aberdeen, en Escocia, descubrió que los hombres obesos producen volúmenes menores de fluido seminal (el líquido que lleva a los espermatozoides), y que tienen proporciones mayores de espermatozoides anormales. "Los hombres que tratan de tener un bebé con su pareja primero deberían tratar de llegar a su peso ideal", escribe Shayeb.
- Diviértete un poco más. El pensamiento tradicional indica que si quieres mejorar tus posibilidades de embarazar a tu pareja, no debes eyacular al menos dos días antes de intentarlo. Sin embargo, el G/O australiano David Greening disiente. Greening estudió a hombres con espermatozoides dañados a partir del ADN. Después de siete días de eyacular diariamente (no, no importaba cómo se lograra esto), el porcentaje de espermatozoides dañados bajó significativamente. Y

la movilidad —la medida de qué tan recto y veloz pueden viajar los espermatozoides hacia el siempre elusivo óvulo— aumentó.

- Sal por ahí con otros papás. Habla con otros hombres sobre qué se siente ser padre, sobre los retos que han enfrentado y cómo pudieron superarlos. Haz un montón de preguntas.

LO QUE AMBOS DEBEN HACER

Asegúrense de haber discutido todos los asuntos médicos con un proveedor de servicios de salud calificado. Si no lo han hecho ya, hablen de todos los factores de riesgo relacionados con el embarazo. Estos incluyen:

- La edad de ella. Embarazarse con 35 años o más aumenta el riesgo de ciertas anormalidades genéticas, como el Síndrome de Down.
- Tu edad.
- El historial familiar. ¿Podría alguno de ustedes ser portador de males genéticos, defectos de nacimiento o enfermedades tales como la fibrosis quística y la hemofilia?
- Pertenecer a un grupo étnico de alto riesgo. Los afroamericanos podrían querer examinarse para la anemia falciforme. Los individuos descendientes de africanos o de poblaciones mediterráneas podrían examinarse para descartar talasemia. Los judíos Ashkenazi (del este de Europa) podrían examinarse para saber si portan los males de Tay-Sachs y/o Canavan.
- Échale un vistazo al manual de recursos humanos e investiga sobre las opciones disponibles por nacimiento de hijo. Hablaremos más de este tema más adelante. Mientras más tiempo tengan tú y tu empleador para prepararse, mejor.
- Revisa tus finanzas. ¿Cómo van a pagar todo esto? ¿Dispones de seguro? Si es así, revisa los deducibles y copagos, y también si se incluye en la cobertura lo relativo a la maternidad.

Si tú o ella acaban de empezar en un trabajo, ¿tiene la póliza un periodo de espera antes de comenzar a surtir efectos? Si no tienes seguro, ¿con qué opciones cuentas?

- Siéntate con tu pareja y discutan seriamente los planes. Con suerte, ella se embarazará justo a tiempo, pero si eso no sucede, ¿qué piensas de los tratamientos de fertilidad? ¿Estarías dispuesto a considerar la opción de la inseminación artificial utilizando tu esperma? ¿Querrías usar el esperma de un donante? ¿Y qué hay de la fertilización *in vitro*? ¿Y del uso de óvulos donados? Y si estás dispuesto a usar la tecnología del tipo que sea, ¿estás preparado para tener gemelos o más niños? No traten de abordar todos los temas en la misma sesión.

Defectos de nacimiento

Si una de las pruebas ya discutidas en este libro indica que tu bebé nacerá con deformidades o con cualquier tipo de desorden serio, tú y tu pareja tienen por delante conversaciones bastante serias. Existen dos opciones básicas para tratar con los defectos de nacimiento de un nonato: tener al bebé o terminar el embarazo. Afortunadamente, tú y tu pareja no tendrán que decidir esto solos; todos los hospitales que realizan pruebas de diagnóstico, disponen de genetistas especialmente entrenados que te ayudarán a analizar las opciones.

No hay duda de que la disponibilidad de pruebas genéticas ha cambiado el panorama respecto de los defectos de nacimiento. Dos estudios recientes analizaron datos de nacimiento que abarcaban un periodo de entre 15 y 20 años. Uno de ellos encontró un ligero incremento en el número de nacimientos con Síndrome de Down, el otro un ligero descenso. Como ya hemos discutido, más y más mujeres están posponiendo el embarazo. Y puesto que las mujeres de más de 35 años tienen cinco veces más probabilidades de tener hijos con Síndrome de Down, en comparación con las veinteañeras, los investigadores esperaban que este tipo de nacimientos se duplicaran. La razón por la que esto no sucedió es bastante sencilla: dado que las pruebas genéticas pueden identificar a los bebés con este síndrome, muchas parejas eligieron abortar. Si estás considerando terminar el embarazo por razones genéticas, recuerda que la comunicación clara y efectiva con tu pareja es probablemente lo más importante que puedes procurar en este momento de tensión. La decisión no debe ser tomada a la ligera —se trata de algo que durará toda la vida— y tú y tu pareja deben estar perfectamente de acuerdo antes de proceder con cualquier opción. Pero, ultimadamente, tu pareja debe tomar la decisión final.

Sobrellevar el dolor

Si tú y tu pareja eligen terminar el embarazo o reducir el número de fetos, o si el embarazo termina en aborto, la reacción emocional puede ser devastadora. Por eso es importante que ambos busquen el apoyo emocional al que tienen derecho tan pronto como sea posible. Aunque nada puedes hacer para prepararte para un aborto o para ayudarte a prevenirlo, es muy importante hablar con tu pareja de lo que sientes, ya sea a solas o con un clérigo, terapeuta o amigo cercano. Y no te limites a sentarte en espera de que ella externe sus sentimientos. Toma la iniciativa: apóyala y haz muchas preguntas.

Evita la tentación de tratar de "arreglar" las cosas. No puedes hacerlo. Y no trates de consolar a tu esposa con afirmaciones como: "Podemos tener otro". Tus intenciones son buenas, pero no funcionará bien.

Tú y tu pareja no tienen por qué enfrentar el dolor a solas: existen consejeros disponibles tanto para hombres como para mujeres que han perdido un feto por aborto, por terminación genética o por reducción selectiva. Asistir a un grupo de ayuda puede ser una experiencia particularmente importante para los hombres —especialmente para aquellos que no están teniendo el apoyo necesario de sus amigos y familiares. Muchos hombres que asisten a grupos de ayuda reportan que, hasta unirse a estos grupos, nadie les preguntó siquiera cómo se sentían por la pérdida. El ambiente grupal también puede ofrecer a los hombres la oportunidad de escapar a la soledad y el aislamiento, y de poder dejar de ser fuertes para su pareja por unos minutos, doliéndose al fin. Si quieres encontrar un grupo de apoyo, tu médico o consejero genetista pueden referirte al grupo más cercano —o al que esté más abierto a las preocupaciones masculinas.

No obstante, algunos hombres no están interesados en sumarse a un gran grupo de personas que tienen poco en común, a no ser por la tragedia. Si te sientes así, asegúrate de expresar tus sentimientos con tacto a tu pareja, puede que ella insista mucho en que estés allí con ella y se sentirá rechazada si no lo haces. Si en última instancia decides no unirte a algún grupo de apoyo, no trates de afrontar las cosas solo; habla con tu pareja, con tu médico, clérigo o amigo, o lee —e incluso puedes contribuir— alguno de los blogs que tratan del dolor desde la perspectiva de los padres. Embotellar tu dolor sólo dificultará el proceso de sanación.

COMUNICAR LA NOTICIA

¿Qué le sucede a tu pareja?

Físicamente

- La fatiga, los malestares matutinos, la sensibilidad aumentada en los senos y otros síntomas tempranos del embarazo empiezan a desaparecer.
- Los cambios de ánimo continúan.
- El embarazo no se nota todavía, pero empieza a tener problemas para entrar en su ropa de siempre.

Emocionalmente

- Un sentido aumentado de la realidad del embarazo, que deviene de escuchar el latido del bebé.
- Sigue la ambivalencia sobre el embarazo y se pregunta cómo logrará pasar los seis meses que le faltan.
- Frustración o emoción por la desaparición paulatina de la cintura.
- Introspección. Empieza a concentrarse en lo que sucede en su interior.
- Empieza a vincularse con el bebé.

Lo que le sucede al bebé

Llegado este momento, el pequeño feto se parece mucho a una persona de verdad, excepto por el hecho de que él o ella (hasta los mejores técnicos en ultrasonido tendrían problemas para definir el sexo) tiene sólo entre 5 y 7.5 centímetros de largo, pesa menos de 28 gramos, tiene piel traslúcida y cabeza gigante (aunque "gigante" es un término relativo, puesto que el bebé tiene el tamaño de una uva). Los órganos internos están ahí. Los dientes, uñas y cabello se desarrollan la mar de bien y el cerebro no va tan detrás. Al final de este mes, el bebé respirará líquido amniótico y será capaz de flexionar los dedos de sus pies, de voltear la cabeza, de abrir y cerrar la boca y hasta de fruncir el ceño.

Lo que te pasa a ti

Un sentido aumentado de la realidad

Durante el tercer mes, el embarazo comienza a ser más tangible. En mi caso, lo que más me abrió los ojos fue escuchar el corazón de mi bebé, aunque no sonaba como un corazón de verdad (parecía más un rápido "hush-hush-hush"). Por alguna razón, el que el médico nos dijera que lo que escuchábamos era un corazón de verdad palpitando —y muy saludable—, resultó muy reconfortante.

Ambivalencia

La mayoría de los futuros padres tienen momentos —o semanas o meses— en que no están muy emocionados con el embarazo. Algunos sienten pánico de que algo terrible suceda al bebé o a su pareja, o se aterran ante la idea de quedar atorados en el tráfico cuando van al hospital para el parto, debiendo recibir a la criatura ellos mismos, a la vera del camino. Para algunos el asunto entero es molesto, o un infinito gasto de tiempo y dinero. A otros no les gusta la posible pérdida de su vida sexual, de su juventud, independencia, amigos, ahorros y hasta del sitio central que ocupaban en el centro del universo de su pareja. Muchas veces, estas sensaciones ambivalentes o esta falta de interés son seguidas por la culpa —por no apoyar más o por no ser una mejor pareja— o por el temor de que estos sentimientos sean signo seguro de que serán padres deleznables. Date un respiro, ¿no?

Hay algunos factores que pueden aumentar o disminuir estos sentimientos de ambivalencia:

- ¿Es tu pareja la mujer de tus sueños o fuiste presionado para entrar en la relación? En el mismo sentido, ¿es éste el amor de tu vida o tienes la sensación de que no durará?
- ¿Estás completamente listo para ser papá o sientes que te presionaron para el embarazo? ¿Has logrado todo lo que querías en esta etapa de tu vida, o estás sentado en una montaña de sueños sin cumplir?
- ¿Estás listo financieramente (sea cual sea el significado que esto tenga para ti) para la paternidad, o estás preocupado por el dinero?

Como probablemente puedes adivinar, mientras más ambivalencia sientas, menos te involucrarás con el resto del embarazo y después de que nazca el bebé.

Sentirte marginado

Mientras que hacerte más consciente de la realidad del embarazo es ciertamente algo bueno, no será lo único que sientas en esta etapa. Cerca del fin del primer trimestre, tu pareja empezará a invertir mucho tiempo concentrándose en lo que sucede en el interior de su cuerpo, preguntándose si será una buena madre y estableciendo un vínculo con el bebé. Puede que le preocupe la salud del bebé o que convierta cualquier dolorcito en síntoma de una enfermedad terrible. Puede que interiorice estos sentimientos y se torne demasiado concentrada en sí misma. Y si tiene una relación estrecha con su madre, ambas pueden desarrollar un vínculo más profundo, puesto que tu pareja busca buenos modelos de rol.

Todo lo que experimenta en este punto del embarazo es completamente normal. Sin embargo, el peligro reside en que, en tanto que tu pareja mira hacia el interior pasando más tiempo con sus amigas o vinculándose con su madre y con el bebé, puede que tú te sientas relegado, rechazado o de plano sacado a empujones del camino. Esto puede ser particularmente doloroso, pero no importa cuánto duela, resiste la urgencia de "vengarte" retirándote de ella. Apóyala tanto como puedas y déjale saber —sin confrontar— cómo te sientes (ve la sección "Tu relación"). Por fortuna, este periodo introspectivo no durará para siempre.

Excluido —o bienvenido— por el profesional de tu pareja

En el caso de algunos hombres —especialmente aquellos que se sienten emocionalmente rechazados por su pareja—, la alegría experimentada a partir del aumento de la realidad del embarazo puede ser opacada por la amargura que sienten al ser maltratados por los médicos de su pareja. Pamela Jordan, enfermera y experta en embarazo, descubrió que la mayoría de los hombres sienten que su presencia en las visitas prenatales se considera "mona" o "novedosa". Escucho frecuentemente de boca de los futuros padres que los profesionales médicos tienen una tendencia a tratarlos como si fueran testigos o intrusos, considerando que sus parejas son las únicas con las que vale la pena tratar. Si se les llega a hablar durante las visitas, es sólo para discutir cómo apoyar a sus parejas. El hecho de que un futuro padre pueda tener necesidades y preocupaciones específicas, únicas e importantes, no parecía ocurrírsele a nadie.

Si te interesa estar involucrado y el médico de tu pareja no te da la bienvenida que tú quieres, casi te puedo garantizar que tu experiencia del embarazo estará viciada. No importa si te das cuenta de ello o no, pero probablemente tienes ideas bastante claras de cómo te gustaría que transcurrieran el embarazo y el parto. Si te reducen al papel de espectador, no vas a obtener lo que deseas y te sentirás tenso y resentido. Eso influirá en tu nivel de involucramiento a lo largo de todo el embarazo y te será mucho más difícil adaptarte a todos los cambios que la nueva paternidad traerá consigo.

No sugiero que este tipo de cosas pasen en todas partes o que la culpa siempre sea achacable al personal médico. A muchos tipos los intimida (o de plano los repele) la cuestión ginecológica, y se esconden en el rincón para evitarla. Y si tu pareja tiene un G/O hombre, puede ser un poco extraño estar en el mismo cuarto mientras que otro tipo pone las manos en lugares que considerabas exclusivos para ti. (Sí, los exámenes pélvicos son procedimientos médicos de rigor, y si vas a suficientes citas te acostumbrarás a ellos, pero aún así...)

Afortunadamente, más y más profesionales de la medicina (pero ni remotamente suficientes) están dando la bienvenida a los papás. En mi caso, en el curso de tres embarazos, todos los G/O hicieron un gran esfuerzo por incluirme en el proceso. Hicieron énfasis especial en mirarme cuando hablaban de lo que le pasaba a mi esposa y al bebé. Alentaron el que hiciera preguntas y las respondieron a conciencia.

Parte de las razones para todo esto es que desde el principio dejé en claro que *deseaba* estar involucrado e hice muchas preguntas, así que era prácticamente imposible ignorarme. Sugiero que hagas lo mismo, especialmente si tienes la mínima sospecha de que el profesional de tu pareja te está ignorando o de que no te toma en serio.

Nuestro primer G/O me invitó incluso a ver el útero de mi mujer. La idea no me agradaba del todo, pero ver el cuello del útero —a través del cuál pasaría el bebé seis meses más tarde— de alguna manera hizo que el embarazo pareciera menos misterioso y me hizo sentir más integrado a todo el asunto. (Al mismo tiempo, debo admitir que la experiencia fue un poco extraña.) Si tu G/O no te ofrece echar un vistazo, pídelo tú, pero no te extrañe encontrarte con algunas cejas levantadas por la incredulidad. Asegúrate de preguntar primero a tu pareja. Puede sentir que la cuestión es un tanto intrusiva, especialmente tratándose de una parte de su cuerpo que ella podría no ver nunca. Además, puede que ella no quiera que otra persona que no sea el médico la vea de modo tan clínico. Imposible culparla por esto.

Síntomas físicos: Couvade

Aunque la mayoría de las cosas que experimentarás durante el embarazo serán de orden psicológico, no te sorprenda si empiezas a desarrollar síntomas físicos también. Varios estudios estiman que hasta 90 por ciento de los futuros padres estadounidenses experimentan el Síndrome de Couvade (derivado del término francés que significa "incubar") o "embarazo por simpatía". Los síntomas del Couvade son típicamente los mismos que tradicionalmente se asocian con las mujeres embarazadas —aumento de peso, náusea, cambios de humor, antojos—, así como también algunos que no necesariamente se asocian con las mujeres embarazadas: dolores de cabeza, dentales, comezón, diarrea y hasta quistes. Los síntomas —si los llegas a padecer— se presentan por lo regular en el tercer mes de embarazo, disminuyen por pocos meses y luego aumentan uno o dos meses antes de que nazca el bebé. No obstante, en casi todos los casos los síntomas desaparecen "misteriosamente" con el nacimiento. He aquí las razones más comunes por las que un futuro padre puede desarrollar los síntomas del síndrome de Couvade:

SIMPATÍA O SENTIMIENTOS DE CULPA POR LO QUE LE PASA A LA MUJER

Los hombres han sido socialmente acostumbrados a tragarse el dolor y la incomodidad. Cuando nuestros seres amados sufren y no podemos hacer nada por ellos, nuestro instinto natural (y ligeramente irracional) es tratar de alejar el dolor, apropiárnoslo para que no afecte a nuestros seres queridos. Esto es especialmente cierto —sin importar qué tan loco parezca— si tenemos incluso el más ligero sentimiento de que somos responsables por el dolor. Si tu pareja ha estado sufriendo molestias matinales o si presenta cualquier otra dificultad relacionada con el embarazo, tú (y ella) puedes sentir que es tu culpa. Y si sus síntomas han sido particularmente severos, puede que ella refuerce tu culpa subconsciente "recordándote" que, en primer lugar, fuiste tú quien la metió en esto.

Celos

No hay duda de que tu pareja va a tener más atención que tú durante el embarazo. Y algunos hombres que desarrollan síntomas de Couvade indudablemente lo hacen como una tentativa subconsciente por cambiar la atención del embarazo a ellos mismos. Es como si dijeran: "Ey, ella no es la única que está lanzando sus galletas", o "Discúlpame, pero los pantalones tampoco me quedan ya muy bien que digamos". Mi padre, que caminaba nervioso por la sala de espera mientras mi madre me paría, tuvo de pronto un sangrado de nariz abundante y repentino. En segundos, la sala de parto estaba vacía —a no ser por mi madre— puesto que tres enfermeras y dos médicos salieron para atender a mi pobre padre sangrante. Estoy seguro de que no lo hizo a propósito, pero por un momento durante el parto, mi papá fue el centro de atención total. Igualmente, los síntomas físicos podrían ser una suerte de declaración pública que afirma la paternidad.

Aunque no es exactamente un síntoma de este síndrome, muchos futuros padres adoptan pasatiempos o comienzan proyectos que les permiten crear algo nuevo, al igual que su pareja.

Tus hormonas pueden estar alborotadas

No. No me equivoqué. En tanto que ella está embarazada, varios de sus niveles hormonales se elevarán gradualmente. Estas hormonas incluyen la *prolactina*, que ayuda a preparar sus senos para la lactancia (producir leche), y el *cortisol*, que parece estar asociado con la formación del vínculo entre madre e hijo. Se solía pensar que todos estos cambios hormonales eran detonados por el feto en desarrollo, pero en varios estudios fascinantes, la investigadora canadiense Anne Storey y sus colegas descubrieron algo que podría cambiar algunas formas de pensar. Storey tomó muestras de sangre de las futuras madres y padres en varios momentos del embarazo y descubrió que los niveles de cortisol y prolactina de los varones (uno no pensaría que los hombres tienen estas hormonas siquiera) igualaban a los de su pareja. "Las diferencias en el caso de las madres eran mucho más drásticas, pero los patrones era semejantes", dijo la doctora Storey.

Algunos hombres parecen más susceptibles a esto que otros. Al hablar con los hombres que participaron en su estudio, Storey se encontró con que aquellos que habían experimentado cansancio, aumento de peso, cambios en el apetito y otros síntomas físicos del Couvade, tenían niveles más altos de lo normal de prolactina y niveles inferiores al promedio de testosterona, en comparación con los futuros padres que no presentaban estos síntomas. Por fortuna, esto no significa que te saldrán pechos pronto. Al igual que sucederá a tu pareja, tus niveles hormonales regresarán a valores normales no mucho después de que nazca el bebé, y tu hombría permanecerá intacta.

Estos cambios hormonales también pueden contribuir a un síntoma no físico del Couvade, que es extremadamente común. La mayoría de los futuros padres se sienten algo más interesados en los niños que antes del embarazo. ¿Se trata de una curiosidad, o es la manera en que el cuerpo prepara al padre para sus responsabilidades cambiantes? Difícil afirmarlo, pero los estudios han demostrado que mientras más acuciados son los síntomas Couvade del futuro papá, mejor cuidará de su recién nacido. Quizás sea algo en el hecho de compartir la parte física del embarazo lo que ayuda a desarrollar el vínculo entre padre e hijo. No obstante, si algo en todo esto tiene sentido para ti, podrías pensar dos veces antes de dejar que tu pareja lea esta página, especialmente si te has estado burlando de sus hormonas fuera de control. Si nada de lo aquí expuesto corresponde a tu caso, no hay problema. No hay reglas sobre cómo deberías sentirte.

EL VIEJO Y CONOCIDO ESTRÉS

El investigador Robert Rodriguez cita evidencia de que los hombres con embarazos no planeados parecen tener más síntomas que los otros, y que los hombres pertenecientes a la clase trabajadora (los que, cabría pensar, tienen más posibilidades de preocuparse por el dinero) tienen síntomas más frecuentes que los papás de clase media.

PUEDES ESTAR ENVIANDO MENSAJES A TU COMPAÑERA

Hablando en general, las mujeres son más vulnerables durante el embarazo y la maternidad que los hombres; tú siempre puedes irte, ella no. (Con el riesgo de sonar políticamente incorrecto, hay cierto número de investigadores que han especulado en el sentido de que es precisamente por esto que las mujeres, tradicionalmente, han buscado hombres que sean "buenos proveedores".) Como resultado, las madres que esperan suelen estar especialmente preocupadas de si sus parejas estarán ahí para ellas y si en realidad están comprometidos con ser padres. Puedes reafirmar a tu pareja diciéndole que la amas, asistiendo a todas las citas médicas prenatales, educándote y estando tan involucrado como puedas. Pero las palabras no siempre bastan.

Algunos psicólogos evolutivos han especulado recientemente en el sentido de que, a nivel subconsciente, los síntomas Couvade de los futuros padres podrían ser una estrategia química para mostrar a los padres lo muy involucrados que están en verdad. Después de todo, puedes mentir cuando le dices que la amas y que te emociona ser padre. Pero es mucho más difícil fingir un sangrado nasal, un dolor de espalda o el aumento de peso. En suma, tus síntomas físicos pueden ser la herramienta que la naturaleza da a tu pareja para evaluar tus verdaderos sentimientos sobre ella y el bebé, así como también para evaluar tu confiabilidad como pareja y padre.

ALGO DE HISTORIA

La mayoría de los investigadores de hoy están de acuerdo con que, en las sociedades occidentales, los síntomas del Couvade aparecen inconscientemente en los futuros padres que los padecen. Pero ya en el año 60 a. C. (y hasta hoy en muchas sociedades occidentales), los síntomas del Couvade se habían usado deliberadamente en rituales diseñados para hacer que los padres se involucraran en la experiencia del embarazo y el parto. Sin embargo, no todos estos rituales han sido particularmente amigables con las mujeres. W. R. Dawson escribe que el en primer siglo de la era cristiana, las madres eran rutinariamente ignoradas durante el alumbramiento, en tanto que los maridos era atendidos en la cama. Y más recientemente, en España y en otros lugares, las madres frecuentemente daban a luz en los campos en que trabajaban. Luego regresaban a casa para cuidar al papá de la criatura.

No obstante, en algunas otras culturas los hombres trataban de hacer lo mismo que intentan hacer hoy: asumir el dolor de su pareja atrayéndolo a sí mismos. En Francia y Alemania, por ejemplo, a las mujeres embarazadas se les daba la ropa de sus maridos durante el parto, creyendo que al hacerlo se transferirían a ellos los dolores de sus esposas. Quizás el ritual couvade más extraño que conozco es el que permite literalmente a los padres compartir el dolor del parto. Aparentemente, los huicholes, en México, solían hacer que el padre se colocara en un árbol o en el techo, encima del sitio en que su mujer paría. Se ataban sogas a sus testículos y a cada contracción ella podía jalarlas para dar a su marido una probadita de lo que estaba experimentando. Me parece un tanto excesivo, pero estoy seguro de que muchas mujeres no estarán de acuerdo conmigo.

Quizás el aspecto más interesante del ritual couvade sea la importancia atribuida al vínculo sobrenatural entre el padre y el nonato. Se pensaba que lo que hiciera el padre durante el embarazo tenía un impacto directo en el niño por nacer. En Borneo, los futuros padres comían solamente arroz y sal, una dieta que, se creía, evitaba la inflamación del estómago del bebé. En otros países, se pensaba que si un hombre enterraba un clavo con un martillo mientras su esposa estaba embarazada, la estaba condenando a un parto largo y doloroso, y si partía madera, seguramente tendría un hijo o hija con labio leporino. Por miedo a enceguecer a su propio hijo, un futuro padre no comía carne perteneciente a animales que dieran a luz criaturas ciegas. También se evitaban las tortugas —para que el niño no naciera sordo, con extremidades deformes (aletas) o anencefálico (con cabeza en forma de cono).

Es muy dudoso que los rituales couvade en verdad redujeran los dolores del parto o previnieran deformidades, pero sí ilustran un punto importante: los hombres han tratado de involucrarse y de mantenerse involucrados en el embarazo y el alumbramiento por milenios. Como escribió en 1927 Bronislav Malinowski en su libro *Sex, and Repression in Savage Society*:

Incluso la idea aparentemente absurda del couvade nos presenta un hondo significado y una función necesaria. Es una cuestión de alto valor evolutivo para la familia humana el estar integrada por un padre y una madre; si las costumbres tradicionales y las reglas están ahí para establecer una situación social de estrecha proximidad moral entre el padre y el hijo, si todas estas costumbres tienden a llamar la atención del hombre a su prole, entonces el couvade que hace que un hombre simule los dolores del parto y el mal de la maternidad es de gran valor y aporta el estímulo y la expresión necesarias para las tendencias paternas. El couvade y todas las costumbres de este tipo acentúan el principio de legitimidad, la necesidad que tiene el niño de un padre.

¿COUVADE PARA LOS PADRES ADOPTIVOS Y PARA LOS QUE USAN TRA? SÍ

Dado que los síntomas couvade parecen ser una expresión de los deseos del padre por obtener alguna confirmación de su estatus especial en la vida de sus hijos, no debe sorprendernos que los padres adoptivos los experimenten también. De hecho, de acuerdo con la especialista en adopción, Patricia Irwin Johnson, "los síntomas del embarazo por simpatía" son muy comunes. "Uno o ambos miembros de la pareja pueden experimentar episodios de náusea repetidos y hasta previsibles", dice Johnson. "Los antojos y el aumento sustancial de peso no son inusuales. Uno o ambos pueden quejarse de problemas de sueño o de vivir crestas y valles anímicos".

Los hombres que se convierten en padres gracias a la fertilización *in vitro* o a las técnicas de reproducción asistida tampoco son inmunes a los síntomas del Couvade. De hecho, hay investigaciones que sugieren que los padres que han experimentado infertilidad (o sus parejas), en realidad pueden ser más susceptibles que los padres que conciben naturalmente. Lo mismo puede aplicar al caso de los futuros padres que fueron adoptados siendo bebés.

Permanecer involucrado

Difundir la noticia

Otra cosa que hará más tangible el embarazo durante este mes es contarle a la gente sobre él. Pasado el tercer mes, ya habían pasado mis miedos a un aborto o a otros desastres del embarazo, y habíamos decidido que era seguro comunicar la noticia a la familia y a los amigos cercanos. De alguna manera, el solo hecho de decir "Mi esposa está embarazada" (cambié a un "Estamos esperando" poco después) me ayudó a darme cuenta de que el asunto era real.

La decisión de cuándo informar a otros sobre el embarazo es importante. Algunas personas son supersticiosas y optan por retrasar el anuncio lo más posible. Otros corren al teléfono o empiezan a enviar correos electrónicos, mensajes, tuits, o actualizan sus páginas de Facebook antes de que la orina de la prueba casera se haya secado. Incluso si perteneces a la primera categoría, tarde o temprano tendrás que dar la noticia, y el final del tercer mes es un buen momento para hacerlo.

Obviamente hay ventajas y desventajas por hacer el anuncio pronto o retrasarlo. Por ejemplo, si das un aviso temprano, probablemente obtendrás mucho apoyo, reafirmación, referencias y regalos de cosas para la maternidad que otros ya no ocupan. Pero pasado un tiempo puedes querer disponer de un interruptor para "apagar" las cosas. Si avisas pronto y algo sale mal, ese apoyo estará ahí para ti. Por otro lado, reservarse las buenas noticias no es algo fácil de lograr.

Si decides avisar después, tendrás completo control sobre el flujo de información. Evitarás ahogarte en consejos, pero no olvides que algunos de esos consejos podrían haber sido buenos. Y si algo saliera mal, no tendrías que preocuparte por desdecir las buenas noticias, pero tampoco dispondrás de una red de personas que pueden apoyarte.

En última instancia, es tu asunto a quién le dices y en qué orden, pero a continuación te presento algunas ideas que podrías tener en mente.

Familia

A menos que tengas una buena razón para no hacerlo, probablemente debes avisar primero a tu familia. Tus amigos cercanos te perdonarán si escuchan del embarazo gracias a tu tía Ida; si sucede al revés, la tía Ida puede sentirse verdaderamente ofendida. Sin embargo, hay unos pocos casos en que avisar primero a la familia puede no ser una gran idea. Una pareja que conocimos prefirió no avisar a sus amigos hasta el quinto mes —y tardó más en avisar a la familia— en espera de que el hermano y la cuñada del esposo, quienes habían tratado de embarazarse por años, tuvieran éxito entretanto.

Amigos

Si decides avisar primero a tus amigos, no cuentes con que tu secreto permanecerá incólume mucho tiempo: las buenas noticias viajan más rápido de lo que crees, y nada viaja más rápido ni más lejos que un tuit o una actualización de Facebook. Al igual que en el caso de los parientes, sean considerados con los amigos que han intentado embarazarse sin tener el mismo éxito que ustedes.

La oficina

Probablemente querrás comunicar la nueva a tus colegas y a tu jefe (si es que lo tienes) más o menos al mismo tiempo en que avises a tus amigos. Pero recuerda que la sociedad tiene algunas reglas laborales bastante rígidas para los hombres, así que prepárate para una respuesta menos que entusiasta de parte de algunas personas (ve a la sección "Trabajo y familia"). Hagas lo que hagas, no esperes hasta el último minuto para avisar a los colegas —especialmente si piensas tomarte algunos días o si tienes que hacer cambios a tu agenda laboral después del nacimiento.

Tus otros niños

Si tienes otros niños, dales tiempo suficiente para ajustarse a las nuevas, pero no les digas hasta que quieras que todo mundo se entere. Hasta que pasan de los seis años, los niños no comprenden el concepto de "guardar un secreto". Cuando tenía cuatro años, una de las máximas emociones de mi hija mayor era susurrar al oído de las personas lo que se suponía era secreto. Para ella, susurrar algo era distinto a contarlo.

Haz un esfuerzo especial para incluir a los otros niños tanto como sea posible en la experiencia del embarazo. Nuestra hija mayor nos acompañó a la mayoría de las citas médicas, sostuvo el aparato Doppler (el que se usa para escuchar el latido del feto) y ayudó al médico a medir la creciente panza de mi esposa.

Finalmente, ten en cuenta, es perfectamente normal que los futuros hermanos insistan en que ellos también están embarazados (igual que mami). Insistir en que no es así puede hacerlos sentir excluidos y resentidos con el nuevo bebé. Esto es especialmente cierto en el caso de los niños muy pequeños.

Algunas circunstancias especiales

Si tu pareja sufrió un aborto y están esperando otra vez, las reglas (si las hay) para avisar a la familia cambian un poco. Puedes querer informar a ciertas personas de inmediato —puedes estar ansioso por tener el apoyo de la familia o de los amigos, o simplemente puedes querer que alguien se sienta feliz por lo que te sucede—. No obstante, la mayoría de la gente se reserva la noticia un poco más (aunque dentro de un mes o algo así, el asunto será obvio). A continuación te presentamos algunas razones comunes para hacerlo:

- Puede preocuparte el que se presente otro aborto y no quieres pasar por el dolor de llamar a todos para darles la mala noticia. Esto es especialmente cierto si tu pareja ha tenido más de un aborto.
- Si tu pareja se embarazó justo después de un aborto, puede preocuparte que otras personas consideren irrespetuoso el no esperar.
- Podrías querer esperar hasta que pase el punto en que se suscitó el aborto la vez pasada. Si tienes niños que saben del aborto previo, es buena idea esperar hasta que el embarazo haya avanzado bastante más. Pueden preocuparse por tu pareja o por el nuevo bebé, e incluso pueden temer que el primer aborto se deba a algo que ellos hicieron. Si tienes

la menor sospecha de que éste es el caso, invierte tiempo explicando gentilmente a tus otros niños que no son responsables en modo alguno y que a veces suceden cosas que no podemos explicar.

Decirles a los amigos y a la familia que han decidido adoptar, que están sometiéndose a TRA o que se valen de un portador gestacional, puede ser sorpresivamente truculento. Algunas parejas se sienten cómodas con la idea, pero para la mayoría es mucho más complicado. Para empezar, tú o tu pareja podrían avergonzarse sintiéndose inadecuados por no ser capaces de concebir naturalmente. Y luego está el dolor que uno o ambos podrían experimentar. Dependiendo de qué opciones estén considerando, podrían tener que hacer las paces con la pérdida de los sueños de tener un hijo biológicamente relacionado, manteniendo viva su línea genética. O también podrías tener que lidiar con la desilusión de ser privado de la experiencia del embarazo y el alumbramiento.

Aunque puedes pensar que todos estarán felices por tu decisión de adoptar (o, si usas esperma u óvulos de algún donante, por tu decisión de contarlo), no siempre es el caso. Algunas personas, especialmente los parientes, podrían no estar tan contentos de que traigas a un "extraño" a la familia. Tienes todo el derecho a esperar que tu familia respete tu decisión y a ser tratado con respeto. Al mismo tiempo, Patricia Irwin Johnson considera que tu familia tiene derecho a esperar ciertas cosas de ti:

- Información. No pueden mostrarse sensibles ante algo que no entienden. Podías recomendar que lean algunos libros sobre adopción.
- Sensibilidad. Debes reconocer que tu decisión de adoptar podría lastimar a algunas personas. Tus padres, por ejemplo, podrían sentirse desilusionados al saber que no serán abuelos por la vía "correcta" o al enterarse de que se ha roto el vínculo genético. Al igual que tú, podrían requerir de

cierto tiempo para dolerse por la pérdida de las esperanzas y los sueños.

- Paciencia. Incluso si tienen información y entienden bien la adopción, siguen estando detrás de ti y de tu pareja en términos de conocimiento. Así que dales tiempo de ponerse al corriente y no esperes apoyo y comprensión instantáneos. Si alguien hace un comentario tonto o insensible sobre la adopción, la donación de esperma o cualquier otra cosa, resiste el impulso de arrancarles la cabeza. Mejor, lleva a la persona a un lado y explícale su error tan amablemente como puedas.

No importa cómo o cuándo lo hagas, decir a la gente que estás esperando provocará un alud de felicitaciones y consejos; después de unas pocas semanas, podrías preguntarte de qué se hablaba antes en las fiestas. Casi todo mundo tiene algo qué decir sobre lo que debes hacer o no ahora que estás esperando. Escucharás historias

---

¿QUÉ SI NO ESTÁS CASADO?

Hasta en el siglo XXI, en que la norma para las parejas es vivir juntas antes de casarse, tener un hijo fuera del matrimonio todavía provoca muchas cejas levantadas en algunos círculos. Tus amigos y parientes de mentalidad más liberal podrían sorprenderte al sugerir que "hagas de ella una mujer honesta" antes de la llegada del bebé. Procura mantener tu sentido del humor tratándose de estas cuestiones. Tú y tu pareja son adultos capaces de tomar las decisiones que consideran correctas. Y, de cualquier modo, la mayoría de los futuros padres descubren que la alegría de los parientes por la llegada de una nueva sobrina, sobrino o nieto, supera por mucho la desilusión que esos mismos parientes sienten por la falta de un certificado de matrimonio.

PROCURA MANTENER EL SECRETO

A pesar de tus esfuerzos por controlar el flujo de información, si no tienes cuidado, la gente, especialmente tus amigos cercanos, tratarán de averiguar. Si eres serio en tu intención de guardar el secreto, he aquí un par de cosas que debes tener en mente:

- Olvídate de expresiones como "en su condición" o "pienso que en verdad necesita descansar". Así es como, sin percatarme, fui filtrando la noticia a un amigo que me preguntó qué tanto nos gustaba ejercitarnos con el Stairmaster en el gimnasio.

- Sé discreto si cambias tus hábitos. Si tu pareja solía beber o fumar antes de embarazarse, podrías pensártela dos veces: ¿cómo reaccionarán los amigos y la familia a tu nuevo estilo de vida libre de vicios (pero esto no es excusa para dejar de fumar o beber)? Cuando mi esposa estaba embarazada de nuestra segunda hija, quedamos en ver a algunos amigos en un bar, un sábado por la noche. Nadie se fijó en que mi mujer bebía agua mineral en lugar de su cerveza acostumbrada. Pero cuando ordenó un vaso de leche fría, la charada se vino abajo.

de embarazo y alumbramiento deliciosas, horribles y de plano aburridas. También es probable que debas soportar infinitas "bromas" sobre tu masculinidad, especulaciones juguetonas respecto de quién es el padre "verdadero" y preguntas sobre el aspecto del cartero o del lechero; desafortunadamente, la gran mayoría de estas preguntas te las formularán otros hombres. Con actitudes como ésta, ¿es de extrañar que 60 por ciento de los varones tenga al menos dudas fugaces sobre la verdadera paternidad de sus hijos?

Inmediatamente después de comunicar la noticia a los amigos y la familia, mi esposa y yo empezamos a sentir algunos cambios ligeros en nuestra relación con ellos. Los que antes era nuestro secreto se había convertido en dominio público y la gente deseaba brindarnos información. La gente llegaba a nuestra casa sin avisar, llevando regalos o consejos —"pasé a ver cómo iban las cosas"— y el teléfono no paraba de sonar.

Después de unos días, puede que tú y tu pareja se sientan un tanto claustrofóbicos. Si esto sucede, no dudes en establecer algunas reglas. Por ejemplo, podrías pedir a tus amigos y a la familia que llamen antes de visitarlos, o podrías establecer horas de visita, que todos deben conocer. También debes prepararte para la posibilidad de que llegues a sentirte un poco marginado. La mayoría de la gente preguntará cómo se siente tu pareja, qué le ha sucedido y demás. Pocos, si acaso, te harán a ti las mismas preguntas.

Si empiezas a sentir que te tratan más como a un espectador que como a un participante en el embarazo, hay tres soluciones básicas. Primero, puedes ignorar el asunto: nadie trata de excluirte deliberadamente; sucede que a la mayor parte de la gente no se le ocurre que el embarazo, al menos en esta etapa, afecte mucho a los hombres. Segundo, puedes ponerte serio. Esto, aunque a veces es satisfactorio, probablemente no te procurará el tipo de atención que deseas. Tercero, puedes asumir un papel proactivo y ofrecer información voluntariamente sobre cómo te está afectando el embarazo. Cuenta a la gente qué tan emocionado estás, cuánto peso has aumentado o cuánto te ha dolido el estómago en este tiempo. Confía tus esperanzas y sueños a tus amigos —especialmente a los que ya tienen hijos y que te pueden aconsejar. Si tienes suerte, comenzarán a pedirte la actualización de la información.

La relación

Entre ustedes

El embarazo no sólo es una etapa de alegría y expectativa, sino que también es una época de gran tensión. Y aunque tú y tu pareja estén embarazados al mismo tiempo, no experimentan el embarazo exactamente de la misma forma ni al mismo ritmo. Esto puede llevar a un aumento en el número de malentendidos y conflictos.

Como escribe Jerrold Shapiro, cuando una pareja se convierte en familia, "por lo general, lo que está bien se pone aún mejor, y lo que está mal se pone peor". Conforme avanza el embarazo, es muy importante aprender a hablarse —y a escucharse—, para así encontrar la manera de ayudarse en esta experiencia maravillosa pero emocionalmente complicada.

Siendo hombres, hemos sido condicionados para tratar de proteger del daño a nuestras parejas. Y cuando nuestras parejas están embarazadas, dicha protección también puede incluir el tratar de minimizar los niveles de tensión en su vida. Una forma en que tratamos de hacerlo es dejar de hablar de nuestras propias preocupaciones. En algún punto, adoptamos la idea de que ser fuerte para nuestra pareja implica no reconocer lo mucho que el embarazo —y toda la transición a la paternidad— nos está afectando.

Los investigadores Carolyn y Philip Cowan descubrieron que esta actitud sobreprotectora, de macho, tiene efectos muy negativos. Primero, dado que no nos damos la oportunidad de hablar sobre nuestros temores y preocupaciones, nunca aprendemos que lo que nos está pasando es normal y sano. Segundo, nuestras parejas nunca llegan a saber que compartimos y entendemos sus sentimientos. Como resultado, en lugar de disminuir la tensión en la casa, terminamos incrementándola —para ella y para nosotros.

También hay alguna evidencia de que existen otros beneficios resultantes del hablar de tus sentimientos —y de obtener el apoyo de tu pareja en relación con esos sentimientos. La investigadora Geraldine Deimer encontró que los hombres que reciben el apoyo emocional de sus parejas en el embarazo, tienen una mejor salud física y emocional y tienen más capacidad de mantener una buena relación con su pareja, en comparación con los hombres que no tienen ese tipo de apoyo.

ASUNCIONES PELIGROSAS

Cuando estaba en la Marina, una de las frases favoritas y recurrentes de mi instructor era: "Nunca asumas nada. Asumir nos convierte en asnos a ti y a mí". Dejando a un lado los problemas ortográficos que tenía (además pensaba que a los ladrones habituales se les llamaba "hipocondriacos" y que los italianos comían "bisgueti"), tenía razón en cuanto a los peligros de asumir las cosas.

A continuación expongo algunas de las cosas importantes que es fácil asumir como no problemáticas, pero que en realidad pueden terminar mordiéndote el trasero. No todos estos asuntos son importantes para cualquiera, pero si no los has tratado ya, comienza ahora. Muchas parejas evitan abordar estos temas porque temen que lleven a una pelea, y nadie quiere vérselas con una embarazada enojada, ¿no? Desde mi punto de vista es mejor hablar las cosas a tiempo, una a una, que aguantarlas los siguientes seis meses para luego vivir una suerte de explosión. Debido a que estas cuestiones son tan importantes, puedes ponerte una palomita en la tarea de quince minutos al día que te describiré un poco más adelante.

- Tu involucramiento en el embarazo. La doctora Katharyn Antle May se ha encontrado con que existen tres tipos básicos de involucramiento del padre durante el embarazo. El *padre observador* mantiene cierta distancia emocional y se considera un espectador en buena medida; el *padre expresivo* está muy involucrado emocionalmente y se considera un compañero en pleno; el *padre instrumental* se ve a sí mismo como el administrador de la relación y puede llegar a sentir la necesidad de planificar cada cita médica, cada alimento y cada viaje al gimnasio. Sea cual sea tu estilo, asegúrate de comentarlo con tu compañera. Después de todo, ella también está embarazada. Debes tomar en cuenta que existe una correlación directa entre tu grado de participación en el embarazo (según la percibe tu pareja) y su satisfacción con la relación, según la opinión de Susanne Biehle, psicóloga social de la Universidad DePauw. También ten en cuenta que su definición de involucramiento puede diferir de la tuya. Por ejemplo, tú puedes considerar que proveer financieramente a la familia es estar involucrado, en tanto que ella puede pensar lo contrario.

- Tu involucramiento en las labores familiares. ¿Qué tanto piensas cuidar del bebé cuando nazca? ¿Cuánto espera tu pareja que ayudes? ¿Cuánto esperas tú de ella? Esto va a sonar violento, pero la realidad es que estarás tan involucrado con tus niños como lo permita tu pareja. Si ella quiere que adoptes un papel activo en el cuidado del pequeño, lo más probable es que tú quieras lo mismo. No obstante, si ella quiere reservarse esas actividades, probablemente estarás menos involucrado. Además, los Cowan han descubierto que los hombres que adoptan un papel más activo en la administración del hogar y en la crianza de los hijos, "tienden a sentirse mejor consigo mismos y con sus relaciones familiares en comparación con los hombres que se involucran menos en el trabajo familiar".

- Religión. Tanto tú como tu pareja podrían haber pasado completamente por alto la educación religiosa que darán a su hijo, si es que deciden hacerlo. Si lo han pensado, asegúrense de que todavía tienen las mismas ideas. De no ser así, éste puede ser un buen momento para empezar.

- Estilos disciplinarios. ¿Qué opinas de dar nalgadas a tu hijo o hija? ¿Nunca? ¿A veces? ¿Qué piensa ella? La forma en que te criaron y si tus padres te daban nalgadas serán cuestiones determinantes para definir tu estilo de crianza.

- Arreglos sobre el sueño. Nunca es muy temprano para considerar en dónde quieren que duerma el niño: ¿En su cama?

UNA TAREA IMPORTANTE

En el primer año tras el nacimiento de su bebé, 90 por ciento de las parejas que participaron en las investigaciones de Jay Belsky experimentaron un descenso abrupto en la calidad y cantidad de su comunicación. La mitad de las ocasiones, la caída fue permanente.

Si piensas en esto, tiene mucho sentido. Ahora, además de estar juntos en una relación, tú y tu pareja tienen sus propias vidas, pasatiempos, amigos, trabajos e intereses individuales. Ambos crecen y se desarrollan como personas (individualmente y como pareja). Esto te ha convertido en el tipo adorable que eres y a ella en la mujer adorable que es. Pero una vez que llega el bebé, el cambio será abrupto y se hallarán en la modalidad de "bebé de tiempo completo". Pensarán constantemente en él, hablarán de él sin descanso y harán las cosas con él. Toda esa cuestión del desarrollo personal sale volando por la ventana, al menos por un rato.

La cura a esto consiste en reservar 15 minutos diarios para hablar de algo, de cualquier cosa que no sea el bebé. Sé que esto suena espantosamente simple, pero si te acostumbras a hacerlo desde ahora, mientras tu vida transcurre en relativa calma, estarás dando un paso gigantesco hacia el sostenimiento de la frescura en tu relación. Funciona en realidad, y hacer un compromiso para hacerlo a diario es de importancia absoluta. De acuerdo con los investigadores Chin-Yuan Lee y William Doherty, mientras más satisfecho de tu relación te sientas antes de tener hijos, más tiempo pasarás con tu niño o niña durante el primer año de su vida.

¿En un moisés junto a ti? ¿En un cuarto aparte? Prepárate: las cosas tienden a cambiar en cuanto llega el bebé.

• Expectativas laborales y el cuidado infantil. ¿Planea tu pareja tomarse un tiempo libre después del alumbramiento, antes de volver a trabajar? ¿Cuánto? ¿Te gustaría tomarte también

algún tiempo? ¿Cuánto? ¿Qué ideas tienen sobre el cuidado del niño?
- Finanzas. ¿Necesitan de dos sueldos para pagar la hipoteca? Si pueden vivir de uno solo, ¿de quién será?

Y durante todo el embarazo no debes olvidar tus sentimientos, buenos, malos o indistintos. Hablen de la emoción de tener un hijo, de sus sueños, los planes para el futuro, los temores, preocupaciones, ambivalencias, y de qué tan satisfechos se sienten con su nivel de involucramiento en el embarazo. No olvides preguntar a tu pareja cómo se siente respecto de los mismos temas. Discutan estas cosas regularmente: lo que ambos piensen y sientan en el tercer mes puede ser completamente distinto a lo que pensarán y sentirán en el cuarto, sexto o noveno mes. Por difícil que parezca, aprender a comunicarse los ayudará en los años venideros.

Tiempo a solas

Puede haber momentos en que la presión del embarazo sea tanta, que necesites librarte de ella por un rato. De ser así, aprovecha el hecho de que no tienes al bebé en tu interior y date un tiempo libre. Ve a algún sitio en que puedas pensar tranquilo o haz algo que te distraiga de las infinitas conversaciones sobre mujeres embarazadas y bebés. Sin embargo, antes de hacerlo asegúrate de que tu pareja sepa a dónde vas. Y, hagas lo que hagas, no hagas mucho alarde de ello, ya que probablemente ella daría mucho por descansar un momento del embarazo, incluso por un par de horas. He aquí algunas cosas que puedes hacer en tu tiempo libre:
- Salir con amigos que no tienen hijos.
- Ver una película o una obra de teatro.
- Leer.
- Comenzar a escribir un blog sobre lo que sientes y piensas durante el embarazo. Si escribes cosas que preferirías que no

leyera tu pareja, puedes tomar las precauciones necesarias para que lo escrito sea privado.

- Ve a las jaulas de bateo y deja salir la presión.
- Da un largo paseo en el auto, o camina en la playa o en el bosque.
- Sé niño por un rato y pasa un par de horas jugando videojuegos. Si no tienes un PlayStation, un Xbox o un Wii propios, baja algunos juegos de internet o toma unas monedas y ve a las maquinitas.
- Duerme (buena suerte con eso).
- Si te sientes culpable por tomarte un tiempo libre cuando tu pareja no lo hace, usa el tiempo para hacer algo por la familia, como actualizar tu blog o construir una página para tus fanáticos en Facebook y poner ahí todas las fotos monísimas del ultrasonido.

DINERO, DINERO, DINERO

¿Qué le sucede a tu pareja?

Físicamente

- Los pezones se oscurecen; es posible que los lunares y las pecas se oscurezcan y sean más obvios (un efecto secundario normal debido al incremento de pigmentación en la piel).
- Conforme comiencen a desaparecen los malestares matutinos, ella recuperará el apetito —de comida y de sexo.
- Torpeza —tira o derrama las cosas.
- Puede empezar a sentir algunos movimientos muy leves (aunque probablemente no los asociará con el bebé, a menos que ya haya tenido un hijo).
- Puede notar algunos cambios extraños en su visión; si usa lentes de contacto, puede que le molesten.
- Puede padecer gingivitis (encías inflamadas y sangrantes) —entre 60 y 75 por ciento de las mujeres embarazadas la padecen.
- Puede empezar a notársele; la mayoría de la gente no podrá asegurarlo, pero si es una celebridad y termina en la portada de la revista *People* o de *US Weekly*, habrá una gran flecha que señalará su "bulto".

Emocionalmente

- Gran emoción al ver el ultrasonido.
- Las preocupaciones por el aborto comienzan a esfumarse.
- Le preocupa saber qué significa realmente ser madre.
- Se muestra olvidadiza y tiene cambios de ánimo.
- Es cada vez más dependiente de ti —necesita saber que estarás ahí para ella y que todavía la amas.
- Puede deprimirse bastante cuando su ropa normal deje de quedarle y puede llegar a obsesionarse con su apariencia.

Lo que le sucede al bebé

Durante este mes, el bebé crecerá hasta alcanzar entre 10 y 13 centímetros de longitud, llegando a pesar unos 115 gramos. Su corazón terminará de desarrollarse y empezará a palpitar entre 120 y 160 veces por minuto —el doble de rápido que el tuyo— y su cuerpo entero está cubierto de una pelusa suave llamada *lanugo*. El feto puede —y a menudo lo hace— patear, tragar y chuparse el dedo. También puede notar cuando tu pareja come cosas dulces o amargas y reacciona en consecuencia (tragando más en caso de lo dulce, o menos con lo amargo). También responde a la luz o la oscuridad —si proyectas una luz potente al abdomen de tu compañera, el bebé se volteará.

Lo que te pasa a ti

Aumento en la sensación de realidad del embarazo

Cuando llega el cuarto mes, la mayor parte de los hombres siguen en lo que Katharyn May llama la "fase moratoria" del embarazo (intelectualmente sabemos que ella está embarazada, pero seguimos sin tener ninguna confirmación "real"). Claro que viste la prueba de embarazo, la de sangre, los exámenes pélvicos realizados por el médico, el crecimiento de su vientre y senos, fuiste testigo de sus antojos y escuchaste el corazón del bebé un mes antes. Incluso habiendo hecho todo eso, yo tenía la ligera sospecha de que todo el asunto era una farsa elaborada tipo *Misión imposible*. O quizás ella estaba fingiendo todo para no ocuparse del lavado de la ropa. Hmmm.

Pero el día en que ella y yo fuimos a realizarnos el ultrasonido, todo empezó a cambiar. De algún modo, ver el pequeño corazón del bebé bombear y observar esos delgados brazos y piernas flexionarse me convencieron de que sí: después de todo puede que ella y yo estuviéramos esperando.

Si estás esperando gemelos o más niños, puedes poner atención extra al ultrasonido (también puedes reservar fechas para un par de ultrasonidos más a lo largo de los meses venideros), puesto que el comportamiento de los fetos en el útero te da una idea de lo que puedes esperar de ellos después del nacimiento. Cada niño tiene su propio temperamento desde las etapas tempranas del desarrollo, y cada pareja de gemelos establece un patrón de conducta característico, de acuerdo con la investigadora Alessandra Piontelli. Tanto el temperamento como la manera de interactuar de los gemelos sigue durante al menos el primer año de vida. Más extraño aún (asumiendo que sea posible) es lo que descubrió un grupo de investigadores en el caso de los trillizos: dos de los fetos pueden interactuar entre sí ignorando al tercero. Después del nacimiento, la dinámica continuó durante un año o algo así, siendo el tercer bebé aislado por sus hermanos.

Por supuesto, ver el ultrasonido es sólo una de las muchas cosas que puedes hacer para que el embarazo parezca más real. Eso es bueno, porque mientras más real te parezca, más importancia tendrá para ti (y más involucrado estarás). Y como ya discutimos, el involucrarte *ahora* lleva a que te involucres *después*.

Así que, además del ultrasonido, ¿cuáles otras actividades puedes realizar para aumentar el factor de realidad? Las investigadoras Jacinta Bronte-Tinkew y Allison Horowitz identificaron cinco:

UNA CONEXIÓN COMISIONADA

Para la mayoría de las mujeres que esperan, no se necesita mucha imaginación para que el embarazo se sienta real, sólo tienen que poner atención a lo que sucede con su cuerpo. Los futuros padres pueden conectarse al estar con la embarazada y hacer todas las cosas sugeridas en esta sección. Pero, ¿qué sucede si has acudido a un vientre subrogado y alguien más lleva a tu bebé? Entrar en contacto con ese embarazo presentará algunas dificultades.

Las investigadoras británicas Fiona MacCallum y Emma Lycett estudiaron la relación entre las parejas comisionadas y las madres subrogadas. Encontraron que no importa si la madre sustituta es una amiga, un familiar o alguien completamente desconocido para la pareja comisionada, los tres protagonistas deben establecer algún tipo de vínculo (lo que algunos han llamado "amistad forzada").

En el estudio de MacCallum y Lycett, 98 por ciento de las madres comisionantes y 90 por ciento de los padres calificaron la relación con la madre sustituta como "armónica". Seguro que se presentan algunos problemas aquí y allá —algunas parejas pensaron que la madre sustituta se extralimitaba, en tanto que otras consideraban la relación un tanto fría, pero casi todo mundo quedó satisfecho con lo acontecido.

Setenta y nueve por ciento de las madres comisionantes veían a la madre sustituta al menos una vez al mes, por lo común cuando la acompañaban a las citas con el G/O. Sólo 55 por ciento de los hombres hicieron esto, pero en muchos casos la sustituta pidió que el padre no estuviera presente. Ochenta y uno por ciento de las madres estuvieron presentes en el nacimiento, contra sólo 31 por ciento de los padres. De nuevo, en buena medida esto se debió a la voluntad de la madre sustituta.

- Discutir el embarazo con la madre. Ponte palomita si ya lo has estado haciendo por un tiempo.
- Escuchar el latido del corazón del bebé. Palomita.
- Sentir el movimiento del bebé. Pronto en tu vientre favorito.
- Asistir a una clase preparatoria para el alumbramiento. Espera un par de meses más.
- Comprar algo para el niño. Un esfuerzo constante.

Para darte una pista de a dónde conduce todo esto, "los hombres que participaron más en estas actividades prenatales", escriben Bronte-Tinkew y Horowitz, "tienen más probabilidades de mostrar un involucramiento positivo en actividades de estimulación cognitiva (por ejemplo, leer al niño), en calidez (abrazar al niño) en las actividades de consuelo (calmar a un niño enojado), en el cuidado físico (cambiar pañales) y en actividades de cuidado general (como bañar a la criatura)".

¿En verdad podemos costear esto?

Además de ser divertido, ver el ultrasonido me llenó de una maravillosa sensación de alivio. Después de contar los dedos de las manos y los pies (tarea que no es fácil considerando lo pequeños que eran los dedos y lo rápido que se movían), sentí que por fin podía dejar de preocuparme de si nuestro bebé estaría bien.

Pero mi recién estrenada sensación liberadora no duró mucho. De pronto me obsesioné con la idea de que no podíamos sufragar los gastos de tener un bebé, lo que es común entre los futuros padres. No es sorpresivo que los futuros padres que tienen veintitantos años sientan más presiones financieras que los futuros padres que pasan de treinta y dos. Estos padres "mayores" tienden a tener carreras más estables y ganan más que los jóvenes.

Incluso bien adentrados en el siglo XXI, la sociedad norteamericana sigue valorando la contribución financiera de los futuros padres en mucha mayor medida que su contribución emocional.

Y no se espera que los hombres expresen sentimientos fuertes de ansiedad o temor, especialmente cuando sus esposas están embarazadas. De modo que, conforme avanza el embarazo, la mayoría de los padres vuelve al estilo masculino más tradicional de expresar su preocupación por el bienestar de sus esposas y de sus pequeños fetos: se preocupan por el dinero.

Algunos hombres expresan sus preocupaciones financieras obsesionándose con sus trabajos, sus salarios, con el tamaño de sus casas y hasta con el alza o la baja de las tasas de interés. Los futuros padres frecuentemente trabajan tiempo extra o consiguen un segundo empleo; otros pueden sentirse tentados por los billetes de lotería o por los esquemas de enriquecimiento rápido. Queda en claro que un nuevo bebé (y el decremento del ingreso doméstico cuando la madre deja de trabajar) puede tener un impacto significativo en las finanzas familiares. Pero con todo lo reales que son, escriben Libby Lee y Arthur D. Colman (autores de *Pregnancy: The Psychological Experience*), las preocupaciones financieras de los hombres "suelen salir de proporción si se consideran las necesidades actuales de la familia. Se convierten en el centro porque se trata de algo que se espera sea manejado por el hombre. La actividad puede ocultar preocupaciones más hondas en relación con la competencia y la seguridad". En otras palabras, cálmate.

De alguna manera, el trabajo y la paternidad son inseparables, pero muy pocas personas (a no ser por los mismos padres) consideran que la aportación financiera es involucramiento. Shawn Christiansen, y el pionero de la investigación en paternidad, Rob Palkovitz, ofrecen cuatro explicaciones para esta suerte de ceguera selectiva:

- Se asume que los hombres deben proveer. Debido a que se supone que *debemos* hacerlo, el apoyo financiero de los padres se da por hecho.
- Proveer es invisible. Esto se debe en parte a que el trabajo generalmente se realiza lejos de la familia. "Cuando los

miembros de la familia no ven a los padres en el acto mismo de proveer", escriben Christiansen y Palkovitz, "puede que no se percaten de la energía, el sacrificio y el trabajo necesarios para poder proveer".

- Existen algunas connotaciones negativas asociadas con el rol tradicional del proveedor. Mientras más tiempo pase papá en el trabajo, menos tiempo puede pasar en casa, por lo que la gente suele percibirlos como poco involucrados, descuidados o emocionalmente distantes.
- La gente no considera el proveer correctamente. Tendemos a establecer la dinámica trabajo *vs.* familia como si sólo pudiera ganar una parte o la otra. Pero los hombres ven el proveer para la familia sólo como un componente de lo que se requiere para ser un buen padre.

MANERAS DE DEMOSTRARLE QUE TE IMPORTA

He aquí cerca de cien ideas —en orden indistinto— que te harán popular en casa (y que harán que tu esposa sea la envidia de todas sus amigas, embarazadas o no). Si se te ocurre una que no esté en la lista, mándanosla por correo electrónico. La incluiremos en la siguiente edición.

- Ofrécele masajes de espalda y pies.
- Dale un certificado de regalo por un masaje profesional. Muchos spas disponen de paquetes prenatales diseñados para consentir a las mujeres embarazadas.
- Sugiere actividades que podrían ser más difíciles de realizar cuando llegue el bebé, como ir al cine o a conciertos.
- Lleva rosas a la casa sin tener ninguna razón para ello.
- Escribe varias nolitas de amor y escóndelas en su bolsa o por la casa para que ella las vaya encontrando.

- Aspira la casa —incluso debajo de la cama— sin que te lo pidan.

- Abraza mucho a tu esposa; las investigaciones muestran que, mientras más sea abrazada, más abrazará al bebé.

- Ve a la tienda y cómprale un paquete para prepararse el más femenino y humectante baño de espuma.

- Si viajas por trabajo, arregla que un amigo o amiga la lleve a cenar.

- Bésala. Fuerte. Largo. Luego vuélvelo a hacer.

- Léele al bebé.

- Ofrécele comprar pizza cuando regreses del trabajo —y sorpréndela con medio litro de su yogur congelado favorito—. Lleva un litro si quieres algo para ti también.

- Cómprale una almohada de maternidad.

- Haz los mandados (recoge la ropa de la tintorería, haz las compras, ve a la farmacia y demás). Mejor todavía, haz todo esto antes de que ella te lo pida.

- Procúrale un manicure o un pedicure. Puntos extra por los dos. Aún más puntos extra si vas con ella y te arreglas las uñas también.

- Sécale las lágrimas cuando llore inexplicablemente.

- Haz un poco de la limpieza doméstica. Si no tienes tiempo, contrata ayuda.

- Lava la ropa antes de que se acumule. Dóblala y guárdala.

- Dile que piensas que será una gran madre.

- Discúlpate por algo —incluso si no hiciste nada malo.

- Enmarca la primera foto fija del ultrasonido de tu bebé. Si ya hiciste público el embarazo, sube la foto a Instagram.

- Tómala de la mano al caminar.

- Si llega a casa después que tú, recíbela con una cena a la luz de las velas, con todo y sidra.

- Escucha atentamente cuando te cuente sobre el día terrible que tuvo —incluso si el tuyo fue peor.

- Dale el control remoto de la televisión y vean lo que ella quiera.

- Carga y descarga el lavavajillas.

- Escríbele una carta de amor y mándasela por correo.

- Planea una luna de miel romántica previa al nacimiento del bebé, que dure todo el fin de semana. Puede que éste sea el último viaje romántico a solas en bastante tiempo.

- Compra un juguete o ropa para el bebé, haz que te la envuelvan y deja que ella abra el regalo.

- Agradécele por hacerte el tipo más feliz del mundo.

- Consiéntele sus antojos.

- Cómprale un bonito vestido de maternidad. Ni se te ocurra pensar en las carpas de los circos.

- Da una larga caminata con ella.

- Bailen románticamente en su sala.

- Dispón las cosas para que sus amigas pasen por ella y se la lleven a una noche de fiesta (sin alcohol, por supuesto) en la ciudad.

- Planea una ceremonia para elegir el nombre del bebé.

- Elabora una lista con todos los restaurantes de tu localidad que den servicio para llevar o a domicilio.

- Aprende resucitación cardiovascular para bebés.

- Ofrece darle un masaje de espalda —otra vez.

- Si fumas, déjalo.

- Busca una película en línea de las que adoran las mujeres, prepara palomitas y acurrúquense a ver la película. Oblígate a hacerlo.

- Dile que es bella. Luego vuelve a decirlo pocas horas más tarde.
- Asegúrate de que coma lo suficiente —dispón tentempiés para ella cuando salgan a caminar por ahí.
- Organiza un *baby shower* sorpresa para ella.
- Haz una lista con tus nombres favoritos o cómprale un buen libro de nombres para el bebé.
- Pinta algo o escribe una carta para tu bebé.
- Programa algunas entrevistas con los cuidadores potenciales de tu bebé.
- Cómprale un regalo por el día de las madres o por el día de san Valentín aunque corra el mes de noviembre.
- Ve a sus citas prenatales.
- Mantén un diario (ya sea escrito o grabado) de lo que piensas y sientes durante el embarazo.
- Haz con ella algo que odies (y que ella lo sepa).
- Programa una visita al hospital en que nacerá tu bebé.
- Inscríbanse en una clase preparatoria para el alumbramiento.
- Ayúdala a rotular los sobres para anunciar el nacimiento.
- Prepárate para avisar del nacimiento a todos tus conocidos en las redes sociales.
- Aprende a preparar algunas recetas sencillas.
- Sonríe y asiente amablemente cuando diga: "No tienes idea de cómo es estar embarazada". Tiene razón y lo sabes.
- Si ya tienen hijos, llévalos al parque y deja que tu pareja tenga tiempo para relajarse o para atender los pendientes.
- Sorpréndela con el desayuno en la cama una mañana de domingo. O en un día laboral levántate cinco minutos antes y sorpréndela con una malteada nutritiva.

- Deja que gane la siguiente discusión. Y las siguientes 15 o 20.
- Tómate el día en el trabajo y quédate en casa con ella.
- Cede el asiento a otras mujeres embarazadas en los trenes o autobuses.
- Haz un donativo para el hospital infantil local o para una escuela.
- No le digas que se ve cansada o que necesita un descanso.
- Discute tus temores con tu compañera. Escucha los suyos también, pero no te burles —por insignificantes que te resulten.
- Coméntale las cosas interesantes que lees en este libro. Ella en verdad necesita saber que te interesas en el embarazo.
- Pinta o tapiza el cuarto del bebé.
- Chocolates y flores. Es matemáticamente imposible excederse con cualquiera de las dos cosas. O joyería, para ese caso.
- Ayúdala a instalar la mesa para cambiar al bebé y la cuna. O hazlo tú solo.
- Escucha sus quejas y conmisérate con ella, expresando un "Eres sorprendente" ocasional o un "Eso debe ser increíblemente molesto".
- Instala en casa detectores de humo y de monóxido de carbono.
- Si ella ya ha tenido un hijo, no le digas que se ve más gorda que en el otro embarazo, aunque sea verdad.
- Haz un nuevo testamento que incluya a tu bebé.
- No te quejes por dolores físicos mientras ella está embarazada.
- Inscríbanse juntos en un gimnasio.
- Dile que es sexy.

- Limpia los clósets para hacer lugar a las cosas del bebé.
- Evita comentarios como: "¿No comiste/lloraste hace unos minutos?"
- Llámala o mándale un texto a lo largo del día —o sólo dile que la amas.
- Ofrece cargar sus bolsas.
- No le hables de lo bien que se ve Angelina Jolie después de tener tantos hijos.
- Cárgale canciones de su gusto en el iPod para que las escuche en la sala de partos.
- Di "no" si te pregunta si está actuando como una loca. Lo mismo si te pregunta que si lo que lleva puesto la hace lucir gorda.
- No preguntes qué hacer para la cena. Sólo hazlo. Toma una clase de cocina si es necesario.
- Conforme avanza el embarazo, recoge las cosas del suelo, pues cada vez le resultará más difícil agacharse a recogerlas ella misma.
- Mándale algunos mensajes de contenido sexual.
- Cómprale un diario para el embarazo.

Seguridad —la de tu pareja y la del bebé

Muchos futuros padres se descubren preocupados por la salud física y la seguridad de los otros miembros de su familia en crecimiento (pero no por la suya: estudios han demostrado que los hombres van al médico con mucha menor frecuencia de la normal cuando sus parejas están embarazadas). En algunos casos, las preocupaciones masculinas en relación con la salud y la seguridad dan giros bastante extraños. Por ejemplo, el psiquiatra Martin Greenberg encontró que "bastantes hombres compran armas durante un embarazo". La mayoría se deshace de ellas después de que nace el bebé.

Había visto el ultrasonido y sabía que el bebé estaba bien. Y ya había leído que, llegado este punto en el embarazo, había muy pocas probabilidades de sufrir un aborto. Pero aún así, me preocupaba. Preguntaba a mi esposa cuánta proteína consumía; le recordaba que debía ir al gimnasio para cumplir con su rutina; hasta me preocupaba la posición en que dormía. En suma, fue desesperante. (No obstante, tenía razón respecto a lo de la postura al dormir: hacerlo de espaldas es mala idea. El útero, ocupado por el bebé, presiona una vena mayor —la vena cava inferior— y esto puede causar hemorroides o incluso cortar el flujo de oxígeno o sangre a tu bebé y al feto. Se trata de un problema raro pero, de cualquier manera, la mayoría de las mujeres se sentirán incómodas y se moverán mucho antes de que el daño esté hecho. Si estás buscando algo de qué preocuparte, podrías hacerlo peor.)

Un consejo: si te sientes excesivamente preocupado y protector con tu pareja y tu bebé, sé gentil y trata de relajarte un poco. Probablemente ella siente cosas parecidas. Montar toros —incluso mecánicos— queda terminantemente prohibido, pero tu pareja puede utilizar la computadora tanto como quiera sin lastimar al bebé (aunque tanto escribir en el teclado podría llevar al padecer el síndrome del túnel carpiano). Los detectores de metales de los aeropuertos no son problema durante el embarazo, y tampoco lo son los escáneres para el equipaje, a menos que tu pareja esté intentando meterse a uno. Lo más importante que puedes hacer es alentarla a que coma bien, se ejercite y tome suficiente agua. Casi todo el descanso sabrá ocuparse de sí mismo. Si todavía estás preocupado, discute tus inquietudes con su profesional de la salud en la siguiente cita. Pero deja la pistola en casa.

Permanecer involucrado

Concéntrate en ella

Aunque toda mujer embarazada necesitará y apreciará cosas distintas, hay mucho más terreno en común del que puedes imaginar. Básicamente, ahora ella necesita tres cosas de ti —y para el resto del embarazo y en adelante—, más que nunca antes:

- Expresiones de afecto, admiración y apoyo (tanto verbal como físico).
- Sensibilidad ante sus condiciones físicas cambiantes (hambre, fatiga, dolores musculares y demás).
- Expresiones de afecto y emoción sobre el bebé y la muy cercana paternidad. Tu apoyo es absolutamente esencial.

De acuerdo con el psicólogo Edward Hagen, todo esto tiene en realidad un efecto concreto en la salud física y mental de tu pareja, así como en el tipo de madre que será tras la llegada del bebé.

Finanzas

PLANEAR UN FONDO PARA LA UNIVERSIDAD

Puede ser difícil imaginarlo ahora, pero en unos 18 años el bebé que ni siquiera has conocido puede estarse graduando de la preparatoria para asistir a la universidad. En consecuencia, con el riesgo de reforzar el viejo estereotipo de que el papel de un padre en la vida de sus hijos es principalmente financiero, ha llegado el momento de hablar de dinero. Durante los últimos 20 años o algo así, los costos de la educación universitaria y los anexos, como el alojamiento y la comida, han subido entre 6 y 8 por ciento al año —mucho más que la inflación—, y la mayoría de los expertos cree que esta tendencia continuará elevándose a un ritmo parecido en el futuro próximo. No es de extrañar que un creciente número de personas opinen que la educación universitaria no vale lo que cuesta. Ahora bien, espera un segundo antes de caer en pánico. Las cosas no son tan malas como parecen. He aquí algunos factores importantes a considerar:

- Los números arriba expuestos se basan en precios promedio sin descuentos. También hay muchas instituciones de bajo costo en que tu hijo puede obtener una buena educación.
- Dos tercios de los estudiantes universitarios reciben algún tipo de ayuda financiera (incluyendo becas, préstamos y subvenciones por programas de estudio y trabajo), que puede reducir los costos hasta en 50 por ciento. (Por supuesto que, incluso reducidos a la mitad, esos números siguen siendo muy impresionantes.)
- No tienes que pagar por la educación de tu hijo en efectivo, y probablemente no deberías. Es poco probable que compres una casa en efectivo, ¿no? Entonces, ¿por qué pagar en efectivo los costos educativos, que son de cuantía semejante?
- Un fondo para la educación universitaria es una buena inversión. De acuerdo con un reporte reciente del Federal Reserve Bank of San Francisco [Banco de la Reserva Federal de San Francisco], en Estados Unidos un universitario graduado ganará 61 por ciento más al año que un bachiller. Las personas con maestrías pueden ganar el doble que los graduados de preparatoria y el doctorado triplica las ganancias. Un economista del Instituto Tecnológico de Massachusetts, David Autor, habla del asunto desde una perspectiva un poco diferente, diciendo que el verdadero costo de un grado universitario es, en realidad, de 500 000 dólares *negativos*. En otras palabras, incluso después de todos los gastos, alguien con un grado universitario ganará mucho más en su carrera que alguien que carece de uno. También existen algunos beneficios económicos ocultos. Por ejemplo, a diferencia de los graduados de preparatoria, la gente con grados universitarios

tiene posibilidades mucho mayores de trabajar para un patrón que pague seguro de gastos médicos y que brinde acceso a planes de retiro.

• Existen varios beneficios no monetarios resultantes de ir a la universidad. Cuando se comparan los graduados de preparatoria con los graduados universitarios, tenemos que estos últimos son más sanos (se ejercitan más, fuman menos y están menos gordos) y son más activos en sus comunidades (hacen trabajo voluntario, votan, donan sangre).

Pero concentrémonos en el dinero. A menos que tu hijo obtenga una beca completa o que asista a un colegio militar, tendrás que ingeniártelas para financiar su educación. Y el primer paso consiste en meter lo más que puedas en tus propias cuentas para el retiro. Espera. ¿Qué? ¿Cómo es que al aportar para tu retiro ayudas a que tu hijo vaya a la universidad?

He aquí cómo funciona:

• Mientras más bienes tenga tu hijo, menos será considerado como candidato a la ayuda financiera. Las escuelas asumirán que 20 por ciento de los bienes de tu hijo estarán disponibles para fines educativos, pero si toman en cuenta tus bienes, el cálculo bajará a 6 por ciento. El dinero de tus cuentas de retiro no se toma en consideración.

• Hay varias opciones financieras disponibles: préstamos estudiantiles (con tasas de interés menores a las de mercado, por lo regular), becas, apoyos, programas de estudio y trabajo y demás.

• Puedes pedir prestado contra la parte ya liquidada de tu hipoteca o de tus cuentas de retiro.

• Si vas a tener más de 59 años y medio cuando tu hijo empiece en la universidad, podrás sacar dinero de tu cuenta de retiro individual o de otra cuenta de retiro sin incurrir en penalizaciones. Si vas a tener menos de 59 años y medio,

puedes hacer retiros sin penalizaciones para gastos educativos calificados. Ten en cuenta que podrías tener que pagar
impuestos por cada retiro.

El fondo del asunto, como dice elegantemente la planificadora financiera certificada, Jackie Weitzberg, es: "Siempre podrás financiar la universidad, pero no puedes financiar tu retiro".

Claro, puede que esta forma de hacer las cosas no funcione en
todos los casos. Puede que ya hayas obtenido el máximo beneficio
de tus opciones de retiro, o también puede que seas lo suficientemente rico como para que tu hijo no califique para la ayuda
financiera. O tal vez sólo quieres apartar un poco de dinero para
que tu hijo lo use más tarde. Para estos casos, existen todavía algunas opciones. Antes de que tomes grandes decisiones, te insto
a que hables de las opciones con un planificador financiero o con
un contador, para que así te asegures de que el plan que elijas se
ajuste a tus objetivos financieros generales.

Seguros de vida

Aunque puede parecerte que es un tanto temprano para preocuparte por los seguros de vida, te equivocas. Puesto que existen
muchísimas opciones de seguros de vida, y dado que cada una de
estas es destinada para circunstancias específicas, no entraremos en
muchos detalles. Baste con decir que tú y tu pareja deben obtener seguros de vida si no disponen ya de alguno. Reúnete con tu
agente para discutir cómo es que el nuevo bebé puede modificar
tus necesidades en este rubro. El punto es que, si cualquiera de los
dos muere inesperadamente —Dios no lo quiera—, el sobrevi-
viente no tendrá que preocuparse por conseguir un mejor trabajo
sólo para seguir pagando la hipoteca o la educación privada.

Puesto que los agentes de seguros son vendedores, podrías acudir a un actor más neutro (tu planificador financiero, por ejemplo) para evaluar qué tipo de seguro necesitas y con qué cantidad

asegurada. Así podrás reunirte con el agente de seguros teniendo ambos ojos bien abiertos.

Existen dos tipos básicos de seguros de vida: a término y de valor efectivo. Cada uno se divide en varias subcategorías.

A término

Viene en varios sabores:

- Renovable (si mantienes igual la cantidad asegurada, el costo se elevará, pero si desarrollas una enfermedad puede quedar cancelado).
- Nivelado (puedes fijar el beneficio y los niveles de la prima, a veces hasta por 30 años).
- Decreciente (el beneficio por muerte disminuye cada año, pero la prima permanece igual).

Las políticas de los seguros a término son, como su nombre lo indica, efectivas sólo por un periodo determinado. También son bastante baratos, especialmente en los primeros años. Si eres joven y no tienes muchos bienes, una de estas pólizas es una buena opción para cuidar de tu familia si algo llegara a sucederte. Conforme aumenta la edad y, felizmente, tu capital, puede que vayas necesitando menos —o más— seguro. Por supuesto, te reunirás con tu asesor financiero antes de tomar grandes decisiones, ¿o no?

A valor efectivo

Cada vez hay más productos de este tipo disponibles y todos, en esencia, combinan el seguro a término con algún tipo de inversión. Parte de la prima se dedica a comprar seguro a término; el resto se va a un fondo. Dependiendo del plan, tendrás más o menos control sobre cómo se invierte el dinero del fondo. Las inversiones acumuladas están libres de impuestos y además puedes pedir préstamos contra el fondo, por lo regular a tasas bastante competitivas, si llegas a necesitarlo.

SALIR DEL HOYO

Antes de que empieces a preocuparte por cómo le harás para financiar el futuro, es muy importante que inviertas algo de tiempo asegurándote de que no haya problemas con el presente. Si tienes deudas enormes, primero debes liquidarlas. Adoptar un niño o concebir uno artificialmente, por ejemplo, puede costar un montón de dinero. Si tomas prestado de tu fondo de retiro, o si adquieres una segunda hipoteca, o si usas tus tarjetas de crédito, primero trabaja en eso o, cuando menos, comienza a atenderlo mientras empiezas a ahorrar para la educación de tu hijo. Tienes la responsabilidad con tu hijo, con tu familia y contigo mismo, de tener el mejor estado financiero posible. Pero las grandes deudas —particularmente en el caso de las tarjetas de crédito con intereses altos— pueden minar la salud financiera de toda tu familia a largo plazo.

Si es necesario, consulta a un profesional que pueda ayudarte a hacer un presupuesto que incluya el servicio de tu deuda y el ahorro. Acostúmbrate a ahorrar algo de dinero cada mes, incluso si sólo se trata de poco dinero. Debes depositar con regularidad —semanal, quincenal o mensualmente— una cantidad fija al mismo fondo de inversión o a otra inversión. Cuando los precios suben, estarás comprando menos acciones o unidades; cuando los precios bajan, comprarás más.

Sin embargo, el problema con éste o con cualquier otro plan de ahorro es recordar hacer el depósito. Si las cosas se ponen difíciles —como pasa muchas veces en mi casa—, los cheques para el fondo educativo pueden pasarse por alto o ser "reprogramados". Hacer que se te descuente la cantidad automáticamente de tu sueldo es excelente, y hasta menos doloroso. Si tomas el control de tus finanzas ahora, quién sabe: hasta podrías costear tener otro hijo.

OBTENER AYUDA PROFESIONAL

En el curso de los siguientes 20 años o algo así, gastarás una buena parte de tu dinero en seguros de salud, de vida y de incapacidad, en planes de inversión para la universidad y en planes de retiro. La manera en que gastes ese dinero tendrá un efecto poderoso y duradero para ti y tu familia. Así que, a menos de que seas un planificador financiero, corredor de valores o agente de seguros, no debes tomar decisiones financieras mayores sin consejo.

Encontrar a alguien que te brinde ese consejo no siempre es fácil. Tu objetivo es encontrar a alguien que te agrade y que consideres que tendrá en cuenta tus mejores intereses. He aquí algunos consejos para descartar a los perdedores:

• Decide qué quieres que haga tu asesor. ¿Esperas que tu asesor te ayude con los impuestos, testamentos y fideicomisos además de las inversiones? ¿Quieres actualizaciones diarias, o te basta con que te mantengan al tanto semanal o quincenalmente? ¿Quieres que tu asesor realice actos de dominio en tu nombre o te conformas con que te dé el consejo para dejarte a ti las transacciones por medio de un corredor de bolsa? Mientras más haga el asesor, más pagarás.

• Consigue referencias de amigos, socios comerciales u otras personas en cuya opinión confíes. Consulta a algunos planificadores financieros de tu localidad. Selecciona al menos tres candidatos potenciales y programa consultas iniciales (que no deben costarte nada). Luego conduce entrevistas más a fondo. He aquí lo que quieres saber:

  • Antecedentes académicos. No se trata de ser esnob, pero mientras más formal sea su educación —especialmente en administración financiera—, mejor. Además de la licenciatura (al menos), los planificadores financieros certificados cursan un programa de entrenamiento riguroso, y esta certificación puede ayudarte a distinguir entre alguien que en verdad es un asesor y alguien que sólo vende acciones y seguros.

- Licencias. ¿Está él o ella calificada legalmente para comprar y vender productos financieros como acciones, bonos, fondos de inversión y seguros?

- Grado de experiencia. A menos que tengas dinero para quemar, deja que tu sobrina estrene su título en finanzas con alguien más. Quédate con profesionales experimentados con al menos tres años en el negocio.

- Pídele un perfil de su cliente típico. Quieres conseguir un planificador que trabaje con personas cuyo nivel de ingreso y situación familiar sean similares a la tuya.

- Compensación. Los asesores o planificadores financieros pueden cobrar por comisiones, por hora trabajada, por un porcentaje de lo que administren; también pueden recibir pagos de las empresas que recomiendan o alguna combinación de todos los anteriores. Ninguna de estas opciones es necesariamente mejor que otra (aunque muchos expertos creen que serás más feliz y, posiblemente, más rico con alguien que cobra tarifa fija y no comisiones). Lo importante es que comprendas el origen de la compensación, a cuánto puede ascender y cómo se calcula.

- Obtén un plan financiero de muestra. Es lógico que quieras saber qué obtendrás por tu dinero. Sé cuidadoso: las gráficas sofisticadas, el lenguaje incomprensible y las caras carpetas de piel pueden ser utilizados para distraerte de la falta de sustancia en el reporte.

- Pide que se autocalifique. ¿Qué tan bien le ha ido al asesor con clientes como tú cuando la economía está muy bien? ¿Y qué tal cuando las cosas no

> están tan bien? La mayoría de la gente obtendrá retornos de 2 por ciento un año, 14 al otro y cero otro más. Sospecha de alguien que te promete un retorno regular al año (a menos que tu dinero esté invertido en certificados de depósito). ¿Recuerdas a Bernie Madoff?
>
> - Referencias. ¿Qué tanto tiempo han permanecido los clientes con el planificador? ¿Están contentos? ¿Podrían mejorar? ¿Alguna queja o crítica?
> - Los planificadores financieros son supervisados por diversas organizaciones, y tu futuro asesor debe ser regulado por alguna de ellas. Se trata de organismos como la Comisión Nacional Bancaria y de Valores o la Comisión Nacional de Seguros y Finanzas.

Puedes establecer la prima virtualmente al nivel que quieras, pero debido a que el costo del seguro a término subyacente se eleva cada año, puedes llegar a un punto en que tu pago no basta para cubrir los gastos de seguro. Cuando eso sucede, el déficit se toma de tu fondo de inversión, lo que reduce el valor efectivo.

La gran desventaja de las pólizas de los seguros a valor efectivo es que las comisiones y cuotas te matan. Las comisiones —que están integradas en tus costos— suelen llegar rutinariamente a 100 por ciento del costo de la prima anual del primer año. Y los costos de administración suelen ser mucho más altos que el promedio de la industria. Ah, y no olvidemos las penalizaciones por cancelación temprana, que pueden quedarse con una buena parte de tu valor efectivo si dejas pasar menos de 10 años antes de cancelar.

Así que, ¿cuál es mejor? Tras largas discusiones con un buen número de agentes de seguros y consejeros financieros, he aquí lo que pienso: obtén una póliza a término nivelado, renovable y garantizada, con una duración de 10 años o más. Así tu póliza no puede ser cancelada en caso de que te enfermes y no necesitarás pasar un examen físico cada año. Luego establece un buen plan de ahorro, inversión y retiro para tu familia. Si tienes suficiente conocimiento y experiencia, hazlo solo, pero si no, haz que un experto te ayude. Hay una excepción a esta regla: si tienes un patrimonio especialmente grande (incluyendo bienes raíces y cuentas de retiro), una póliza a valor efectivo es una buena herramienta para dejar a tus herederos los medios para pagar los impuestos federales y estatales. Desafortunadamente, es difícil ser más específico en cuanto a la cuantía del patrimonio, porque el Congreso cambia continuamente las reglas limitantes.

Ya sea que optes por un seguro a término o por uno a valor efectivo, asegúrate de contratar con un proveedor confiable que vaya a operar cuando llegue el tiempo de pagar. La forma tradicional de hacer esto era acudir a una empresa de las que más alta calificación han obtenido de las agencias calificadoras: A.M. Best (ambest.com), Fitch (fitchratings.com), Moody's (moodys.com) y Standard & Poors (standardandpoors.com). Desafortunadamente, en años recientes esas agencias han perdido parte de su credibilidad al recibir dinero de las aseguradoras cuya fortaleza financiera califican. Aún así, las empresas que reciben las mejores calificaciones suelen ser apuestas bastante seguras.

SEGURO POR INCAPACIDAD

Mientras estés interesado en los seguros, te conviene analizar a fondo la cobertura por incapacidad. Si tu empleador te ofrece una póliza por incapacidad a largo plazo, firma ahora. Si no, o si eres independiente, habla con tu corredor sobre la posibilidad de obtener una. Una incapacidad de largo plazo puede ser más devastadora para las finanzas familiares que la muerte.

Seguro de vida para niños

Éste es bastante sencillo. En la mayoría de los casos, tomar un seguro de vida para un niño es un desperdicio de dinero. El objetivo de los seguros es proveer a los sobrevivientes. Una póliza para niño puede proteger contra problemas futuros como que harían imposible obtener un seguro después, pero es muy poco probable que esto suceda. Mejor gasta el dinero en un seguro para ti.

En dónde obtener los seguros

Si trabajas en una empresa grande o si perteneces a un sindicato, probablemente ya cuentas con algún seguro de vida o por incapacidad. Posiblemente puedas conseguir cobertura adicional a buenos precios sin tener que someterte a un examen físico. También podrías obtener pequeños seguros por poco o ningún dinero si eres miembro de ciertas organizaciones, si abres una cuenta bancaria en el lugar correcto y demás. Sin embargo, antes de que corras a comprar una póliza "garantizada" (del tipo que se anuncia tarde por la noche en la televisión, para las que no exigen exámenes médicos), investiga un poco. Por lo regular se suele pagar una prima sustanciosa por la parte garantizada, y la tendencia a las lagunas jurídicas es grande (por ejemplo, si mueres durante los dos primeros años, lo único que recibirán tus deudos es la devolución de la prima). Puedes conseguir la misma cobertura por mucho menos dinero.

Sin embargo, no importa cuánta cobertura obtengas por esta vía, estas pólizas no deben ser las únicas que tengas. Si de pronto dejas tu trabajo, cierras tu cuenta de cheques o lo que sea, podrías quedarte sin cobertura.

Si tienes un corredor de seguros, empieza por ahí, pero no seas tímido al investigar las opciones. El costo por la misma póliza suele variar hasta en 200 o 300 por ciento. Hay algunos servicios en línea que te permiten comparar las pólizas para obtener la que más te convenga.

Y mientras consideras cuánta cobertura necesitas, asegúrate de revisar también con la Seguridad Social. La mayoría de la gente pasa por alto los beneficios por supervivencia a los que tienen derecho si muere el cónyuge. Si aportas a la Seguridad Social —asumiendo que no esté quebrada cuando llegue el momento en que la necesites—, puede que en realidad necesites mucho menos cobertura de la que piensas.

ESPERA: TODAVÍA NO TERMINAMOS

Dado que estamos hablando de cosas deprimentes, he aquí algunos otros documentos que no pueden faltarte.

TESTAMENTOS

Un testamento es un documento que detalla cómo te gustaría asignar tus bienes si mueres. En la mayor parte de los casos, todo va a la pareja. O, si ella es golpeada por el mismo autobús, todo va para el o los niños. También puedes designar un tutor que cuide los intereses de los menores. Para muchas familias jóvenes que no tienen muchos bienes, un testamento simple es suficiente por un tiempo. Pero haz uno ya mismo. Al no tener testamento dejas demasiado al azar. Cada estado tiene sus propias reglas sobre quién hereda qué cuando alguien muere intestado (sin un testamento). Además, un juez de lo familiar —que no tiene idea de cuáles eran tus deseos— podría designar a un extraño más para ser el tutor de tu hijo y el albacea de la herencia. ¿No te sentirías un poco mejor si tú fueras quien toma estas decisiones? Otra cosa a tener en mente en relación con los testamentos es que son apelables, lo que significa que pueden ser disputados en la corte por años. Y, naturalmente, muchos de los costos saldrán de tus bienes.

FIDEICOMISOS

El fideicomiso es parecido a un testamento, pero da más control sobre cómo se usan tus bienes. Puedes, por ejemplo, abrir un fideicomiso para que tu hijo tenga acceso al dinero sólo después de cumplir los 35 años, o sólo para fines educativos, o sólo si se casa con una escaladora de roca zurda. Otro beneficio de los fideicomisos es que son inapelables; siempre y cuando estén correctamente estructurados y financiados, estarán lejos de las cortes.

Testamento vital

Usarás este documento para designar a alguien que tome las decisiones relativas a la salud por ti, en caso de que estés incapacitado.

Poder para actos de dominio financiero

Este documento designa a alguien que tome las decisiones financieras si no eres capaz de hacerlo tú. Puede ser la misma persona designada para las decisiones médicas o alguien más.

Sé que esto suena a muchísimo papeleo (así es) y mucho dinero (no tiene por qué serlo). Si tu situación es complicada, puede valer la pena contratar un buen abogado —uno especializado en testamentos y fideicomisos— que te guíe durante el proceso o que lo haga por ti. Uno de los errores más comunes que cometen las personas que hacen las cosas ellas mismas es que olvidan financiar el fideicomiso. Fundar uno está muy bien, pero no hará mucho bien a nadie si tus cuentas y tu casa no están en él.

Finalmente, si perteneces a las fuerzas armadas y estás a punto de ser desplegado a otro lugar, necesitas completar estos documentos sin falta, de inmediato. Por suerte, puedes obtener ayuda legal gratuita en tu base.

LAS LUCES ESTÁN ENCENDIDAS Y ALGUIEN ESTÁ EN CASA

¿Qué le sucede a tu pareja?

Físicamente

- Puede sentir los movimientos del bebé —y sabe lo que son.
- Puede presentar contracciones ocasionales e indoloras del útero (llamadas contracciones Braxton-Hicks) o "falso parto" (en el parto real, el cuello del útero comienza a dilatarse; en el falso parto, esto no sucede).
- Siguen oscureciéndose los pezones; aparece una línea oscura que baja del ombligo al abdomen.
- Los senos crecen y pueden "gotear" un poco cuando ella se excita sexualmente —e incluso cuando no es así (espero que puedas notar la diferencia).
- El ombligo se muestra salido en lugar de hundido.
- Cambios de visión; ella retiene tantos líquidos en esta etapa que cambia la forma de sus globos oculares. Puede que los lentes de contacto la irriten o de plano no le queden.
- Las hormonas causan todo tipo de problemas: se vuelve olvidadiza, sus uñas pueden tornarse quebradizas, su piel puede mancharse, pero es posible que su cabello esté más hermoso que nunca (las mujeres embarazadas tienden a perder menos cabello que las que no lo están).

Emocionalmente

- Muy seguras por los movimientos del bebé y menos preocupadas por un aborto —aunque los temores pueden volver inmediatamente si deja de sentir los movimientos del bebé.
- Se desarrolla cariño vinculatorio con el bebé y puede pasar mucho tiempo al día soñando con él o ella.
- Está abrumada por la oleada de consejos que llegan de todas partes.
- Se muestra sensible por los cambios en su figura.
- Aumenta el deseo sexual.
- Es cada vez más dependiente de ti.
- Siente celos (después de todo, su embarazo era privado hasta ahora).
- Disfruta algunos de los beneficios de estar embarazada —la gente cede el asiento en los transportes públicos, los empleados del supermercado ayudan a cargar las bolsas y más.

Lo que le sucede al bebé

Tu bebé tiene el tamaño de un plátano. Sus párpados aún están cerrados, pero sus cejas y pestañas están desarrolladas y puedes ver un poco de pelo en la cabeza. Su piel pierde la transparencia y puede que de pronto sufra de hipo. Al fin de este mes el bebé tendrá unos 23 centímetros y pesa cerca de medio kilo. Patea, lanza golpes, se aferra al cordón umbilical, se chupa el dedo y ha desarrollado algo parecido a un patrón de sueño regular —despertando y durmiendo a intervalos regulares (aunque duerme entre 90 y 95 por ciento del tiempo). Pasa una buena parte de su tiempo de vigilia haciendo saltos mortales. Lo mejor de todo, ahora puede escuchar lo que sucede fuera del vientre materno.

Lo que te pasa a ti

"Oh, dios mío, voy a ser papá"

Debo admitir que incluso después de haber visto al bebé en el ultrasonido, me costaba trabajo creer que iba a ser papá (¿qué tan difícil puede ser aplicar Photoshop a un ultrasonido?). Pero cuando mi esposa tomó mi mano, la puso en su vientre y sentí la primera patada suave, todo se convirtió en realidad. Y, como suele suceder, después de la emoción inicial, tuve otra cosa de qué preocuparme.

Mayor interés en la paternidad

Después de esa primera patada, de pronto me consumió la idea de que no estaba listo para ser padre. Todavía quería tener niños —nada había cambiado por ese lado—, pero me di cuenta de que en sólo cuatro meses enfrentaría el cambio más grande de mi vida, y no tenía idea de en qué me estaba metiendo. Sentí como si fuera a intentar dar un salto inverso triple en el trapecio —sin haber tomado clases y sin red protectora.

Ya había leído bastante, pero sentía que todavía no tenía idea de qué deben hacer los papás en realidad. ¿No resulta un poco raro —o atemorizante más bien— pensar que se necesita licencia para vender hot dogs en la calle o para ser cosmetólogo, pero no existe absolutamente ningún prerrequisito para ser papá?

Sentir las primeras patadas del bebé puede interesarte bastante más en la lectura sobre el embarazo, si es que no has leído ya. También puede que quieras pasar más tiempo con los amigos o familiares que tienen niños pequeños, o sólo mirando cómo otros hombres interactúan con sus niños. Probablemente notarás que los papás más jóvenes (los que tienen menos de 24 años) pasan un poco menos tiempo con sus hijos jugando, enseñándoles, leyendo, en comparación con los padres más grandes (los que pasan de los 32 años). También puedes empezar a advertir las ideas estereotípicas negativas sobre los padres, que tan comunes son en los medios. Hablaremos más de esto en la sección titulada "Ser padre hoy".

Introspección

Has tenido mucho en qué pensar últimamente (las finanzas familiares, tu nuevo rol de padre, la seguridad de tu pareja y el bebé). Así que no te sorprendas si te descubres preocupado con tus propios pensamientos —a veces llegando a excluir todo lo demás, incluso a tu compañera.

Al igual que le pasó a ella, este periodo introspectivo es perfectamente normal. El problema es que, mientras te concentras en todo lo que pasa por tu cabeza, tu pareja (quien ha estado bastante ensimismada hasta este momento) comienza a enfocarse en ti también. Puede que ella se sienta insegura y necesite asegurarse de que no la vas a dejar; o también puede ser el caso que se sienta necesitada emocionalmente y ansíe información que le confirme tu amor. Fíjate en las sutiles (o no tan sutiles) señales y asegúrate de que obtenga la atención que necesita. Si no la obtiene, pensará que no te importa. Como escriben Arthur y Libby Colman: "Un hombre que ignora las ansiedades de su pareja puede encontrarse con que éstas crecen en lugar de disminuir cuando se usa un condescendiente 'todo va a estar bien, cariño'."

Sin embargo, no debes olvidar tus propias necesidades. Puede ser muy tentador tratar de huir de las presiones externas distanciándote de tu pareja (por supuesto que no puedes huir de tus presiones internas). Si puedes, dile lo que pasa por tu mente; probablemente te hará sentir bastante mejor. (Si te cuesta trabajo abrirte, puedes repasar la sección llamada "Tu relación".) Si no reacciona positivamente, asegúrale que, a pesar de que estás un poco preocupado, todavía la amas y estarás ahí para ella.

Permanecer involucrado

Comunicación parental: ¿Puedes oírme ahora?

Como ya discutimos en otro apartado, la buena comunicación con tu pareja es crítica a lo largo de todo el embarazo. ¿Y qué hay de la comunicación con tu nonato? Aunque la idea puede sonar un tanto absurda, las investigaciones han demostrado que los fetos son extremadamente responsivos a lo que escuchan del exterior, desde varios meses antes del parto. No sólo eso, sino que *aprenden* a partir de ello.

En un estudio, Peter Hepper, profesor de psicología en la Universidad de Queens en Belfast, Irlanda, descubrió que los recién nacidos cuyas madres habían visto una telenovela en particular durante el embarazo, dejaban de llorar cuando escuchaban la música introductoria del programa. Los bebés que no habían sido expuestos al programa no reaccionaban al escuchar la música.

Y en uno de mis estudios favoritos de todos los tiempos, el investigador Anthony DeCasper preguntó a 16 mujeres que hicieran una grabación de ellas mismas leyendo un poema llamado "El rey, el ratón y el queso", y dos cintas distintas con *El gato en el sombrero*, del doctor Seuss. Luego, durante las últimas seis semanas y media de sus embarazos, se pidió a las mujeres que eligieran una de las cintas y la reprodujeran tres veces al día para su nonato. Cuando los bebés tenían sólo tres días de nacidos, DeCasper dio a elegir a los bebés entre la cinta que habían escuchado una y otra vez y las otras cintas. Puesto que los bebés de tres días no son especialmente buenos para hablar, DeCasper usó un "chupómetro" (un chupón especial que permitía a los bebés determinar qué cinta escucharían con el sólo hecho de cambiar su velocidad de succión) para permitir que los niños expresaran sus preferencias. Quince de 16 niños eligieron la cinta que habían escuchado estando en el vientre materno. En todo caso, esta investigación debe convencerte de que incluso antes de nacer, las luces del bebé están encendidas, lo que indica que alguien está en casa.

Más impactante aún, los fetos pueden diferenciar entre dos lenguajes y muestran una fuerte preferencia por su lengua natal. Los recién nacidos mirarán más tiempo a las personas que hablan la misma lengua que mamá usaba durante el embarazo. Similarmente, el investigador francés Jacques Mehler y sus colegas hicieron que una mujer completamente bilingüe grabara varias frases en francés y en ruso. Luego las reprodujeron ante algunas docenas de recién nacidos franceses. Usando un aparato semejante al chupómetro de DeCasper, los bebés ajustaron su succión para escuchar el francés en lugar del ruso.

¿Y por qué deberías intentar comunicarte con tu feto en desarrollo? Primero que nada, porque es muy divertido. Por las noches, solía poner las manos en la panza de mi esposa y le contaba al residente en turno lo que había hecho durante el día. A veces hacía ejercicios de conteo: daba un golpecito y decía en voz alta, "Uno". La mayoría de las veces, me devolvía una patada de inmediato. Unos segundos después, daba dos golpecitos y decía, "Dos." Con frecuencia, me devolvía un par de patadas. A veces me pregunto si este pequeño juego matemático tendrá algo que ver con el 10 que mi hijo se sacó en cálculo avanzado en la preparatoria.

La segunda razón para sostener algunas conversaciones prenatales es que pueden ayudarte a establecer un vínculo con el bebé desde antes del nacimiento. También te puede ayudar a que el embarazo te resulte más "real". Debo admitir que, al principio, la idea de hablar a un bulto en el vientre de mi esposa me parecía tonta, pero después de un tiempo me acostumbré y empecé a sentir verdadera cercanía con el bebé. Otro padre con el que hablé sintió que al comunicarse con su nonata, pudo establecer una relación de cariño con ella mientras aún estaba dentro. Y cuando ella nació, él describió su primer encuentro como "encontrar cara a cara a alguien con quien sólo has hablado por teléfono".

¿QUÉ SUCEDE VERDADERAMENTE AHÍ DENTRO?

No importa qué postura tengas en el debate del aborto, no hay absolutamente ninguna duda de que el feto es un ser vivo que, al igual que nosotros, reacciona al ambiente. Tu bebé nacerá con un equipo completo de sentidos: tacto, oído, olfato y gusto, pero esos sentidos no sólo se presentan tras el parto así como así, de la nada. Comienzan a formarse desde etapas muy tempranas de la gestación y el feto empieza a tratar de usarlos inmediatamente. Mientras más práctica tenga, más desarrollados estarán estos sentidos al nacer. (Los sentidos que no se utilizan, tienden a atrofiarse. En experimentos con animales, por ejemplo, cuando a los fetos pollitos se les impide moverse dentro del huevo, el cartílago se convierte en hueso). Déjame presentarte el reparto de sentidos, según su orden de aparición.

- Tacto. Entrados unos dos meses en el embarazo, la piel de tu bebé —que se considera el órgano más grande— está completamente formada. La sensibilidad empieza por las mejillas y los labios y si los hubieras podido tocar antes, el bebé se hubiera apartado. Comenzando más o menos ahora (cinco meses), el bebé irá hacia la fuente de contacto en lugar de retirarse (después del nacimiento, esta conducta recibe el nombre de reflejo de búsqueda, y está diseñado para ayudar a que el bebé encuentre el pecho materno. Cuando se le toca la boca, el bebé se vuelve hacia el estímulo —un pezón, por lo regular, pero también funciona si se le toca con un dedo— y comienza a ejecutar movimientos de succión). Las palmas de las manos, las plantas de los pies y los genitales son los siguientes, seguidos por el resto del cuerpo. Para ayudar a desarrollar el sentido del tacto, los fetos pasan mucho tiempo explorándose, aferrando el cordón umbilical, acariciándose el rostro, chupándose los dedos y pateando y golpeando la pared del útero. Si el bebé tiene uno o dos compañeros ahí dentro, los fetos suelen explorarse entre sí, a veces hurgando con un dedo y otras sosteniéndose las manos.

- Movimiento y equilibrio. Si tu pareja está de pie y activa, el feto pasará buena parte del día chapoteando en el útero. Es interesante que la cantidad de movimiento que el feto experimenta durante el embarazo hace una gran diferencia después del nacimiento. El investigador italiano, Carlo Bellieni, estudió recientemente a las hijas de bailarinas que no paraban de bailar durante su embarazo. "Se requería arrullarlas más fuerte para lograr que se durmieran", dice. Otra investigadora, Janet DiPietro, encontró que los fetos que son muy activos en el vientre materno son más irritables de bebés.

- Olfato y gusto (algunos se refieren a ambos sentidos con el término "quimiosensación"). La boca y la lengua de tu bebé se desarrollaron hace algunos meses. Y en esta etapa, sus papilas gustativas son casi tan sensibles como las tuyas. Durante el último mes o dos, tu bebé ha estado tragando cantidades impresionantes de fluido amniótico, orinándolo ahí mismo de vuelta y bebiéndolo otra vez (es mejor alejar esa imagen de tu mente). El líquido amniótico que pasa por la boca y la nariz de tu bebé cambia de sabor constantemente, dependiendo de lo que coma tu pareja. (La conexión entre la dieta y el líquido amniótico es muy fuerte. En un estudio, Julie Mannella y sus colegas descubrieron que los adultos eran capaces de captar el olor a ajo en el líquido amniótico recolectado para la amniocentesis cuando la mujer lo había comido 45 minutos antes del examen.) Sin embargo, ahí mezclado con el curry, los pimientos y los sándwiches de mantequilla de cacahuate, hay algunas partículas odoríferas que definitivamente pertenecen a mamá. Y después del nacimiento el olfato lo ayuda a ajustarse a la vida fuera del vientre. Los pezones de la madre huelen (al bebé) a fluido amniótico y ese olor facilita que el bebé encuentre el pecho materno. Definitivamente, los bebés prefieren el olor de su propio fluido sobre el de otros (¿quién no?). Y cuando empiezan a comer verdaderos alimentos (unos seis meses después de nacidos), prefieren los alimentos que la madre comió durante el embarazo.

- Oído. Si los oídos de tu bebé están llenos de líquido amniótico y cualquier sonido externo tiene que pasar a través del abdomen de tu pareja, ¿qué tanto puede escuchar un bebé? Bueno, a pesar de lo que piensas, el útero es un sitio muy ruidoso —y lo ha sido desde las etapas tempranas del embarazo de tu compañera.

  Armados con aparatos de ultrasonido, los investigadores Peter Hepper y Sara Shahidullah descubrieron que los fetos empiezan a reaccionar ante los sonidos externos desde las 14 semanas. Pero su rango auditivo es bastante limitado, con las frecuencias medias y bajas (como tu voz) pasando mejor que las de alta frecuencia. Llegadas las 35 semanas de gestación los fetos no sólo escuchan las frecuencias altas y bajas, sino que pueden notar la diferencia entre ambas. En un estudio, un obstetra insertó un micrófono en el útero de una mujer mientras paría y grabó los sonidos externos que llegaban a escucharse en el interior. Obtuvo grabaciones nítidas —no sólo de voces o de los sonidos internos del cuerpo materno, sino los de la novena sinfonía de Beethoven, que estaba siendo reproducida en la sala de parto.

  Una cosa es escuchar ruidos pero, ¿son afectados de algún modo los fetos por lo que escuchan desde el vientre? Absolutamente. Hace casi cien años, un pediatra alemán de nombre Albrecht Peiper observó que los fetos pateaban cuando sonaba la bocina de un auto. Y si le preguntas a tu compañera, probablemente te dirá que el bebé se mueve más por ahí si escucha música, y que puede patear fuertemente cuando una puerta cercana es azotada o cuando el escape de un auto resuena.

Varios investigadores han encontrado que el pulso del bebé cambia en respuesta a los sonidos. El rock, por ejemplo, tiende a producir un aumento, en tanto que la música clásica lo reduce. El psicólogo del desarrollo William Fifer y sus colegas notaron que el pulso del feto aumentaba cuando hablaba un extraño, pero disminuía cuando lo hacía mamá. ¿Su conclusión? "El feto no sólo oye y reconoce el sonido, sino que es tranquilizado por éste." Los bebés no son escuchas pasivos; en realidad aprenden de lo que escuchan.

Inmediatamente después del nacimiento, por ejemplo, los bebés tratan de imitar algunos de los sonidos que escuchan en el vientre. Kathleen Wermke, una investigadora de la Universidad de Würzburg, en Alemania, comparó las grabaciones de recién nacidos franceses y alemanes con entre 3 y 5 días de vida. Se encontró con que los llantos de los bebés imitaban la entonación lingüística de los padres, con los bebés franceses terminando el llanto con un anota ascendente, mientras que los alemanes lo hacían con un tono descendente. Para más información sobre este tema, ver "Comunicación prenatal".

- Vista. Los ojos de tu bebé estarán cerrados uno o dos meses más. Incluso después de que los abra, estará bastante oscuro en el vientre de mamá. (Esto me recuerda el chascarrillo del gran Groucho Marx: "Fuera de los perros, un libro es el mejor amigo del hombre. Dentro de ellos está demasiado oscuro como para leer".) Sin embargo, el niño o la niña puede procesar algunas imágenes visuales. Por ejemplo, si proyectas un haz de luz en la panza de tu pareja (lo que no se debe hacer), el corazón de tu bebé se acelerará y se apartará de la luz. Por falta de práctica, la visión será el sentido menos desarrollado de tu bebé cuando salga del vientre. Al principio, las cosas lucirán un poco borrosas, aunque podrá ver bastante bien objetos —o personas— que estén a una distancia de entre 25 y 38 centímetros. Pero seis a nueve meses después su vista estará lista.

Si estás en la milicia y te vas a perder de grandes periodos del embarazo de tu pareja, una de las mejores cosas que puedes hacer antes de partir es grabarte leyendo un par de historias rítmicas o poemas. Luego pídele que las reproduzca para el bebé todos los días —antes y después del nacimiento. Si ya te fuiste y tienes acceso a Skype o a un teléfono, puedes hacer lecturas en vivo, sólo pídele a tu pareja que ponga los audífonos o las bocinas cerca de su panza. He escuchado de varios militares en servicio que han hecho esto y muchos de ellos se sorprendieron de que, cuando hablaron por primera vez con el bebé después del nacimiento, la criatura los volteaba a ver habiendo reconocido plenamente la voz. Encontrarás docenas de consejos sobre cómo involucrarte a distancia en mi libro *The Military Father: A Hands-on Guide for Deployed Dads*. Comunicarte con tu nonato también le ayudará a establecer un vínculo contigo. Muchos padres sienten justificada envidia del vínculo inmediato que se da entre el recién nacido y la madre. Pareciera que este vínculo tiene más que ver con la voz de la madre (que el bebé ha escuchado todos los días durante nueve meses) que con cualquier otra cosa.

En otro de los estudios de DeCasper con el chupómetro, nueve de cada diez recién nacidos eligieron una historia grabada por su madre sobre la misma historia narrada por otra mujer. Y otras investigaciones han demostrado que durante los primeros días de vida, los bebés prefieren la voz de la madre a la del padre; si ella susurra en un oído y el padre en otro, es más probable que el bebé se vuelva hacia la mamá.

Pero esa no es razón para darse por vencido. Cuando hablas con tu bebé antes de que nazca, él "aprende a reconocer los matices, el tono y los patrones del discurso que son únicos, e instantáneamente se identificará con tu voz después del nacimiento", dice la doctora Sarah Brewer, autora de *Super Baby*. Esto significa que si susurras en un oído de tu bebé y un extraño lo hace en el otro, el bebé, que te "reconoce", volteará hacia tu lado 80 por ciento del tiempo.

¿UN PEDAZO DE PASTEL, PAPÁ?

Un tema en el que probablemente pensarás bastante es qué significa exactamente ser un padre y qué tan importante es la paternidad para tu sentido de identidad. No soy fanático de los ejercicios de autoayuda, pero he aquí uno que es extremadamente efectivo.

Primero, tómate un minuto para pensar en todos los diferentes roles que desempeñas y cómo se unen para conformar tu identidad. Por ejemplo, eres esposo o pareja, amigo, hijo, mentor, futuro padre, trabajador, entrenador, pariente, atleta y demás.

Después, toma una hoja en blanco y dibuja un círculo en el medio. Imagina que el círculo (al que los investigadores llaman pastel) representa lo que tú eres, dibuja las rebanadas respetando la proporción que cada rol tiene en la conformación de tu identidad. No hay formas correctas o incorrectas de hacer este ejercicio y el pastel de cada hombre será rebanado de forma distinta. Lo que resulta verdaderamente interesante es que el número y tamaño de tus rebanadas cambiará con el tiempo. Si hubieras hecho este ejercicio hace un año, podría no haber existido una rebanada para el rol de padre, o si existía, hubiera sido más chica. Pero conforme la realidad de la paternidad va presentándose, esa rebanada crecerá y crecerá. Cuando esto pasa, las otras rebanadas tienen que reducirse o desaparecer completamente. Al menos por un tiempo.

Cuando hayas terminado este pastel, toma otra hoja de papel, dibuja otro círculo y divídelo de acuerdo con el peso que atribuyes a cada variable de la paternidad que piensas desempeñar y el tipo de padre que quieres ser. Cuando Cherine Habib y Sandra Lancaster propusieron que un grupo australiano de futuros padres hicieran esto, llegaron a obtener siete posibilidades.

He añadido algunas más a la mezcla: presencia confiable, ganapán, entrenador, co-padre, encargado de la disciplina, apoyador emocional de mamá, ayudante mamá, compañero de juegos, cuidador primario, protector, proveedor, padre reticente, modelo de rol, maestro y padre inseguro/confuso.

Probablemente no vayas a usar todos estos atributos, siéntete libre de agregar los que consideres que faltan. Como en el caso del primer pastel, no te acostumbres demasiado al aspecto de tu pastel: el número y tamaño de las rebanadas cambiará con el tiempo.

Por supuesto que la comunicación con el feto no se limita a las palabras. Boris Brott (sí, es un pariente, pero nunca lo he conocido), un famoso conductor de orquesta canadiense, rastrea su interés por la música hasta el vientre materno:

Siendo joven, fui mistificado por la habilidad que tenía para ejecutar ciertas piezas a ciegas. Conducía una partitura por primera vez y, repentinamente, la línea del chelo saltaba ante mí: conocía el flujo de la pieza antes de pasar la página de la partitura. Un día, le mencioné esto a mi madre, quien es chelista profesional. Pensé que se interesaría, ya que siempre era la parte del chelo la que destacaba claramente en mi mente. Se interesó, pero cuando escuchó de qué piezas se trataba, el misterio se resolvió muy pronto. Todas las piezas que me sabía de antemano eran las que ella había ejecutado cuando estaba embarazada de mí.

En un esfuerzo por aprovechar el poder de la comunicación prenatal, varios médicos, obstetras y empresarios han desarrollado programas de comunicación organizada. El psiquiatra Thomas Verny propone que al cantar y hablar con el feto, "los padres crean un ambiente intrauterino positivo, reduciendo el nivel de las hormonas que producen ansiedad y que llevan a una actividad frenética e incluso al desarrollo de úlceras en el nonato." Y el doctor F. Rene Van de Carr sostiene que su "aula prenatal" provee estimulación sistemática que puede "ayudar a que el cerebro en desarrollo del feto sea más eficiente y aumente la capacidad de aprendizaje posterior al nacimiento."

Sarah Brewer va todavía más lejos. "El cerebro de tu bebé es literalmente formado por el estímulo y los nutrimentos recibidos de su ambiente", dice. "Al enriquecer su ambiente prenatal con estímulos adicionales, puedes alentar el crecimiento y desarrollo de sus células cerebrales (neuronas) de modo que desarrollen más antenas complejas de comunicación (árboles de dendritas), más 'antenas parabólicas' (espinas dendríticas), y conexiones sinápticas más fuertes." Traducción: podría hacer que tu bebé fuera más listo.

Quizás la más dramática de las pretensiones sea la que esgrime el psicólogo del desarrollo Brent Logan, cuya tecnología BabyPlus usa lo que él llama "currículo cardiaco", para hacer llegar un grupo de sonidos similares a los cardiacos, de complejidad creciente, al vientre de la madre. Puede que Logan en verdad haya dado con algo importante en relación con el pulso cardiaco: se trata del único sonido que el bebé escucha más que a la voz materna y, después del nacimiento, muchos recién nacidos son consolados con grabaciones del pulso de sus madres (las grabaciones de otros latidos no funcionan ni remotamente tan bien). Es interesante comentar que, aunque los científicos han documentado esto, la gente común parece haberlo sabido desde siempre. Cerca de 80 por ciento de las madres —sin importar si son derechas o zurdas— sostenían naturalmente a sus bebés del lado izquierdo, en donde la cabeza del bebé queda más cerca del corazón. Hasta los artistas, un grupo mucho menos pesado que los investigadores y los científicos, han notado el asunto del lado izquierdo: estudios de pinturas y esculturas clásicas han demostrado que 80 por ciento de la gente retratada cargando bebés, los lleva con la cabeza hacia la izquierda. Sin embargo, los que cargan objetos inanimados lo hacen la mitad de las veces del lado derecho y la otra mitad del izquierdo.

Ya se trate del latido del corazón o de otra cosa, Logan dice que sus "graduados" frecuentemente aprenden a hablar a la temprana edad de cinco o seis meses, y leen a los 18 meses (la mayoría de los niños no suelen hablar hasta el año y no leen usualmente hasta los cinco o seis años).

Además de todo esto, Logan, Brewer y otros investigadores han descubierto que los niños enriquecidos prenatalmente tienden a:

- Llorar menos al nacer.
- Estar más alertas al nacer.
- Formar vínculos con mamá y papá más rápidamente.
- Tener mayor rango de atención y mejor concentración.
- Aguantar el peso de la cabeza antes, sin ayuda.
- Tener un fuerza física destacada (para el caso de los bebés).
- Dormir mejor.
- Madurar más rápido.
- Desarrollar menos dislexia.
- Demostrar talentos musicales y creativos avanzados.
- Tener un cociente intelectual de entre 125 y 150 (el promedio es 100).

Para ser justos, debes saber que hay muchas personas que piensan que no existe absolutamente ningún beneficio derivado de esta comunicación prenatal.

Sexo

El embarazo puede hacer cosas curiosas con tu libido. Algunos futuros padres se interesan más en el sexo y se excitan más fácilmente que antes. A otros les repele la idea misma. Si lo que sientes es parecido a estas opciones o a todas las que median entre ambas, puedes estar seguro de que es completamente normal.

En esta sección, hablaremos de los asuntos sexuales que pueden surgir en los primeros seis meses de tu embarazo. Las cuestiones sexuales relativas a las etapas finales del embarazo se abordarán más adelante.

¿POR QUÉ PUEDEN TÚ Y TU PAREJA SENTIR UN DESEO SEXUAL *AUMENTADO*?

- Más o menos después del tercer mes, la náusea y la fatiga probablemente han cedido, haciendo que el sexo sea más atractivo —para ambos.
- Puede que su cuerpo embarazado (con senos grandes y curvas más pronunciadas) te resulte erótico. De ser así, ciertamente no estás solo. Esto es tan común que hasta existe un apalabra para ello: *maieusiofilia*.
- Tu pareja puede sentirse orgullosa de su amplia figura, lo que la hace sentir más *sexy*.
- Puede que te excite la sensación de poder y masculinidad que brinda el haber creado vida.
- Tu pareja puede sentirse excitada por la confirmación de su feminidad y por el asombro sobre lo que su cuerpo está haciendo. También puede excitarle lo mucho que te excita ella a ti.
- A lo largo del embarazo, puede que los dos encuentren una nueva sensación de proximidad, lo que suele manifestarse sexualmente.
- Uno o ambos pueden tener más sueños eróticos.
- El aumento en la lubricación vaginal y en el flujo sanguíneo a la zona pélvica puede hacer que tu pareja alcance orgasmos más poderosos y con mayor facilidad. (Si eso te estuviera pasando a ti, también querrías tener sexo más seguido.) También puede hacer que se masturbe más de lo usual, o si no lo hacía (o dice que no lo hacía) antes, podría empezar ahora.

ALGUNAS COSAS PARA RECORDAR SOBRE LA COMUNICACIÓN PRENATAL

- Respeta a tu pareja. Tienes derecho a hablar con tu niño, pero ella tiene derecho a la intimidad. Si no le agrada completamente la idea, podrías comentarle que Logan y otros piensan que las mujeres que han estimulado a sus bebés parecen tener partos más cortos y una tasa menor de cesáreas. Además, ciertos tipos de estímulos pueden reducir el riesgo de que el bebé nazca con los pies por delante y no de cabeza. Debido a que les encantan los sonidos, algunos fetos "perseguirán" la música que se reproduce al poner audífonos sobre el vientre materno. La teoría es que, si mueves los audífonos hacia la base del abdomen durante el último mes del embarazo o algo semejante, un bebé necio pero amante de la música puede convencerse de poner la cabeza hacia abajo, justo en donde debe estar.

- Trata de superar la sensación de que lo que estás haciendo es totalmente ridículo. La idea de que comunicarnos con los nonatos puede beneficiarlos, ha estado entre nosotros durante más de mil años.

- No susurres. Háblale al feto con un volumen suficiente para que una persona ubicada al otro lado del cuarto te pueda escuchar claramente.

- No lo hagas cuando estés aburrido. El feto detectará esto en el tono de tu voz.

- No exageres. Entre 15 y 20 minutos, hasta dos veces al día. Los fetos necesitan bastante tiempo para descansar, incluso más que los recién nacidos o los gatitos.

- Establece una rutina. Procura hacerlo a la misma hora cada día para que el bebé se acostumbre a la idea de que algo sucederá. Da unos golpecitos en la panza de tu pareja antes, para dejarle saber al bebé que estás ahí. Utiliza el nombre del bebé, si es que ya lo saben.

- Varía. Reproducir la misma pieza o leer el mismo poema o historia cada día está muy bien, pero asegúrate de que el resto del programa sea distinto. Cuando los fetos escuchan lo mismo una y otra vez, lo bloquean.

- Diviértete. No se requiere entrenamiento especializado ni estudios de posgrado. Intenta con algunos juegos, como golpear ligeramente el vientre de tu pareja y anunciar al bebé: "Ahora te estoy dando palmaditas." O hazle al DJ con tu iPod *shuffle* o tu colección de discos compactos —da un suave masaje y di: "Ahora, bebé, prepárate para oír algo de jazz", o música clásica, hip-hop, salsa, country, rock o lo que sea. Es mucho pedir que tu bebé recuerde a los intérpretes, pero lo de los géneros puede funcionar.

- Procura que tus expectativas no sean demasiado altas. La mayor parte de los sistemas de comunicación prenatal dice que tu bebé será más alto, más listo, más bello y que saldrá del vientre completamente vestido y hablando tres lenguas o lo que sea. No hace mucho, me llamó un publicista que insistía en que si un bebé "cursaba" el currículo antes descrito, la empresa garantizaría que las calificaciones del niño en el examen SAT serían 15 por ciento más altas. ¿Perdón? ¿Más altas que qué? Lo absurdo de dicha pretensión se le escapaba hasta al publicista mismo. Me parece que si esperas tener un súper bebé y tienes uno sano y perfectamente promedio, podrías sentirte decepcionado. Y no se me ocurre nada peor para el comienzo en la vida de un bebé que resultar decepcionante para papá.

- Si experimentaron un aborto en un embarazo anterior, puede que se hayan abstenido de tener sexo durante el primer trimestre. Ahora que esa situación ha quedado atrás, todo ese deseo acumulado puede haberlos llevado al punto en que están cerca de explotar.

- Ella está embarazada de un niño. De acuerdo con la neuróloga Lisa Eliot, las mujeres embarazadas de varones tienen un nivel más alto de testosterona (que está ligada a un deseo sexual incrementado) en comparación con las embarazadas de niñas.

¿POR QUÉ TÚ O TU PAREJA PODRÍAN SENTIR UN DESEO SEXUAL *DISMINUIDO*?

- En el primer trimestre, tu pareja puede sufrir demasiadas náuseas o cansancio como para interesarse en el sexo. En el segundo trimestre, puede sentirse demasiado incómoda o rara como para tener sexo (cerca de 25 por ciento de las mujeres embarazadas se sienten así). Pero muchos dicen que el segundo trimestre —los meses 4, 5 y 6— son los mejores del embarazo, sexualmente hablando.
- Ella puede pensar que no la encuentras atractiva y que no deseas tener sexo con ella.
- Puede que no te sientas atraído por una mujer cuyo cuerpo ha pasado de ser divertido a ser funcional.
- Puedes pensar que tu pareja no se siente atractiva y que no estará interesada en el sexo.
- Tú o tu pareja pueden tener miedo de que el sexo la lastime —o al bebé. De hecho, no hay nada qué temer. El bebé está protegido por la fuente de fluido amniótico y, a menos de que tu pareja sienta calambres o experimente sangrado durante el sexo, o si el médico piensa que existen circunstancias que pueden cansarla, el sexo durante el embarazo no es más peligroso para tu pareja que en cualquier otra etapa. Puede que esta información les haga sentirse más seguros. De ser así, muy bien. Si no, puede que ahora sea el momento de hablar del asunto e intentar posiciones sexuales distintas (tu pareja arriba, ambos de lado o tu pareja recostada cerca del borde de la cama mientras tú estás de pie), o de poner en práctica

distintas maneras de provocarse el orgasmo (sexo oral, vibradores y demás). A veces, con el solo hecho de realizar algunos cambios, se puede lograr mucho para aliviar tus temores.

- Aunque en la mayoría de los casos es necesario tener sexo para ser padre, tú y tu pareja podrían sentir, conforme se van acostumbrando a la idea de que serán padres, de que no se supone que los padres deban ser criaturas sexuales. (A pesar de que somos la prueba viviente de que nuestros padres tuvieron sexo al menos una vez, es un tanto difícil imaginar a los dos, en la cama, desnudos...)
- Tú y tu pareja pueden pensar que el sexo tiene un solo propósito: crear niños. Y una vez que se ha hecho eso, no hay necesidad de más sexo —hasta que quieras tener más niños.
- Puede que le resulte doloroso.

LO QUE DICEN LOS EXPERTOS

Como puedes ver, el rango de sentimientos respecto del sexo es amplio. Pero si no estás convencido de que no eres el único que se siente así, he aquí algunas cosas interesantes que han encontrado los investigadores en relación con la sexualidad de pareja durante el embarazo:

- De acuerdo con los psicólogos Wendy Miller y Steven Friedman, los futuros padres generalmente subestiman qué tan atractivas se sienten sus parejas, y las madres embarazadas consistentemente subestiman el atractivo que pueden tener para sus compañeros. (A fin de cuentas, a la mayoría de los hombres les parece que el cuerpo de su pareja es erótico, y la mayoría de las embarazadas se siente bastante atractiva. Pero muchos hombres y mujeres fallan al comunicar estas sensaciones a sus parejas.)
- De acuerdo con los Cowan, los futuros padres varones tienen más inhibiciones psicológicas sobre la intimidad física durante el embarazo que sus parejas.

CUÁNDO SER PARTICULARMENTE CUIDADOSO

Si tu pareja está en riesgo de padecer, o tiene un historial de parto prematuro, placenta previa (cuando la placenta cubre el cuello del útero), o cérvix incompetente (cuando el cérvix o cuello del útero no es lo suficientemente fuerte para mantener al feto dentro hasta que verdaderamente esté listo para nacer), habla con su médico antes de cometer alguna imprudencia. La estimulación de los pezones y el orgasmo tienen un impacto directo en el útero y pueden inducir algunas contracciones. Si tu pareja tiene cualquiera de estos problemas o está en riesgo de entrar en trabajo de parto anticipado, usa un condón al tener sexo. No, no se trata de un método de control natal. Por extraño que parezca, hay una muy ligera posibilidad de que una de las hormonas contenidas en el semen (prostaglandina) pueda causar contracciones.

- El viejo mito de que el embarazo de algún modo resta sexualidad a las mujeres es sólo eso, un mito. De hecho, Miller y Friedman descubrieron que no hay diferencias significativas en el nivel de deseo sexual o de satisfacción sexual entre los hombres y las mujeres durante el embarazo.

CUANDO TÚ Y TU PAREJA ESTÁN FUERA DE SINCRONÍA
Por supuesto que existe la posibilidad de que tú y tu pareja no siempre estén en la misma longitud de onda. Puede que ella quiera sexo cuando tú te sientes desganado por su figura a la Rubens. A la inversa, podrías querer tener sexo cuando a ella simplemente no le interesa. He aquí algunas sugerencias que pueden ayudar:

- Hablar. En este caso y en muchos otros durante el embarazo, comunicarte con tu pareja es esencial. Como sabiamente escribieron Arthur y Libby Colman: "A menos de que la pareja pueda hablar de su vida sexual, la relación entera puede sufrir, y eso terminará por formar parte de sus problemas sexuales."

- Intenta con afecto no sexual, como las caricias, el acurrucarse juntos o los abrazos. Y di desde el principio qué te interesa hacer, porque no es tan fácil como parece. Los profesores Cowan y Cowan han encontrado que muchas parejas necesitan práctica para encontrar formas de satisfacerse que no impliquen el contacto sexual. Y tanto los hombres como las mujeres dudan en emprender aproximaciones sexuales si no están seguros de estar listos para proceder a la relación y se preocupan por ser malinterpretados.

- Sean agradables el uno con el otro. Criticar su figura la hará sentir menos atractiva y menos interesada en el sexo. En lugar de ello, dile lo *sexy* que se ve y haz alguna de las cosas propuestas en la lista que te proporciono más adelante—especialmente las relacionadas con la limpieza, la cocina y otras tareas domésticas.

- Intenta con algo poco convencional. Algunas nuevas investigaciones fascinantes han descubierto que el sexo oral puede incluso hacer más seguro el embarazo. Me explico. Gustaaf Dekker, profesor de la Universidad de Adelaide, realizó un estudio comparativo entre 41 mujeres que tuvieron preeclampsia (un mal en que la presión sube peligrosamente) y 44 que no la habían padecido. Descubrió que 82 por ciento de las mujeres sin preeclampsia hacían sexo oral a sus parejas regularmente, lo que hacía solamente 40 por ciento de las mujeres que había tenido la enfermedad. Según Dekker, "El efecto protector del sexo oral era más fuerte si la mujer tragaba el semen en lugar de escupirlo en la almohada." Así que ahora, cuando aconseja a parejas que han tenido problemas en el pasado para llevar el embarazo a término, les dice: "La exposición al semen es buena, y podrían pensar en el sexo oral." Sólo digo que valdría la pena intentarlo, pero no te emociones mucho.

Esto tampoco tiene por qué ser una calle de un solo sentido. La investigadora sexual Amy Sayle encontró que las mujeres que no se consideran de "alto riesgo" (habla con su médico para estar seguro) y que tienen orgasmos regulares durante el embarazo, tienen un riesgo menor de presentar parto prematuro. Y la investigadora Rachel Alicesteen descubrió que las parejas que hablan de sexo —comparadas con las que no— tienen sexo más frecuente. Como es de esperar, Alicesteen también encontró que mientras más placer sexual experimente una pareja durante el embarazo, más satisfecha estará con la relación.

TRABAJO Y FAMILIA

¿Qué le sucede a tu pareja?

Físicamente

- Comienza el periodo de mayor aumento de peso.
- Aumenta la sudoración.
- La disponibilidad sanguínea aumentada produce ese "resplandor" de las embarazadas; también puede producirle algo de ciática, adormecimiento y hormigueo en las manos, o hasta síndrome de túnel carpiano, ya que los fluidos extra oprimen algunos de sus nervios.
- Hinchazón en pies y manos.
- La fatiga, los mareos y la nariz que escurre son comunes en esta etapa.
- Un molesto y constante dolor de espalda —especialmente si espera gemelos o más.
- Antojos increíblemente extraños.
- Para ella, es como someterse a una rutina de aeróbics: su corazón y pulmones trabajan 50 por ciento más duro que antes, por lo que no es sorpresivo que le falte el aliento.
- Se libera un poco de orina al reír, toser o estornudar.

Emocionalmente

- Los cambios de humor disminuyen.
- Los olvidos continúan e incluso se presentan algunas pérdidas en la memoria a corto plazo.
- Sensación de que el embarazo no terminará nunca.
- Aumenta el vínculo con el bebé.
- Sigue siendo muy dependiente de ti.
- Se pregunta qué tipo de madre será y cómo es que la forma en que la criaron a ella puede afectar su estilo de maternidad.

Lo que le sucede al bebé

El bebé luce en forma: no ha comenzado a acumular mucha grasa todavía y empieza a estar cubierto de vérnix caseoso, una cubierta protectora gruesa y cerosa. Sus ojos empiezan a abrirse. Tose y tiene hipo, y si estuvieras dentro del útero, podrías ver sus huellas únicas en las plantas de los pies y en los dedos. Los movimientos de tu feto de 30 centímetros de largo y casi un kilo de peso se vuelven más fuertes —ya no hay patraditas ligeras— y puede oír y responder a los sonidos del mundo exterior. La niñas desarrollan óvulos en sus ovarios durante este mes y, de acuerdo con algunos investigadores, es ahora que se comienzan a formar sus primeras emociones. Aprende del amor por el consuelo que tu voz y la de tu pareja le brindan. Y cuando tu compañera se siente estresada o enojada o triste, el bebé recibe una mínima dosis de las hormonas que afectan a su mamá.

Lo que te pasa a ti

Reexaminar la relación con tu padre

Conforme se despliega la realidad de tu paternidad prospectiva, probablemente te descubrirás contemplando cómo haces malabares con los muchos roles —padre, proveedor, esposo, empleado, amigo— que conforman tu identidad parental. Como mencioné en capítulos anteriores, puede que pases más tiempo leyendo sobre paternidad y viendo cómo lo hacen tus amigos, tus familiares o hasta los extraños varones.

Pero eventualmente te percatarás de que tu propio padre —lo sepas o no— ha tenido una profunda influencia en el tipo de padre que serás. También puede que casi te abrumen imágenes olvidadas de la infancia —especialmente las relacionadas con tu padre. Una vez, caminando por la calle, recordé de pronto los momentos en que acampábamos o cuando íbamos al *ballet* (mi padre es un tipo bastante completo desde el punto de vista cultural), cómo me enseñaba a lanzar una pelota de beisbol en el parque y también la tarde de verano en que él, mis hermanas y yo nos quedamos en ropa interior para pintarnos mutuamente con acuarelas en el patio trasero. Nada como la paternidad inminente para traer de nuevo todos los recuerdos y emociones de lo que sentimos ante nuestro padre siendo niños.

Por supuesto que no todos los recuerdos de infancia sobre los papás son positivos. La imagen paterna, para algunos hombres, está dominada por el temor, el dolor, la soledad o el deseo. Como sea, no te sorprendas si te encuentras emprendiendo un análisis serio de tu relación con tu padre. ¿Fue el tipo de hombre que querías como modelo de comportamiento? ¿Fue el tipo de padre que representa perfectamente lo que no quieres ser? ¿Estaba en algún punto intermedio? Muchos hombres, particularmente los que tuvieron relaciones tensas o inexistentes con sus padres, descubren que el prospecto de convertirse en padres ellos mismos les permite liberar algo de la ira que han sentido por mucho tiempo.

No te sorprendas si empiezas a soñar bastante con tu padre. El investigador Luis Zayas descubrió que la incertidumbre del futuro padre respecto de su identidad paterna, su rol verdadero y la relación cambiante con su esposa y familia, constituyen el entramado psicológico de la paternidad, y está fundamentalmente vinculado con la relación con su propio padre, por lo que éste aparece frecuentemente en los sueños.

ALGUNAS COSAS MUY RARAS QUE PODRÍA EXPERIMENTAR TU PAREJA

Pica

Probablemente has escuchado sobre los extraños antojos que las mujeres tienen a cualquier hora (como pepinillos y helado a las dos de la mañana, o fresas y ajos para el desayuno). Por repulsivos que algunos puedan parecer, este tipo de antojos son completamente normales. Sin embargo, algunas embarazadas tienen antojo de almidón para lavandería, cera, grava, tierra, posos de café, pintura, cenizas, barro, colillas de cigarro y hasta del olor a gasolina. No es necesario decir que estos antojos no tienen nada de normal. Son parte de un mal bastante raro llamado pica, que generalmente afecta sólo a los niños de entre uno y seis años y a las mujeres embarazadas (otra razón más por la que agradezco no ser mujer). Las mujeres que crecieron o viven en el sur o en comunidades rurales suelen tener más riesgo, al igual que las mujeres que sufrieron de pica siendo niñas. Algunas personas piensan que estos estrambóticos antojos tienen que ver con la necesidad del cuerpo por ciertos nutrimentos; existe, por ejemplo, mucho hierro en el barro. El problema es que también hay muchas cosas peligrosas en él.

Otros expertos descartan el asunto nutrimental por completo; si le faltan algunos nutrimentos, ella necesita comer mejor o tomar complementos vitamínicos. Así que si descubres a tu pareja lamiendo ceniceros, o si te despierta a medianoche pidiendo un puñado de grava o una vela para masticar, ofrécele un tentempié saludable, haz que vuelva a dormir y llama a su médico a primera hora de la mañana.

Amnesia materna

Como si lo anterior no fuera suficientemente extraño... si tu mujer se ha mostrado olvidadiza últimamente, o si parece estar perdiendo muchas cosas —incluyendo la memoria— puede ser porque su cerebro se está encogiendo. Sí. Anita Holdcroft, una anestesióloga inglesa, descubrió que durante el embarazo el cerebro de las mujeres se encoge entre tres y cinco por ciento.

Ahora que sabes esto, probablemente es mejor que no se lo digas a nadie. Después de todo, no hay modo agradable de decir a alguien que su cerebro se está encogiendo. Podrías mencionarlo con la esperanza de que tu pareja lo olvide de inmediato, pero si no lo hace estarás en grandes problemas. Y, de cualquier modo, este encogimiento parece deberse a que las células cerebrales se compriman; no es una pérdida real de células. Y sí, generalmente desaparece algunos meses después del embarazo. (Varios investigadores han debatido recientemente esta teoría del encogimiento cerebral —también llamada "cerebro de mamá" o "amnesia materna"— la mayoría de las madres te dirá que tuvo problemas con la memoria, la concentración y la capacidad para pensar correctamente.)

El dulce olor de...

Si tienes la sospecha de que tu compañera huele un poco más últimamente, probablemente tengas razón. El sistema digestivo de una embarazada opera mucho más lentamente que el tuyo, lo que significa que todo lo que come tiene más tiempo para fermentarse. Para la cerveza, el vino, el queso y el pan, la fermentación es algo bueno, pero en los humanos, causa gases. Y mientras más dure la fermentación, más huelen los gases. Puede que tu pareja trate de disimular echando la culpa al perro o a las cañerías, pero puedes mejorar la situación con un simple "Gracias". De acuerdo con algunas nuevas investigaciones sobre la expulsión de gases (sí, sorpresivamente, existen tales cosas), el ácido sulfhídrico, lo que da a los huevos podridos —y a los pedos— su delicioso aroma, puede ofrecer beneficios significativos para la salud, incluyendo la disminución de la presión sanguínea, la mejora de las tasas de supervivencia para las víctimas de embolia o de ataques cardiacos y para tratar la diabetes, la artritis y la demencia. ¿Alguien quiere frijoles?

Así que, no importa si estás despierto o dormido, cuando pienses en tu papá, recuerda que en realidad estás preocupado por el tipo de padre que tú serás cuando llegue el bebé.

No hay duda de que tu padre influye en el tipo de padre que serás. Pero, a pesar de todos esos aforismos tontos como "De tal palo, tal astilla", si la influencia es negativa o positiva, depende de ti.

De acuerdo con los investigadores Kory Floyd y Mark Morman, el involucramiento paterno se basa en una combinación de modelos aprendidos y lo que llaman "efectos compensatorios". Por otra parte, si sientes que tu padre hizo un buen trabajo al criarte, lo usarás como modelo de tu relación con tus hijos. Si no estuviste satisfecho con la crianza paterna, o si sientes que la relación fue fría o distante, "te sentirás compelido a rehacer la experiencia de la paternidad para tornarla más positiva" en el caso de tus propios hijos.

Lo que resulta especialmente interesante es que la relación de tu papá con tu mamá (cuando eras niño) también puede influir en tu conducta paternal, pero no en el sentido que podrías imaginar. De acuerdo con los investigadores John Beaton, William Doherty y Martha Rueter, estarás más comprometido con ser un padre involucrado si tus padres "no estaban de acuerdo en cómo deberías ser criado". Aparentemente, al disentir con tu madre, tu papá demostraba que quería estar involucrado en sus propios términos. Y tú quieres hacer lo mismo.

EL OTRO LADO DE LA MONEDA PARA MAMÁ

Hemos hablado mucho de cómo prácticamente todo lo que hace tu pareja afecta a tu bebé. Sin embargo, ¿puede el feto afectar a la madre de vuelta? Puede muy bien ser el caso. Claire Vanston, una investigadora canadiense, realizó un estudio fascinante sobre la función cerebral de las mujeres a lo largo del embarazo y más allá. Hizo pruebas en cinco ocasiones a las mujeres: durante el embarazo, a las 12, 24 y 36 semanas; luego, a las seis semanas del nacimiento y finalmente varios meses después. Encontró que "las mujeres embarazadas de varones consistentemente superaron a las mujeres embarazadas con niñas" en varias pruebas de memoria funcional. Y la diferencia entre niños y niñas estuvo presente desde la primera prueba hasta la última. ¿Por qué sucede esto? Nadie lo sabe todavía, pero es bastante interesante, ¿no?

A fin de cuentas, si trabajas en el asunto, puedes ser el padre que quieres ser, más que el tipo de paternidad que pudiera asignarte el destino (o posiblemente la genética).

Una sensación de mortalidad

Siempre he estado más que un poco fascinado por la muerte —me encanta la película *Harold and Maude*, y quería pintar mi cuarto de negro y colgar un letrero con las siglas RIP sobre mi cama cuando era niño (mis padres no me dejaron). Pero no fue sino hasta que mi esposa se embarazó por primera vez cuando la muerte se convirtió en algo más que una mera abstracción. De pronto se me ocurrió que mi muerte podría tener un serio impacto en otras personas.

Esta revelación tuvo algunos resultados interesantes y casi inmediatos. Lo primero que sucedió fue que me hice mucho mejor chofer, o al menos más seguro. De la noche a la mañana, las luces amarillas pasaron de significar "písale" a "procede con precaución". Comencé a salir unos minutos antes a mis citas para no tener que apurarme, cambiaba menos de carril y no me molestaba tanto la gente que me obstaculizaba en el tráfico. Pero además de convertirme en mejor conductor, empezaron a causarme aversión algunas actividades de riesgo —el paracaidismo, el buceo, unirme a la Marina— que había practicado antes de casarme, y empecé a reconsiderar algunas de las cosas que tenía planeado realizar en un futuro cercano (salto en *bungee*, volar en deslizador). Después de todo, ahora había gente que contaba con que yo sobreviviera.

La preocupación por mi propia mortalidad tuvo también otras consecuencias interesantes. Me descubrí extrañamente atraído por mi historia familiar; quería saber más de nuestras tradiciones, de los rituales familiares, de los parientes chiflados de los que nadie hablaba. Hasta elaboré un árbol genealógico y molesté a mis parientes para que me dieran sus fechas de nacimiento. En el momento no me di cuenta, pero es bastante común que los futuros padres experimenten una sensación aumentada de apego a sus familiares —tanto inmediatos como distantes—, incluso si no han sido particularmente cercanos.

Esto no es raro, especialmente si consideras que una de las principales razones por las que tenemos hijos es el deseo de que una pequeña parte de nosotros nos sobreviva mucho después de habernos ido. Creo que mi esperanza consiste en que, en algún momento dentro de 75 años, cuando mi tataranieto espere un hijo, él empiece a explorar sus raíces queriendo saber más sobre mí.

Sentirse atrapado

Como ya se ha discutido, tú y tu pareja probablemente no sientan las mismas cosas al mismo tiempo. En etapas tempranas del embarazo, tu pareja pudo volverse introspectiva, preocupada por cómo le afectaba el embarazo.

Puede que tú te hayas sentido un poco (o muy) marginado. No obstante, ahora tu pareja podría mostrarse más concentrada en ti que en ella y el bebé. Entretanto, puede que recién hayas comenzado el proceso introspectivo que empezamos a discutir a propósito del último mes. Serás padre en menos de cuatro meses y tienes muchas cosas en qué pensar, algunas de las cuales debes trabajar a solas. En este caso, el problema potencial es que, justo cuando empiezas a concentrarte en ti mismo, tu compañera se muestra cada vez más dependiente de ti. Puede temer que ya no la ames o que la vayas a dejar. O puede estar preocupada —al igual que tú— por su seguridad física. Aunque esto puede ser agradable, a veces se sale de las manos. Y la creciente dependencia de tu pareja puede hacer que te sientas atrapado. Como encontraron Arthur y Libby Colman, "la súbita preocupación de una embarazada puede hacer que un hombre se sienta sobreprotegido, como si su independencia estuviera amenazada." Si te sientes atrapado, es importante comunicarlo a tu pareja de modo gentil y no confrontativo. Y ni siquiera se te ocurra bromear con que vas a hacer las maletas para irte. Simultáneamente, pide que hable de lo que siente y de lo que quiere de ti.

Permanecer involucrado

Diversión

Además de ser una etapa de grandes cambios físicos y emocionales, el embarazo puede ser divertido también. Aquí les presento algunas ideas para que se diviertan:

- Tomen muchas fotos. Yo tomé fotos normales de mi esposa —de frente y de lado, con énfasis en la panza— sosteniendo un letrero como el de los presos que decía "Mujer embarazada número 1 (2, 3 y demás)". Para otra serie de fotos, ella se puso de pie mientras yo me tendía en el piso entre sus pies para tomar fotos de la parte inferior de su panza. Asegúrate de apuntar la fecha en que la panza bloquea por completo tu visión de su rostro. Toma todas las fotos que tu pareja te aguante, pero hazlo cuando menos una vez al mes hasta el octavo mes y semanalmente de ahí en adelante.

- Compra ropa especial. Las favoritas son las playeras tipo "Él y ella" o, "Sí, señor, éste es mi bebé". O un sombrero que diga "futuro padre" (con una imagen de un abejorro).

- Hagan algo de ejercicio juntos. Tomen clases de aeróbics acuático o de natación, pues pueden ser muy divertidas. Te sorprenderá lo ágiles que pueden ser las mujeres embarazadas al flotar en el agua. A menos que tengas mucha confianza en el sentido del humor de tu pareja, ahórrate los comentarios alusivos a las ballenas —varadas o de cualquier tipo.

- Empieza a formar un álbum de fotos o recortes para el bebé. Los álbumes digitales, los blogs e Instagram están muy bien, pero cuando tu niño crezca, puede sentir curiosidad por saber cómo eran el papel y los dvd's (que probablemente ya habrán desaparecido por completo). Así que, mientras todavía puedas, haz un archivo con revistas, periódicos, algunos de tus dvd's favoritos, libros y hasta una lista de canciones populares, asuntos políticos y precios de varios artículos (celulares, computadoras, alimentos, boletos para el cine o el teatro y demás).

- Comienza a planear las participaciones del nacimiento.

- Haz un molde de yeso de la panza. Aunque no lo creas, ésta es mi actividad favorita. Es un poco complicada, pero bien vale la pena meterse en problemas por ella. Mucho después de que el bebé haya nacido, tú, tu pareja y tus amigos estarán absolutamente sorprendidos de que ella haya estado así de grande alguna vez (y de que el bebé fuera así de pequeño). Si te interesa intentarlo, puedes conseguir paquetes completos para hacerlo en Toys R' Us, por medio de www.proudbody.com o también lo puedes conseguir buscando "moldes yeso embarazadas" en Google. Una advertencia importante: ni se te ocurra hacer un molde de la panza de tu pareja usando cualquier tipo de plástico, hule o resina. No importa lo que te digan, estos productos pueden ser dañinos para tu pareja y para tu bebé.

Trabajo y familia

AUSENCIA POR MOTIVOS FAMILIARES

Afrontémoslo: mientras tu pareja está embarazada, va a ser un tanto difícil que brindes mucho tiempo de calidad a tu hijo nonato. Un poco antes del trabajo, un poco más después del trabajo y unas cuantas horas los fines de semana. ¿Y qué pasará después del embarazo? ¿Bastarán unas horas al día para estar con tu hijo o hija? Si así fuera, probablemente no estarías leyendo este libro. En contra de los estereotipos, el equilibrio entre el trabajo y la familia no sólo es un reto femenino. Es algo por lo que se esfuerzan la mayoría de los padres trabajadores, pero no es fácil lograrlo.

En nuestros días, de acuerdo con un estudio reciente realizado por el Boston College Center for Work and Family [Centro Educativo de Boston para el Trabajo y la Familia] 70 por ciento de los papás que trabajan dicen que su papel en la familia consiste en ser un padre involucrado y un proveedor. Tomando esto en cuenta no es tan sorpresivo que 60 por ciento de los papás trabajadores, en los hogares que se sostienen con dos ingresos, digan que experimentan conflictos entre el ámbito laboral y el familiar, de acuerdo con el mencionado centro. En 1977, esa misma cifra se ubicaba en 35 por ciento (en el mismo periodo, el porcentaje de mujeres que dijo tener conflicto entre el trabajo y la familia se mantuvo casi igual, en cerca de 45 por ciento).

A pesar de todo esto, los papás de hoy quieren cambiar las cosas. Considera los hallazgos de algunos estudios recientes:

- Ochenta y seis por ciento de los padres que trabajan dicen que sus hijos son la "prioridad número uno". Sesenta y cuatro por ciento dice que ser papá los convierte en mejores empleados y, según el Boston College Center for Work and Family, más padres dicen que tener un horario flexible que les permita pasar más tiempo con la familia es más importante que el desarrollo laboral. De hecho, según monster. com, 82 por ciento de los papás trabajadores prefieren buscar empleos en compañías que ofrecen el beneficio de la flexibilidad de horario.

- Un estudio de la Universidad de Harvard encontró que, entre los hombres de entre 24 y 31 años, siete de cada diez dice que daría parte de su sueldo para poder pasar más tiempo con la familia (era más probable que los hombres pensaran en ceder parte de su sueldo, en comparación con las mujeres), y 68 por ciento consideraría ser papá de tiempo completo en casa si el dinero no fuera problema.

Suena bastante bien, ¿no? Bueno, desafortunadamente, a pesar de las buenas intenciones, únicamente alrededor de cinco por ciento de los nuevos papás se toman más de dos semanas de vacaciones tras el nacimiento de su hijo. ¿Te acuerdas de todos esos tipos que dijeron que la familia era su prioridad número uno y que el tiempo con la familia era más importante que la carrera profesional? Esos mismos estudios encontraron que a 76 por ciento de los padres que trabajan les gustaría "ascender a una posición que entrañe mayor responsabilidad con sus empleados" y 58 por ciento tienen un "fuerte deseo" de pertenecer al grupo de alta dirección. Quizás lo más irónico sea que, en tanto que 58 por ciento de los papás que laboran (contra 49 por ciento de los hombres sin hijos) dicen que les gustaría trabajar menos horas, pasan un promedio de 47 horas a la semana en el trabajo, en tanto que los no papás trabajan un promedio de 44 horas semanales, de acuerdo con el multicitado centro de Boston.

¿Cuál es la razón de la contradicción entre los hombres con hijos que trabajan y los que no los tienen? Primero que nada, en la gran mayoría de los planes laborales, la ausencia por motivos familiares no es retribuida, lo que la hace inviable para muchas familias.

Durante la década pasada o algo así, ha habido un gran incremento en el número de empresas que ofrecen beneficios orientados a la familia, pero tratándose de los empleados varones, el mensaje sobre si está bien aprovechar esos beneficios es, en todo caso, ambiguo. Por ejemplo, cerca de 14 por ciento de los empleadores estadounidenses ofrecen ausencia pagada por paternidad. Pero incluso en esas empresas menos de la mitad de los hombres que podrían pedir el beneficio lo hacen. Digámoslo de otro modo: los padres tienen una décima parte de las probabilidades de usar este beneficio comparados con las madres, y tienen un sexto de la posibilidad de haber usado parte de sus horas laborales para este fin, de acuerdo con los investigadores Julie Holliday Wayne y Bryanne Cordeiro.

¿Por qué? La gente generalmente asume que la ausencia por maternidad (además del componente de la incapacidad) es algo normal para las mujeres, pero cuando un hombre solicita el beneficio, él ya no se está comportando como se supone que deben comportarse los hombres. Como resultado, la gente a su alrededor comienza a verle cierta feminidad (debilidad, incertidumbre) y menos masculinidad (competitividad, ambición), de acuerdo con los investigadores de la Universidad de Rutgers, Laurie Rudman y Kris Mescher. Rudman, Mescher y otro equipo de investigadores liderado por Joseph Vandello, de la Universidad del Sur de Florida, descubrieron que las penalidades para los hombres que piden ausencia por motivos familiares son bastante pesadas. Se considera que no toman en serio su trabajo, obtienen evaluaciones más bajas de los colegas y gerentes, y pueden ser ignorados para las promociones, además de obtener aumentos menores que sus compañeros hombres que actúan como "verdaderos hombres" y no piden tiempo libre por motivos familiares. Y, tristemente, los hombres son más dados a juzgar a otros hombres que las mujeres.

Sí, las mujeres han enfrentado el estigma de la flexibilidad por décadas, y pagan un fuerte costo financiero cuando pasan del ámbito laboral al ámbito materno. Las corporaciones estadounidenses deberían estar avergonzadas. Pero de acuerdo con Scott Coltrane y sus colegas de la Universidad de Oregon, "los hombres que dejan la fuerza laboral por motivos familiares pueden esperar ganar 26.4 por ciento menos en sus carreras que los que nunca la dejan. Las mujeres sufren 23.3 por ciento de penalización promedio."

Sin embargo, no es muy probable que los papás se den por vencidos. Incluso los que no solicitan la ausencia laboral por paternidad o asuntos familiares se las arreglan para reunir días disponibles por enfermedad, días económicos, vacaciones y demás para poder estar con sus recién nacidos. En promedio, estos suelen sumar poco más de una semana. Todo termina en lo que la abogada Kari Palazzari llama "la doble moral para los papás". Todavía se espera que los hombres sean los proveedores principales, así que el "éxito" en el trabajo significa pasar menos tiempo en casa. Pero se espera que los padres de hoy estén activamente involucrados en todos los aspectos de la vida familiar, y el "éxito" en casa implica pasar menos tiempo en el trabajo. Ya podrás ver que no hay salida.

Lo bueno es que comienza a resquebrajarse ese esquema que me gusta llamar "el otro techo de vidrio" —los obstáculos que dificultan el que los hombres pasen tanto tiempo con sus hijos como deseen.

Aunque cada vez más empresas descubren que ofrecer arreglos laborales más flexibles es lo correcto, existe un número concreto de beneficios que tu empleador probablemente desconoce. Ve e ilumínalo.

- En Estados Unidos, los negocios pierden más de 150 000 millones de dólares debido al ausentismo, a la rotación de empleados, a los beneficios por salud y a los beneficios compensatorios directos de los trabajadores por concepto de exceso laboral y de tensión. El ausentismo, por sí solo, cuesta un promedio de cerca de 800 dólares por empleado al año —80 000 dólares al año en el caso de una empresa con cien empleados.

- Los acuerdos laborales flexibles (ALF) aumentan la productividad. Un economista de la Universidad de Stanford, Nicholas Bloom, encontró que los empleados que trabajan por vía remota son 13.5 por ciento más productivos que los empleados que van a la oficina. Bloom dice que una tercera parte del incremento es atribuible al ambiente más calmo de la casa. "Las oficinas son sitios increíblemente distractores", dice. Las otras dos partes del aumento tienen que ver con las largas horas que trabaja la gente en casa. No tienen que trasladarse, empiezan a trabajar más temprano, toman descansos más cortos y no hacen mandados a la hora de la comida.

- Los ALF disminuyen la rotación laboral. Los trabajadores a distancia del estudio de Bloom, renunciaban a sus empleos 50 por ciento menos que sus compañeros de la oficina. La rotación laboral implica un gasto enorme. "El costo de contratar y entrenar a un nuevo empleado, y la productividad reducida hasta que el nuevo empleado se pone a tono con el nuevo empleo", promedia cerca de 20 por ciento del salario del trabajador, según los economistas Heather Boushey y Sarah Jane Glynn. En el caso de los ejecutivos, los costos pueden exceder 200 por ciento del salario.

- Los ALF mejoran el reclutamiento. Las empresas se han encontrado con que al ofrecer ALF, atraen a talentos superiores.

- Los ALF mejoran la moral de los empleados y su lealtad. Cuando los empleados sienten que su patrón respeta su necesidad de flexibilidad, son más felices, no se toman tantos días por enfermedad y están más comprometidos con el éxito de su empleador.

• Los empleados leales y felices son empleados involucrados, y los empleados involucrados son empleados rentables. Gallup analizó recientemente datos provenientes de 192 organizaciones pertenecientes a 49 industrias, buscando la relación entre el involucramiento de los empleados y el desempeño de la empresa. Descubrieron que las empresas que conformaban el 25 por ciento superior de la muestra en términos de involucramiento de los empleados, superaban a las que conformaban el 25 por ciento inferior en la satisfacción de los clientes, en rentabilidad y productividad. El 25 por ciento superior también reportó menos incidentes de seguridad, menos encogimiento corporativo y menos defectos de calidad. Si eso no convence a tu empleador, no imagino qué pueda hacerlo.

HACER CAMBIOS LABORALES DE LARGO PLAZO

Hasta este momento hemos hablado de tomarte unas semanas libres justo después del nacimiento de tu hijo. ¿Y luego qué?

No mucho después de que naciera nuestra primera hija, mi esposa renunció a su gran despacho de abogados, ubicado en el centro de la ciudad, y encontró un empleo menos estresante en que debía laborar tres días a la semana y que estaba más cerca de casa. Casi todos nuestros conocidos aplaudieron, pero cuando anuncié que yo también recortaría mi trabajo a tres días a la semana, la reacción fue muy distinta. En el trabajo, el jefe y los colegas me molestaban y muchos de mis amigos y parientes empezaron a murmurar que si no volvía a trabajar de tiempo completo, mi carrera tal vez nunca se recuperaría.

No estoy planteando que todos deban reducir sus horarios de trabajo a tres días a la semana. Claramente, eso no resulta práctico para la mayor parte de la gente (aunque sería agradable lograrlo, ¿no?). Francamente, puede que nunca llegues a resolver los conflictos familia/trabajo por entero. Afortunadamente, hay algunas maneras de maximizar tu tiempo con la familia, minimizando la tensión y sin tirar por la borda tu carrera.

Por ejemplo, dependiendo de tu empleo, hay una buena probabilidad de que no necesites estar metido en el cubículo de lunes a viernes, de nueve de la mañana a cinco de la tarde, con un gerente que espíe sobre tu hombro para asegurarse de que estás haciendo tu trabajo. De acuerdo con la Sociedad para la Administración de los Recursos Humanos (SARH) [Society for Human Resource Management], cerca de 60 por ciento de los empleadores ofrecen algún tipo de arreglo que flexibiliza el trabajo, y cerca de la mitad de esas empresas ofrecen dichos arreglos a la mayor parte de los empleados. (Grandes noticias, pero todavía muy lejos de satisfacer a entre 80 y 90 por ciento de los padres trabajadores que dicen que quieren tener acceso a opciones más flexibles.)

Existe una variedad de ALF que las expertas en recursos humanos Barbara Wleklinski y Elizabeth Jennings dividen en varias categorías:

- Tiempo: cuándo y cuánto trabajarás.
- Lugar: en dónde realizarás ese trabajo.
- Labor: qué harás exactamente.

He aquí unos cuantos ejemplos:

Arreglos determinados por el tiempo

- Tiempo flexible. Sigues trabajando el mismo número de horas, pero podrías, por ejemplo, comenzar a las cinco de la mañana e irte a casa a la una de la tarde en lugar de trabajar de nueve a cinco.
- Semana laboral comprimida. La idea básica es que trabajes horas extra en ciertos días a cambio de un día libre. Los típicos arreglos suelen consistir en trabajar 10 horas cuatro días a la semana, o trabajar una hora extra cada día por nueve jornadas y tomarte un día libre cada dos semanas.

LA AUSENCIA LABORAL POR MOTIVOS FAMILIARES SI ERES EMPLEADO

Tómala. Todos los hombres que he entrevistado y que solicitaron su ausencia por paternidad o motivos familiares, dicen que lo volverían a hacer.

Conoce tus derechos. Descubre si eres candidato, según el plan voluntario de la empresa o de acuerdo con algún programa estatal obligatorio. Suele haber una desconexión entre aquello a lo que tienes derecho legalmente y lo que te informará tu patrón, así que pregunta por ahí.

Empieza a hablar con tu patrón desde ahora. Si estás cubierto por algún plan de ausencia, comienza a trabajar en los detalles de modo no confrontativo. Si no hay plan que cubra la ausencia, puedes arreglar algo que te permita ausentarte un tiempo.

Llega con un plan. Tengo una maestría en administración de negocios y, antes de ponerme a escribir tiempo completo, trabajé en los negocios durante muchos años. Por eso, por muy defensor de la paternidad y de la familia que sea, creo que cuando un empleador te contrata para realizar un trabajo, tiene todo el derecho a esperar que el trabajo se lleve a cabo (y tú debes ingeniártelas para que esto suceda cuando te vas por ausencia). Comienza por hablar con tu pareja e imaginar un escenario ideal que funcione para ambos. Luego traza un plan y preséntalo al empleador, junto con alguna forma para evaluar si las necesidades de todos están siendo satisfechas. Si todo sigue por buen camino pasadas dos semanas, sigue así. De no ser el caso, revisa el plan e inténtalo de nuevo. Reconocer las necesidades de tu patrón facilitará mucho el que tu patrón reconozca y apoye las tuyas.

Vende los beneficios. Si tienes problemas para convencer a tu patrón, vuelve a echarle un ojo a las páginas donde expliqué cómo hacerlo. Los empleadores necesitan saber que los amistosos beneficios a los padres no son sólo una monada que ofrecer (ciertamente lo son); también son buenos para el negocio.

- Semanas laborales alternas. Sigues trabajando 40 horas, pero podrías trabajar de miércoles a domingo y tomarte los lunes y martes libres.
- Trabajo de medio tiempo. Implica menos que la típica semana de 40 horas, pero por lo regular se trabajan más de 20 horas a la semana. Necesitas averiguar cuántas horas debes trabajar para no perder tus beneficios.
- Ausencia por motivos familiares. Te tomas un buen periodo de tiempo libre, con o sin goce de sueldo.

Arreglos determinados por el lugar

- Trabajar en casa. Haces todo el trabajo desde la casa.
- Teletrabajo. Si no eres un obrero de la construcción o un vendedor, podrías ser candidato a esta opción. No te emociones mucho: no se trata de que tú y tu jefe no vuelvan a verse de nuevo. La mayoría de los trabajadores a distancia están fuera de la oficina por uno o dos días a la semana. Pero sé cuidadoso: si piensas que podrás ahorrar dinero en cuidado infantil o si crees que podrás tener al bebé sentado en las piernas mientras arrastras el lápiz, estás muy equivocado.

  Además de lo conveniente que puede ser, una de las mayores ventajas de trabajar a distancia es que no tienes que rasurarte y que puedes trabajar en ropa interior si quieres (si trabajas en tu casa). Sin embargo, existen algunas desventajas. La más importante de ellas es la falta de contacto humano; puede que odies ese viaje en metro a la ciudad o al desagradable tipo con que compartes el coche, pero después

CREAR UN AMBIENTE DE TRABAJO MÁS AMIGABLE PARA LA FAMILIA —EN CASO DE QUE SEAS PATRÓN (O SUPERVISOR)

- Si no tienes políticas amigables para los padres, instaura algunas. Si necesitas ayuda para implementar un programa, mándame un correo electrónico a armin@mrdad.com.

- Difunde la idea. Por lo menos, permite que todos tus empleados —especialmente los hombres— sepan que los apoyas en su deseo de encontrar un mejor equilibrio entre sus trabajos y su vida familiar, y que las políticas pro familia no sólo son para las mujeres. Luego pon el ejemplo y toma una ausencia laboral tú mismo. La responsabilidad última para ayudar a que los hombres estén más involucrados con sus familias está arriba, con los gerentes hombres. Si demuestras que está bien que los hombres pongan primero a sus familias, todos los demás seguirán tu ejemplo.

- Alienta a otros hombres para que tomen una ausencia por asuntos familiares (ya sea oficial o no). La mayoría de tus empleados varones se mostrarán poco dispuestos a acercarse para tratar una ausencia por motivos familiares. Si sabes que están esperando un hijo, sé tú el que trate el tema primero. Hay buenas probabilidades de que se sientan agradecidos por ello. Si puedes pagar el tiempo de ausencia, mucho mejor.

- Promueve los horarios flexibles. Esto no significa que tus empleados trabajarán menos, sino que tendrán más control sobre cuándo y dónde realizarán su trabajo. Lo que gastes en tecnología para permitir que la gente trabaje a distancia terminará por pagarse sólo al incrementarse la productividad, la lealtad y demás.

- Educa a tus compañeros de trabajo. Organiza una reunión informal para comer juntos, de manera que los papás puedan discutir sus asuntos familiares y laborales.

Probablemente se sorprenderán de las muchas personas que tienen los mismos problemas.

- No olvides a los empleados que no tienen hijos. Es fácil pensar que el equilibrio entre el trabajo y la familia sólo afecta a quienes tienen hijos, pero los solteros sin niños y los trabajadores de más edad también tienen bastantes cuestiones familiares qué atender. Y apoyarlos con horarios flexibles y con todo lo que hemos conversado en esta sección, pagará de muchas formas, por ejemplo, atrayendo a trabajadores de máxima capacidad, aumentando la productividad, la moral y la lealtad.

de unos meses de estar solo en tu casa podrías extrañarlos. También puede que extrañes el salir a comer con tus compañeros de trabajo o encontrarlos en el pasillo. Y si tiendes a obsesionarte con tu trabajo (como yo), deberás entrenarte para hacer pausas de descanso frecuentes. No sabes cuántas veces me he dado cuenta a las diez de la noche de que no he comido en el día entero y que sólo salí a recoger el periódico a la entrada.

- Aunque trabajar en casa te permitirá pasar más tiempo con tu bebé y tu pareja, pueden surgir conflictos interesantes. Muchos papás con los que he hablado me dijeron que sentían una gran presión por estar con la familia, pero también mucha culpa por no trabajar tanto como ellos o su empleador pensaron.

Arreglos determinados por el tipo de labor

- Compartir empleos. Tú y otra persona se dividen las responsabilidades del trabajo, usualmente a salario prorrateado. Probablemente uses la misma oficina y escritorio. Un típico horario de trabajo compartido te pondría a trabajar dos días una semana y tres a la siguiente, en tanto que tu compañero de trabajo hace lo contrario. O uno de ustedes puede trabajar por la mañana y el otro por la tarde. Como sea, sé muy cuidadoso en negociar la continuación de tus beneficios de salud. Muchos empleadores los retiran cuando se trata de trabajadores que no son de tiempo completo.

- Dividir el trabajo. Te quedas con parte de las actividades de la descripción del puesto y asignas el resto a alguien más.

Otras opciones

Existen otros dos tipos de acuerdos laborales flexibles que puedes considerar. Uno es atrevido, pero todavía bastante conservador, en tanto que el otro es de plano valiente.

- Conviértete en consultor de tu actual patrón. Hay muchas ventajas fiscales, particularmente si estableces una oficina casera. Cuando menos, podrás deducir lo que recorras en el auto y un buen porcentaje de tus cuentas de teléfono y por artículos utilitarios. Consulta primero a un contador; la autoridad hacendaria usa ciertos parámetros para determinar si alguien es empleado o consultor. Si, por ejemplo, vas a la oficina todos los días, tienes una secretaria y obtienes beneficios laborales, eres un empleado. También recuerda que si te haces consultor, perderás tu paquete de beneficios. Así que asegúrate de tener en cuenta el costo de ese paquete (o la cantidad a pagar para reemplazarlo) en la tarifa diaria o por hora que negocies con tu futuro exempleador.
- Ambiente de Trabajo por Resultados (ATR). Básicamente, trabajas lo que quieras, en dónde quieras y como quieras, siempre y cuando hagas el trabajo. Esta opción puede funcionar sólo si tu empleador es increíblemente flexible y si también es increíblemente claro en lo que se supone que debes lograr. Al mismo tiempo, tú tienes que ser muy organizado y autónomo.

Una solución al dilema trabajo/familia en la que tal vez no has pensado

Existen algunas opciones referentes al cuidado del niño que tú y tu pareja deberán sopesar pronto. ¿Qué pasaría si ustedes dos prefieren en verdad que su hijo sea criado en brazos de un padre o madre amoroso? La mayoría de las familias que toman la decisión de que uno de los padres se quede en casa, automáticamente asume que será la madre. Sin embargo, hay ocasiones en que eso simplemente no funcionará. Puede que ella tenga una carrera más estable que tú, que gane más o que no le interese quedarse en casa. Bueno, no todo está perdido. Si tú y tu pareja en verdad quieren que el niño o niña sea criado por un padre, la solución puede estar en el siguiente espejo: tú.

Antes de que avientes este libro y salgas corriendo de la habitación gritando, tómate un minuto para considerar la idea. Más bien tómate más tiempo, cuando menos el mismo tiempo que le dedicarías a cualquier otra cuestión de importancia. Podrías descubrir que no es tan descabellado como parece. Brad Harrington y sus colegas del Boston College Center for Work and Family, encontró que más de la mitad de los nuevos padres "considerarían seriamente" ser padres de tiempo completo en casa. Empecemos por algunos de los beneficios:

- No tendrás que sufrir para elegir a la niñera, nana o guardería correcta.
- Sería más barato. El cuidado infantil de tiempo completo para un niño en las zonas metropolitanas grandes, puede exceder los 18 000 dólares al año. Agrega a eso los gastos de tintorería que ahorrarías, las comidas en la calle que no tendrás que comprar, los gastos del auto, los boletos del tren, los peajes de las casetas y demás, y quedarte en casa podría terminar siendo una buena opción.
- Tendrás una maravillosa oportunidad de conocer a tu hijo y de formar una relación fuerte.

- Estarás dando a tu hijo la que consideras es la crianza ideal. Darás paz mental a tu compañera y además podrá avanzar en su carrera al mismo tiempo.

¿Sigues ahí? Ser un padre que se queda en casa es una decisión mayor que afectará a todos en la familia. Si lo consideras remotamente, empieza por formularte a ti mismo algunas preguntas muy importantes:

- ¿Podemos costearlo? Aunque indudablemente ahorrarás en algunas cosas trabajando en casa, si en verdad estás comprometido con la idea, hay todo tipo de estrategias para recortar gastos. Por ejemplo, compren la comida al por mayor, coman fuera con menos frecuencia, aumenten los deducibles de sus seguros, tomen vacaciones cerca de casa, fabriquen los regalos en lugar de comprarlos, despidan al servicio doméstico, múdense a una casa más chica o a un sitio en que el costo de la vida sea menor.

- ¿Mi carrera puede resistir el golpe? Una pregunta muy importante, dado que el poder de ganar dinero y la masculinidad están irremediablemente vinculados en la mente de muchas personas. (Si no gano dinero, no soy un buen hombre/padre, piensa uno.) Si puedes superar este obstáculo, piensa que puedes mantener un pie en el mundo laboral enseñando, haciendo consultoría, escribiendo o fundando un negocio casero. Pero no te apresures. Si decides más tarde volver a la fuerza laboral, puedes encontrarte con que el paréntesis en tu currículo hará dudar a los empleadores potenciales, muchos de los cuales estarán bastante menos iluminados que tú y tendrán un criterio más estrecho.

- ¿Puedo con la presión? Habrá algunas personas que se acercarán directamente para decirte que deberías estar allá afuera ganando dinero. Después de todo, eso es lo que se supone que hacen los tipos, ¿no? Pero incluso si no escuchas estas palabras, puede que sigas teniendo la necesidad de demostrar que todavía eres un hombre, que aunque has elegido no ganar dinero (o al menos no tanto como antes), podrías hacerlo si quisieras. Aunque parte de esa presión puede ser externa, también parte puede ser interna. Los roles de género tradicionales tienen influencia en nosotros, ¿o no?

• ¿Hay una descripción del puesto? ¿Cuáles son las responsabilidades? ¿Te encargarías de toda la ropa sucia, de las compras, de cocinar? ¿De parte de estas actividades?

• ¿Puedo con la carga de trabajo? Quedarse en casa con un niño implica mucho más trabajo del que crees. También puede ser poco inspirador o aburrido. (Habiendo desempeñado el papel de padre que se queda en casa durante muchos años, digo esto por experiencia propia. A veces, no importa cuánto te diviertan los niños, te morirás por un poco de conversación adulta al final del día.)

• ¿Soy lo suficientemente abnegado? No vas a tener mucho tiempo para ti y tendrás que poner las necesidades de tu niño por encima de las tuyas, siempre.

• ¿Qué tan bueno soy para lidiar con el aislamiento? Ser papá de casa puede llegar a ser bastante solitario. Según el investigador Robert Frank, unas dos terceras partes de los papás de casa se sienten aislados, comparado con sólo una tercera parte de las madres amas de casa. Además, no hay mucho apoyo social para los hombres que deciden quedarse en casa, y no te encontrarás a muchos otros tipos haciéndolo.

• ¿Tengo la piel lo suficientemente gruesa? Las mujeres —ya se trate de mamás, nanas, cuidadoras— no tienden a recibir de buen grado a hombres en sus grupos en los parques o en los centros comerciales y demás sitios a los que la gente lleva a sus hijos a jugar durante el día. Tendrás que lidiar con los estereotipos que la gente tiene de los padres (muy pocos son positivos). Tendrás que acostumbrarte a las miradas curiosas y a los comentarios estúpidos que escucharás de la gente que te vea con tus hijos a medio día laboral. ("¡Ey! ¿Estás de niñera hoy?", es uno de los que me molesta. "No, payaso, no estoy de niñera. Cuido a mis hijos.") Y tendrás que lidiar con la crítica de la gente y con las críticas a tu estilo de paternidad —el tipo de "consejos" y comentarios que nadie haría a una mujer.

- ¿Qué tan gruesa es la piel de mi compañera? Cuando tú eres el padre primario, tu hijo correrá a ti cuando quiera un abrazo o cuando se haya raspado una rodilla. Si la madre trata de dar ese abrazo o de ponerle la curita, el niño puede empujarla. He estado en ambos lados de este asunto y puedo decirte que duele. Mucho.
- ¿Tengo un plan para regresar? Es buena idea tener un plan general de cuánto tiempo te quedarás en casa y qué harás después.

En realidad, no estarás tan solo como parecería al tomar esta decisión. Al menos dos millones de padres amos de casa lo hacen diariamente, y el número no para de crecer.

EL SÉPTIMO MES

COMIENZA EL PERIODO DE MÁXIMO CRECIMIENTO

¿Qué le sucede a tu pareja?

Físicamente

- Aumenta el malestar físico general (calambres, mareos, dolores abdominales, agruras, gases, constipación y demás).
- Comezón en la panza. Rostro hinchado.
- Torpeza en aumento y vigor decreciente.
- Las articulaciones se expanden y tiene que aprender a caminar de una forma rara, lo que explica por qué tiende a padecer más tirones musculares y a ser más torpe.
- Descargas vaginales blancas, espesas (se llama leucorrea y es completamente normal).
- Aumentan las contracciones Braxton-Hicks (falso parto).

Emocionalmente

- Puede que se esté acostumbrando a los subibajas anímicos del embarazo.
- Disminuye el malhumor.
- Olvidadiza.
- Sueña/fantasea con el bebé.

- Le preocupa el trabajo —no está segura de tener la energía para regresar y se siente ansiosa por cómo equilibrar los papeles de madre, esposa, empleada...
- Se siente llena de energía y ansiosa de tener las cosas listas para el bebé —o completamente abrumada por todo lo que falta por hacer.
- Teme el alumbramiento.

Lo que le sucede al bebé

Los pulmones del bebé están madurando y, si naciera hoy, tendría muy buenas posibilidades de sobrevivir. Están poniéndose un poco apretadas las cosas ahí abajo, especialmente si hay más de un niño o niña. Los ojos están completamente abiertos y el iris reacciona a la luz y a la oscuridad. Puede moverse al ritmo de la música que suena fuera del vientre materno. La grasa que acumula ha hecho que su piel sea menos rojiza y arrugada, ha llegado a pesar un kilo o kilo y medio y mide entre 33 y 38 centímetros. Su cerebro se está desarrollando increíblemente rápido, pero la superficie del mismo todavía es bastante lisa y no es capaz de pensar racionalmente (dada su situación de vida, eso probablemente es bueno).

Lo que te pasa a ti

Aumenta la aceptación del embarazo

Como hemos discutido, para la mayoría de los futuros padres, el proceso de aceptar plenamente el embarazo es largo: el bebé se hace cada vez más real conforme van pasando los nueve meses. "Es como tener sarampión", dijo un hombre entrevistado por la investigadora Katharyn May. "Te expones, pero toma un tiempo darte cuenta de que lo padeces." Otra investigadora, Pamela Jordan, descubrió que, a pesar de ver al feto en un ultrasonido, muchos hombres no experimentan en realidad a sus niños como entidades reales hasta que los conocen cara a cara.

Visualizar al bebé

La creciente realidad del embarazo se refleja también en los sueños de los hombres. El investigador Luis Zayas ha descubierto que, en los sueños de los futuros padres experimentados en las etapas temprana y media del embarazo, "el niño no es representado como persona. Más bien, están presentes los símbolos de la infancia." Sin embargo, conforme avanza el embarazo a la etapa final, los futuros padres —consciente e inconscientemente— producen imágenes más claras de sus niños.

Si quieres darte una idea menuda de las diferencias entre madres y padres, pide a tu pareja que se describa con el bebé. Lo más probable es que ella hable del bebé con frescura, como si ya hubiera nacido. Ahora hazlo tú. Más de 90 por ciento de los futuros padres de mi investigación (incluido yo mismo), describen una escena en que están involucrados con un niño de entre tres y cinco años, sosteniéndole la mano, dejando huellas en la playa, jugando a la pelota, leyendo juntos o realizando otra actividad interactiva.

La diferencia es fascinante, y pienso que tiene que ver con las conexiones cerebrales. Las mujeres, quizás en razón del vínculo físico con el feto, no tienen problema para verse como madres. Y las madres simplemente pueden ser. Pero para nosotros, la paternidad es un hacer: enseñar, preparar a nuestros hijos para encontrarse con el mundo. Si alguna vez has ido a un parque o a cualquier otro sitio en que los padres novatos se reúnen, llevando a sus bebés en cangureras frontales, serás testigo del perfecto ejemplo entre el ser y el hacer en este asunto. Las mamás casi siempre llevan a los bebés viendo hacia ellas, en tanto que los papás casi siempre los llevan viendo al frente, como si dijeran: "Mira, bebé, éste es tu mundo".

La especulación sobre el género del bebé

En caso de que no lo hayas notado, nuestra sociedad tiene una fijación por el género. En estos días, entre 50 y 60 por ciento de las parejas que esperan conocen de antemano el sexo de su bebé.

Y los que no, eventualmente —o constantemente— especulan sobre el tema. ¿Tiene tu pareja al bebé en lo alto del vientre? ¿A lo ancho? ¿En la parte baja del vientre? ¿Las patadas del bebé son lo suficientemente fuertes como para mover tu mano o son más suaves? La piel de tu pareja está normal o tiene un poco de acné? ¿Se le antojan alimentos dulces o salados? ¿Le crece el pelo de las piernas a mayor velocidad de la normal? ¿Tú estás aumentando de peso o tu peso es estable? Literalmente hay cientos de maneras absolutamente seguras e infalibles para determinar de qué sabor será tu bebé. Y cada una tiene 45 por ciento de probabilidades de ser correcta, y antes de que tu bebé nazca, tendrás que oírlas todas.

Mucha de la especulación que la gente hace sobre los niños no-natos se basa en los estereotipos comunes y en los prejuicios que todos tenemos mucho antes de que nazcan nuestros hijos. Tomemos como ejemplo las patadas del bebé. Las futuras madres que sabían que estaban embarazadas de un varón, suelen describir los movimientos del bebé como "vigorosos", "como terremotos", o incluso como "muy fuertes". Describen las patadas de las niñas como "muy suaves", "no muy activas" o "vivas, pero no excesivamente enérgicas". La verdad es que no hay mucha diferencia entre los niveles de actividad fetal de los niños y las niñas (sin embargo, los niños tienden a ser más activos entre los dos y los tres años de edad).

Las nociones preconcebidas (por decirlo así) como éstas también podrían influir en las preferencias de los futuros padres. "A los padres normalmente no les importa el género de la criatura con tal de que sea sana", dice Carole Beal, autora de *Boys and Girls: The Development of Gender Roles.* "Pero la verdad es que las parejas tienen una preferencia definitiva respecto del sexo de su hijo." La preferencia suele favorecer a los varones, y se presenta tanto en los hombres como en las mujeres. Hablando en general, los papás prefieren a los niños porque se sienten más cómodos con ellos o porque el niño lleva el nombre de la familia. Las madres pueden preferir a los niños porque saben —por instinto o como sea— lo mucho que esto significa para sus esposos.

Es interesante señalar que, en inglés, más mujeres se refieren al bebé con el pronombre nominativo neutro inglés *it*. Sin embargo, tanto los hombres como las mujeres prefieren referirse a él o ella con algún apodo. En mi caso, los apodos que di a nuestras hijas intrauterinas se pegaron a ellas mucho tiempo después del nacimiento. A la mayor le decía "Roo", por la parte final de la palabra inglesa *cangaroo* (canguro), pues pateaba tan fuerte que llegó a tirar un libro abierto que descansaba sobre la panza de mi mujer. La siguiente fue "puños" porque, a diferencia de su hermana prefería golpear. Y la menor es "Dumpty", debido a que en la primera fotografía de ultrasonido se parecía a Humpty Dumpty.

Algunos futuros padres (y madres) tienen miedo de que su niño sea del género "equivocado", sintiendo qué, de ser así, no podrán tener la experiencia paternal que habían imaginado. Para muchos hombres, la imagen de sí mismos como padres está estrechamente vinculada al género de sus niños. De niños, la mayor parte de nosotros pasamos buena parte de la infancia haciendo cosas como correr, saltar, luchar y jugar futbol. Sin embargo, algunos hombres se sienten incómodos con la idea de luchar con sus hijas, creyendo que el juego físico con las niñas podría ser inapropiado. La verdad del asunto es que no sólo es apropiado jugar físicamente con las niñas, sino que es benéfico para ellas por razones inesperadas.

Tus preferencias podrían tener un impacto mayor en muchas otras personas. De acuerdo con Beal, los niños tienden a acercar a los papás a la familia: los padres de niños recién nacidos visitan la sala de maternidad más seguido y se quedan más tiempo que los padres de niñas. Además, las parejas que primero tienen niñas tienen más hijos, tratando de tener al niño. Pero las parejas que tienen primero a un niño terminan con familias más pequeñas. Algunos expertos especulan que esto se debe, al menos en parte, a la percepción de que los niños son más "difíciles". Y dos investigadores en Estocolmo, Suecia, recientemente encontraron que los hombres suelen estar más satisfechos con su papel de padres cuando sus bebés —niños o niñas— son del género que esperaban.

Simultáneamente, existe evidencia de que los niños que no resultaron ser del género que sus padres preferían, tienen peor relación con sus padres en la infancia. Esto es especialmente cierto en el caso de padres que esperaban un varón y tuvieron una niña.

El sexo del bebé puede tener efectos interesantes y sorpresivos en los padres. Por ejemplo, tener hijas aumenta las probabilidades de que el papá fume, beba y abuse de las drogas menos. Y mientras más mujeres, mejor. "Cada hija adicional, sin que lleguen hijos varones, hace que una persona tenga seis por ciento más probabilidades de dejar de fumar y siete por ciento menos probabilidades de tener problemas con el alcohol o las drogas", escribe el investigador de la Universidad de York, Nattavudh Powdthavee. Por otra parte, los investigadores Gordon Dahl y Enrico Moretti encontraron que las parejas que esperaban sin estar casadas tienen más posibilidades de casarse antes del nacimiento si saben que van a tener un niño, en comparación con una niña. Entre las parejas casadas, las tasas de divorcio son menores para los que sólo tienen niños y mayores entre los que solamente tienen hijas. Las mujeres divorciadas con descendencia exclusivamente femenina, tienen menos probabilidades de volverse a casar, y si lo hacen, tienen más posibilidades de volverse a divorciar. Y en los países en que los matrimonios polígamos son relativamente comunes, es más probable que las mujeres que paren niñas pertenezcan a un matrimonio polígamo en comparación con las madres de niños.

Te va a costar trabajo, pero si te descubres prefiriendo un género sobre el otro —particularmente si esperas tener un niño—, trata de impedirlo. Si no puedes, hazte un favor (y a todos los demás) y guárdate el dato. Si resulta que tu hijo o hija es del género "equivocado", lo más probable es que se llegue a enterar del asunto (casi siempre por obra de un amigo o familiar bienintencionado al que alguna vez le comentaste en confidencia). Además de los problemas tratados en los párrafos anteriores, la sensación de ser inadecuado, de decepcionar, o incluso de ser secretamente rechazado o menos amado, pueden atormentar a tu niño por muchos años, especialmente durante la adolescencia, cuando la confianza en uno mismo suele ser baja.

Miedo a derrumbarte durante su labor de parto

Se supone que los hombres han de ser fuertes, ¿no? Especialmente cuando sus esposas están embarazadas. Y cualquier signo de debilidad puede tomarse como indicativo de, bueno, debilidad. Tal vez sean esas viejas presiones sociales la razón de que la mayor parte de los hombres teman al parto (no sólo porque no están ansiosos de ver dolerse a sus parejas sabiendo que nada pueden hacer para ayudar, sino porque simplemente tienen miedo de derrumbarse). Y todos saben que los hombres de verdad no se quiebran bajo presión.

Si te preocupa tu desempeño durante el parto, hazte a ti mismo los siguientes favores:

- Lee la sección "Clases", especialmente la sección cercana al final llamada "¿Qué tal si para nada te gusta la idea de estar presente en la sala de parto?". Mientras más sepas respecto a lo que puedes esperar durante la labor de parto y el alumbramiento, menos te preocuparás de no poder manejar las cosas.
- Anímate. Es perfectamente natural tener miedo por la vida de tu pareja y por el bebé. En realidad, sería bastante extraño que no lo sintieras.
- Recuerda que rara vez sucede. En un estudio realizado por Jerrold Shapiro a más de 200 futuros padres, ninguno se desmayó durante el parto de su compañera.
- No dejes de hablar con tu compañera para indicarle cómo te sientes. Mientras más apoyo y compresión tengas, menos necesidad tendrás de hacer todo perfectamente.

- Concéntrate en el equipo. Tu compañera quiere —más que nadie— que estés ahí con ella para ayudarla durante el parto. El saber que eres parte importante del proceso puede ayudarte en el trance.

- Habla con otros padres que hayan experimentado el parto. La mayoría te dirá que es una combinación de cansancio, emoción extrema, sorpresa, tedio, temor, sangre, molestias y casi todos los sentimientos negativos que se te ocurran. Y casi todos te dirán que no se lo habrían perdido por nada del mundo.

Permanecer involucrado

Elegir un nombre

Dar nombre a una niña o niño puede parecer fácil, pero es más difícil de lo que crees. Y más vale que comiences a pensar en ello pronto, porque la segunda pregunta que escucharás (la primera: "¿Niño o niña?") será: "¿Cómo le van a poner?" He aquí algunas cosas que puede convenirte saber antes de empezar la búsqueda del nombre:

- Piensa en el futuro. El nombre que te resulta increíblemente mono ahora puede ser intolerablemente ridículo cuando tu hijo sea nominado para la Suprema Corte. Tomemos el caso real de los Jackson 5 (no me refiero al grupo en que estuvo Michael Jackson siendo niño): Apendicitis, Laringitis, Meningitis, Peritonitis y Amigdalitis. Estoy seguro de que esos nombres parecieron buena idea en su momento a los padres. Cuidado con los nombres que riman (como Joel Moguel o Pilar Melgar).

- Fíjate en qué iniciales formaría su nombre. Antes de tomar la decisión final, piensa en lo que podrían significar las iniciales de tu hija o hijo. Muchas no darán problemas, pero imagina que sus iniciales sean CIA, FBI, SAT, VIH, TQM o LOL. No querrás abrumar a tu hijo por algo así. Piénsalo.

- ¿Necesitas —o quieres— rendir homenaje a algún pariente?
- ¿Quieres un nombre que sea indicativo de los antecedentes étnicos o religiosos?
- ¿Quieres algo único pero manejable?
- ¿Quieres que sea fácil de deletrear y de pronunciar?
- ¿Qué opinas de los apodos asociados?
- ¿Cómo suena con el apellido?
- No. No puedes usar números. (Existió un caso real, en Minnesota, que llegó a la Corte hace algún tiempo; alguien trataba de cambiar su nombre por un número. Perdió el caso.)
- Asegúrate de que el nombre tenga al menos una inicial intermedia. La gente cuyo nombre tiene una inicial intermedia, es considerada por los demás como más inteligente e intelectual —no importa si es cierto o no— y tener dos iniciales los hace todavía más listos, de acuerdo con Wijnand A. P. van Tilburg, de la Universidad de Southhampton (tiene dos iniciales) y Eric R. Igou, de la Universidad de Limerick, quien, pobre hombre, sólo tienen una.

CÓMO ESCOGERLO

Comiencen por elaborar una lista con los diez nombres para niño y diez para niña que más te gusten. Intercambia la lista con tu pareja y tacha todos los nombres con los cuales no podrías vivir. Ella debe hacer lo mismo con tu lista. Si queda alguno, ya vas de gane. Si no, repite el proceso hasta que les resten nombres aceptables para ambos. Algunas parejas que no logran ponerse de acuerdo optan porque uno de los dos decida el nombre si se trata de un niño y el otro si se trata de una niña (permite que el perdedor elija el nombre del siguiente niño o niña).

Este ejercicio no sólo es divertido, sino que también les dará una idea interesante de cómo piensa el otro. Mi esposa, por ejemplo, nunca se había interesado seriamente en la mitología hasta que los nombres Odín (el dios principal de los mitos nórdicos) y Loki (el dios nórdico del mal) aparecieron en mi lista de los diez favoritos. No sé qué agradezco más, el que hayan sido vetados esos nombres o que yo sea padre de tres niñas.

Otra forma de elegir nombre —rara, es verdad— es sugerida por Albert Mehrabian en su libro *The Name Game*. Mehrabian entrevistó a dos mil personas; les pidió que juzgaran varios miles de nombres propios y los calificaran de acuerdo con el éxito, moralidad, salud, calidez, alegría, masculinidad/feminidad que proyectaran para ellos. No es sorpresivo el que Mehrabian se encontrara con que ciertos nombres evocan ciertos estereotipos. Bunny, por ejemplo, tuvo una calificación alta en cuanto a feminidad, pero baja en moralidad y éxito. Ann y Holly tuvieron una calificación alta en todas las categorías. Para el caso de los hombres, Grover y Aldo eran grandes perdedores en todas las categorías, en tanto que Hans (vaya usted a saber por qué) recibió altas calificaciones en todos los rubros.

Eso debe darte bastante para empezar. Pero si todavía necesitas más ayuda, existen literalmente cientos de fuentes que pueden darte acceso a decenas de miles de nombres, su historia, significado, popularidad y más. Muchos sitios web tienen buscadores diseñados para navegar entre las infinitas posibilidades. Los nombres de www.greatdad.com y de www.nameberry.com se cuentan entre mis favoritos.

Presiones familiares/tradiciones

En muchas culturas (o familias), la elección del nombre puede estar severamente limitada por la tradición:

- Entre los kikuyu, de África, el primer hijo de la familia recibe el nombre del abuelo paterno; el segundo, el del bisabuelo paterno; la primera hija recibe el nombre de la abuela materna y demás.

¿QUÉ HAY EN UN NOMBRE? MUCHO MÁS DE LO QUE IMAGINAS

Algunos estudiosos de los nombres dicen que el nombre de un niño tiene un efecto directo y profundo en el tipo de vida y en el éxito que él o ella tendrá. Por supuesto, hay una gran diferencia entre causa y correlación (lo que significa que la relación entre dos cosas no implica que una sea causa de la otra). Sin embargo, aquí te presentamos algunos ejemplos de algunas conexiones extrañas pero reales entre la vida y el nombre.

- En un estudio, se pidió a maestros de quinto y sexto año que calificaran ensayos idénticos llamados: "Lo que hice el domingo pasado". Los ensayos "escritos" por Michael y por David tuvieron una calificación promedio un punto más alta que los escritos por "Elmer" y "Hubert". De manera similar, Karen y Lisa superaron por un punto y medio las calificaciones obtenidas por Bertha.

- Nicholas Christenfeld y sus colegas identificaron una relación entre la expectativa de vida y las iniciales de tres letras. La gente con iniciales que tenían significado positivo (como HUG —abrazo—, VIP —persona importante— o WOW —expresión de asombro positivo—) vivían casi cinco años más que la gente con iniciales que representaban cosas negativas (BAD —malo— ZIT —barro— RAT —rata—). Ernest Abel y Michael Kruger analizaron a cerca de 2 000 jugadores de beisbol de grandes ligas cuyas iniciales eran acrónimos o palabras y que murieron antes de 1950. Se encontraron con que los jugadores que tenían iniciales positivas (como ACE —as— y WIN —ganar—) vivieron 13 años más que los jugadores con iniciales negativas (como BUM —vago— o SOB —hijo de perra—) o neutras. Para ser justos, debo mencionar que otros investigadores han disputado el efecto en la expectativa de vida.

- Los niños que tienen nombres peculiares (Armin, por ejemplo) tienen mayor incidencia de problemas mentales que los niños con nombres comunes o las niñas con nombres peculiares. Leif Nelson y Joseph Simmons analizaron 90 años de estadísticas beisboleras y descubrieron que los jugadores cuyo nombre comenzaba con K (la abreviatura que se usa en las estadísticas para denotar el ser "ponchado"), en realidad eran ponchados más veces (en 18.8 por ciento de sus intentos al bate) que los demás jugadores (en 17.2 por ciento de los intentos).

- Los estudiantes cuyos nombres comienzan con A o B (las dos calificaciones más altas en la escala estadounidense conformada por cuatro letras), tienen promedios más altos que los estudiantes cuyo nombre empieza con C o D. Oh, y las cosas van más lejos. Según Nelson y Simmons, los estudiantes cuyo nombre comienza con A o B y que deciden estudiar derecho, tienen muchas más posibilidades de ser aceptados en una universidad de prestigio (según el listado publicado por *U.S. News & World Report*) que quienes tienen por inicial la letra C o D.

- En un estudio realizado por el investigador británico, Philip Erwin, las fotografías de mujeres con nombres que obtenían altas calificaciones en las escalas de atractivo (como Jennifer, Katie, Julia y Christine) se consideraban más atractivas que las fotos idénticas con nombres "poco atractivos" (como Ethel y Harriet).

- Por lo general, a la gente le gusta bastante su nombre, tanto, de hecho, que el nombre puede influir en el lugar de residencia, en la actividad a la que se dedican y hasta en las causas que apoyan. Por ejemplo, Brett Pelham, Matthew Mirenberg y sus colegas descubrieron un número desproporcionado de Mildreds en Milwaukee, de Jacks en Jacksonville, de Philips en Philadelphia y de Virginias en Virginia Beach. Existe una relación similar entre el nombre y la carrera: un numero desproporcionado de dentistas se llaman Dennis o

Denise, y un número sorprendente de geólogos se llaman George. Al revisar el caso de las ferreterías (*hardware stores*) y de las empresas dedicadas a las tejas (*roofing*), nos encontramos con que los dueños de las ferreterías tienen 80 por ciento más posibilidades de tener un nombre que empiece con H, en comparación con la R; en cambio, las empresas que se dedican a los techos tienen 70 por ciento más posibilidades de tener un dueño cuyo nombre empieza con R, comparado con la H.

El efecto del nombre es también aplicable a otras actividades inesperadas. Por ejemplo, René Bekkers, un investigador de la Universidad Libre de Ámsterdam, descubrió que las alumnas tienen más probabilidades de donar a su *alma mater* cuando la donación es solicitada por un estudiante con un primer nombre fonéticamente similar en cuanto a la letra inicial (es más probable que Jane done si se lo pide Jenny o George, y no Roberta); los alumnos varones tienen más posibilidades de donar cuando se los pide un estudiante con un nombre de pila parecido a su campo de estudio (George tenía más posibilidades de donar cuando se lo solicitaba un estudiante de geología que un *nerd* de computación; y tanto hombres como mujeres tienen más probabilidades de dar cuando su primer nombre es semejante al de la universidad (Jennifer preferiría donar a Penn, y Harry a Harvard —aunque ninguna de las dos escuelas necesita en realidad el dinero—).

Otros han encontrado que las personas que comparten inicial con el nombre de algún desastre (los huracanes Katrina y Rita, por ejemplo) tienen más probabilidades de donar a los esfuerzos de ayuda para desastres. Los equipos conformados por personas con el mismo nombre o inicial, superan a los conformados por personas con nombres aleatorios. Los inversores tienden a comprar acciones de empresas cuyo nombre se parece al de ellos (Alphonse tiende a comprar acciones de Apple y no de Coca-Cola). Y también las personas tienen más probabilidades de relacionarse con otras en los medios sociales (particularmente en Twitter o Google+) cuando los nombres son iguales o semejantes.

- En Birmania, a cada día de la semana se le asigna una letra del alfabeto y el nombre de los niños debe comenzar con la letra del día en que nacieron.
- En Tailandia, los padres pueden pedir a un sacerdote cercano —o incluso a un adivinador— que asigne al niño el nombre correcto.
- Los judíos originarios de Europa oriental generalmente no bautizan a los niños en honor a personas vivientes, por el miedo tradicional de que el Ángel de la Muerte pueda llevarse al bebé en lugar de llevarse al detentor más viejo del nombre. Los judíos españoles o marroquíes no tienen las mismas preocupaciones.
- Si hay alguien en alguna de las dos familias que deba ser honrado con un nombre por el bien de la paz familiar, puedes llegar a una solución amistosa. Los padres de Harry Truman, por ejemplo, le pusieron la inicial S —no es un nombre y no lleva punto, sólo la inicial— para satisfacer a ambos abuelos, cuyos nombres eran Solomon y Shippe.

EL JUEGO DE LOS APELLIDOS

Si tú y tu pareja tienen el mismo apellido, no hay nada de qué preocuparse; si no es así, pueden presentarse algunas complicaciones. Tal vez pasé demasiado tiempo en Berkeley, pero he conocido gente que ha hecho alguna de las siguientes cosas cuando tuvieron hijos:

- Poner al hijo el apellido del padre como nombre (probablemente el caso más común).
- Poner al hijo como nombre el apellido de la madre (menos común).
- Usar el apellido de la madre como nombre de pila o segundo nombre de pila.
- Dar a los hijos un apellido compuesto con un guión (pero cuando Mary Jane O'Flaherty-Ignetowski se case con Roberto Goldberg-Yamahito, ¿cuál será el apellido de los niños?).
- Inventar un apellido completamente nuevo.
- Dar a los niños el apellido del padre y a las niñas el de la madre.

Participaciones de nacimiento

¿CUÁNDO ORDENARLAS?

Dado que no conoces el peso, la altura o (menos comúnmente) el sexo del bebé antes de que él o ella nazca, no tiene mucho sentido imprimir las participaciones del nacimiento hasta entonces. Y en la era de lo móvil o de las redes sociales, puede que no tenga sentido imprimirlas. Pero lo último que querrás hacer cuando te falte el sueño es tratar de decidir cómo avisar a todo mundo. Ahora es el momento perfecto para comenzar las compras.

Existen dos tipos básicos de participaciones de nacimiento: las normales y las electrónicas.

Las normales pueden implicar tan poca tecnología como una tarjeta preimpresa con espacios en blanco para ser llenados. Las puedes encontrar en las papelerías o en las tiendas de artículos para oficina. También puedes recurrir a una tienda en línea o a un negocio en el que impriman fotos y usar uno de sus diseños estándar, o hacer tu diseño y enviarlo. Selecciona el diseño desde ahora, luego conéctate y agrega las estadísticas vitales del bebé tan pronto como las conozcas. Si prefieres la ruta del papel impreso, trata de conseguir los sobres desde ahora y rotúlalos —o al menos imprime algunas etiquetas— mientras sus vidas todavía son relativamente calmas.

La ruta electrónica puede requerir de menos trabajo. Sólo necesitas tu cámara digital y acceso a la red para enviar tuits, mandar invitaciones electrónicas, para actualizar tu blog, Facebook o Google+ desde casi cualquier sitio.

LOS *BABY SHOWERS*

Hace no mucho tiempo, los *baby showers* —al igual que muchas otras actividades relacionadas con los bebés— se consideraban "sólo para mujeres", pero en nuestros días, si los parientes de tu pareja o los amigos organizan un *shower* para ella, hay buenas posibilidades de que también te inviten. (Pero no cuentes con que tus amigos o parientes organicen uno especialmente para ti.)

La gran mayoría de los *baby showers* se realizan varias semanas o meses antes de que nazca el niño y la idea que subyace a ellos es obvia: dar a los nuevos padres una selección de ropa para el bebé, muebles, juguetes y las últimas novedades electrónicas, de modo que el recién nacido que pronto llegará tenga un hogar bien aprovisionado. Si tus familiares y amigos se inclinan a ello, disfruta: un *shower* puede ser una manera maravillosa de compartir tu emoción sobre el evento venidero con otros. No olvides mantener un registro de quién dio qué —tras el nacimiento, cuando te ocupes de esas notas de agradecimiento, no tendrás idea de quién te regaló esas pantuflas amarillas o esos muñecos de la película *Donde viven los monstruos*.

No obstante, siempre he pensado que tener un *baby shower* antes de contar con un bebé real es algo tenebroso, algo así como tentar al destino. Después de todo, ¿qué tal si, Dios no lo quiera, algo le pasara al bebé? Un amigo mío, cuando su esposa tenía siete meses de embarazo, renovó el patio trasero y escribió el nombre de su hijo aún por nacer en el concreto húmedo. Se habían realizado una amniocentesis. Me costó trabajo volver a ese lugar hasta que el bebé estuvo seguro en casa. Como sea, si eres de los míos en cuanto a no gustar de los *showers*, podrías encontrarte con personas que se sentirán ofendidas por el hecho de que no quieras uno. En tales casos, yo trato de orientar la nave hacia un *shower* posterior al nacimiento (llámalo "Bienvenido bebé" o "Nacimiento del bebé", si deseas alejarte de la palabra "shower"). Sé firme. Para que la píldora del no *shower* sea menos difícil de tragar, destaca el que será más divertido para los invitados dar regalos a un bebé cuyo nombre y género son conocidos.

¿QUÉ INCLUIR?

Conforme la ciencia médica gane en exactitud, las participaciones de nacimiento incluirán el cociente intelectual, las futuras calificaciones en las pruebas de aptitud académica, la futura profesión, el nombre de la pareja y hasta el número de hijos. Sin embargo, por ahora sólo tenemos que incluir el nombre del bebé, la fecha y hora del nacimiento, el peso, la longitud (dado que no se pueden parar, los bebés no tienen altura) y el nombre de los padres. Ah, y con las prisas no se te vaya a olvidar la foto del bebé.

¿A DÓNDE ENVIARLAS?

La familia y los amigos deben recibirlas, obviamente. Sin embargo, cuando se trata de conocidos más casuales y de compañeros de trabajo, tómalo con calma. Mucha gente se sentirá obligada a enviar un regalo si recibe una participación de nacimiento, así que no la mandes a alguien que no quieras que te dé regalo. Puedes hacer una excepción con las personas que te pidan una participación para el recuerdo, con empleadores o empleados que ya hayan dado un regalo para el bebé y con la gente a la que mandas participación porque te lo piden tus padres o familia política.

Clases

Hasta fines de los sesenta, no había nada parecido a una educación para el alumbramiento. Básicamente, todo lo que debías saber para tener un bebé era la localización del hospital. Y todo lo que esos futuros padres hicieron para preparar la llegada del bebé fue preparar el cuarto. Las mujeres eran admitidas en el hospital, realizaban el trabajo de parto solas en cuartos estériles, recibían anestesia general y se despertaban atontadas y sensibles sin saber el sexo de la criatura que acababan de parir y a veces ignorando hasta el número de niños. Entretanto, los hombres iban y venían nerviosamente en los cuartos de espera hasta que una enfermera llegaba para darles la buena noticia. Los padres que insistían en participar en el nacimiento de sus hijos podían llevarse una sorpresa.

En 1522, un alemán llamado Dr. Wertt (nadie sabe qué tipo de doctor era) quería aprender sobre el parto y ver a las comadronas en acción. Se vistió de mujer y se coló para ver un alumbramiento. Desafortunadamente, alguien lo reconoció a pesar del disfraz y se armó un escándalo. El pobre Wertt fue quemado en la hoguera. Parece un tanto excesivo, ¿no?

Mas 400 años después, no mucho ha cambiado. El doctor Robert Bradley, quien es el creador del método Bradley, cita un caso de 1965 en que un hombre fue arrestado y multado por haber "entrado sin autorización a la sala de partos de un hospital en un intento por ver el nacimiento de su segundo hijo." Bueno, por lo menos no lo mataron en la hoguera.

En su libro *The Experience of Childbirth*, Sheila Kitzinger, una educadora pionera en temas del nacimiento, cita de una publicación de la British Medical Association [Asociación Médica Británica] de 1959: "El último requisito para un parto exitoso en casa es el esposo, el pobre padre. Si es de la mentalidad apropiada, y muy pocos lo son, apoyará moralmente a su esposa durante la primera parte de su trabajo de parto. De no ser así, será más útil preparando té, hirviendo agua y atendiendo la puerta."

Y en 1975, Evelyn y Bruce Fitzgerald, Debra y Michael Greener y al menos otras ocho parejas que habían asistido a un curso Lamaze, fueron informados por el hospital Porter Memorial, en Indiana, que las políticas del hospital prohibían estrictamente la presencia de cualquier persona o personas en las salas de parto localizada en el pabellón de Obstetricia, a no ser por miembros de cuerpo médico o de enfermeras." En otras palabras, no se permiten papás. Los Fitzgerald y las otras parejas demandaron y pidieron a la Corte que decidiera sobre una pregunta bastante simple: ¿tiene el esposo el derecho constitucional de estar presente, por su voluntad, por voluntad de la madre o por la del médico? La respuesta fue no.

Con el paso de los años, la situación cambió gradualmente y hoy, seguro estoy de que ya lo sabes, es difícil encontrar a un hombre que no haya estado presente, o que no esté planeando asistir al nacimiento de sus hijos (según estadísticas recientes, más de 90 por ciento de los futuros padres están presentes durante el alumbramiento) y casi todos los involucrados en el proceso —desde los padres hasta los médicos— han dado a la palabra "preparación" un significado nuevo. Las mamás y los papás suelen asistir juntos a las revisiones prenatales del G/O y muchos se embarcan en programas de lectura que recuerdan las épocas de exámenes universitarios. Además, las parejas más expectantes se inscriben en cursos preparatorios para el alumbramiento.

Cuando mi esposa se embarazó por primera vez, una de las primeras cosas que hicimos fue leer todo lo que caía en nuestras manos. Cuando el bebé nació, probablemente habíamos leído suficientes revistas, artículos de periódico, libros y panfletos como para obtener un grado en educación prenatal. Pero a diferencia de mis grados académicos "reales", que fueron bastante inútiles cuando me enfrenté al mundo real, mi educación sobre el parto y la paternidad fueron muy útiles.

SELECCIONAR UN CURSO PREPARATORIO PARA EL PARTO

Cuando las primeras clases de parto aparecieron a fines de los años sesenta, el énfasis estaba en cómo tener un parto "natural", sin medicamentos. Sin embargo, recientemente la idea central ha cambiado algo. En tanto que el parto natural sigue siendo la meta de la mayoría de las clases de hoy, el principio rector es que mientras más aprendas sobre el embarazo y el proceso de parto —desde la buena nutrición y el ejercicio hasta el tipo de analgésicos que se administra con mayor frecuencia a las parturientas— menos tendrás que temer y sentirás que tienes más control.

Aunque muchas personas utilizan los términos "Lamaze" y "clase preparatoria para el parto" indistintamente, existen de hecho muchos y distintos métodos para el alumbramiento. Lo que distingue a unos de otros es su filosofía sobre el tratamiento del dolor. A continuación te presento un poco de información sobre los métodos más comunes.

LAMAZE

A principios de la década de 1950, el obstetra francés Ferdinand Lamaze viajó a la Unión Soviética para enterarse de los últimos avances médicos. Estaba especialmente interesado en la psicoprofilaxis, que los rusos vendían como una forma revolucionaria de aliviar el dolor del parto. La psicoprofilaxis tenía un nombre excesivamente largo, así que la gente empezó a llamarlo "método Pavlov", puesto que se basa en la teoría de Ivan Pavlov (sí, el tipo de los perros), de que los reflejos aprendidos pueden superarse por la repetición y el entrenamiento. En este caso, el reflejo aprendido es el dolor y la manera de superarlo es concentrarse en otra cosa: la propia respiración de la mujer. De acuerdo con el historiador John Bell, se suponía que los instructores debían "enfatizar que la ciencia pavloviana y un gobierno soviético benévolo habían liberado a las mujeres de la maldición del dolor de parto."

Desafortunadamente, benévolo o no, los soviéticos no eran tremendamente populares en el Occidente antirruso de la década de 1950, así que se rebautizó el método como Lamaze. Extrañamente, los defensores del método se han retractado de la parte indolora. De acuerdo con un artículo publicado en www.pregnancy-info. net, "en contra de lo que muchos pueden creer, el objetivo de Lamaze no es hacer que el proceso de parto sea menos doloroso." Y un artículo de www.chilfbirthhealth.com añade: "Las clases de Lamaze ayudan a que las mujeres comprendan el valor del dolor y aprendan a responder al dolor de manera que se facilite el parto y se incremente la comodidad." Mmmm.

Hoy, el método Lamaze no se concentra únicamente en un parto sin drogas y menos doloroso. El objetivo es brindar a los futuros padres el conocimiento que necesitan para poder decisiones bien fundamentadas. Puedes tomar clases privadas en casi cualquier hospital. Visita www.lamaze.org.

BRADLEY

Al igual que el Lamaze, el método Bradley cree en la educación y en la preparación de los futuros padres para la experiencia del alumbramiento, pero en lugar de tratar de distraer la atención de la mujer del dolor, Bradley piensa que debe "dejarse ir con él". Si siente ganas de gruñir, se le alienta para que gruña; si siente ganas de gritar, se le alienta para que grite. El método Bradley también dedica mucha atención al ejercicio y la nutrición. Más de 90 por ciento de los graduados tiene partos "naturales". El método Bradley fue el primero que propuso el alumbramiento con ayuda del marido y hace más por incluir al padre que cualquiera de los otros métodos. Visita www.bradleybirth.com.

HIPNOPARTO/MÉTODO MONGAN/MÉTODO DICK-READ

Grantly Dick-Read, un obstetra inglés que, como la mayoría de sus colegas a principios del siglo XX, usaba cloroformo para aliviar los dolores de parto, desarrolló la teoría de que el temor es la fuente del dolor durante el alumbramiento. He aquí cómo funciona: cuando alguien tiene miedo, el instinto de luchar o huir entra en acción, retira la sangre de sitios en que no se necesita —como el rostro— y la lleva a lugares que la necesitan más, como las piernas. (De ahí la expresión "blanco como una hoja". El miedo también desvía la sangre del útero (si tienes uno), impidiendo que funcione correctamente, lo que resulta en dolor. "El dolor severo no tiene por qué ser acompañante del parto", dicen. Líbrate del dolor —con técnicas de relajación, afirmaciones y hasta hipnosis— y el dolor se reducirá también. La teoría de Dick-Read —que sigue bastante de moda en nuestros días— fue tan radical en su momento, que hizo que lo sacaran de la Sociedad Médica Británica. Visita www.hypnobirthing.com.

MÉTODO MCMOYLER

Inaugurado por una enfermera experimentada en parto y alumbramiento llamada Sarah McMoyler, este método está dirigido a las necesidades de los ocupados papás de hoy, y retoma las cosas en donde los otros métodos las dejan. El énfasis principal de McMoyler está en la educación: puesto que la labor de parto y el alumbramiento son completamente impredecibles, es mejor aprender sobre todo lo que puede pasar en ese día tan importante. Se procura que los estudiantes trabajen con el equipo médico y que confíen en él, en lugar de mostrarse suspicaces. Con el método McMoyler no existe nada llamado fracaso. La meta es el parto natural, pero si las cosas no marchan de acuerdo con lo planeado (y rara vez lo hacen), no hay culpa ni rencor. Si sales del hospital con una mamá y un bebé sanos, tú ganas. Visita www.thebestbirth.com.

NO USAR LA PALABRA "COACH"

Casi todos los métodos más comunes para el alumbramiento se refieren al hombre como "coach" del parto, término que parece haber sido acuñado por el doctor Bradley. Hoy, la mayoría de los futuros padres (al menos los que toman clases para el parto) y sus parejas se ven a sí mismos en esos términos, pero coincido con la profesora Katharyn May en que hay muy buenas razones para borrar ese término de tu vocabulario no deportivo.

- Todos sabemos lo que pasa con los *coaches* o entrenadores cuando las cosas no salen de acuerdo a lo planeado.

- El concepto de *coach* concentra la atención en tu papel durante el breve periodo del parto y el alumbramiento, pero minimiza lo importante que has sido a lo largo del embarazo y lo importante que vas a ser después del nacimiento.

- El concepto de *coach* refuerza el estereotipo sexista de que eres una suerte de asistente genérico y no un individuo único que está en proceso de compartir una experiencia vital compleja con su pareja. También te pone mucha presión al implicar que debes proporcionar las directrices si las cosas no marchan muy bien que digamos durante el trabajo de parto y el alumbramiento. ¿En verdad espera alguien que, tras 20 horas de clases y sin entrenamiento médico, vas a saber cómo conducir una emergencia real? Así que si alguien te llama *coach*, diles que no, que eres el padre de la niña o el niño.

MÉTODOS MENOS COMUNES

- El Leboyer se basa en la filosofía de Fréderick Leboyer, un obstetra francés, quien dice que las luces brillantes y el ruido de las salas de parto de la actualidad son muy estresantes y molestas para un recién nacido. Los bebés de Leboyer generalmente nacen en cuartos con poca luz, con la madre sumergida parcial o totalmente en agua tibia.

- Birthing From Within es un método con enfoque espiritual basado en la filosofía de que el nacimiento es un hondo rito de paso, no un evento médico. Visita www.birthingfromwithin. com.
- BirthWorks se basa en la idea de que los cuerpos de las mujeres fueron diseñados para dar a luz y que el conocimiento sobre cómo parir ya está en toda mujer. Visita birthworks.org.
- La Técnica Alexander se concentra en la libertad de movimiento, en el equilibrio, el apoyo y la coordinación. Visita www.amsatonline.org.

Las clases para dar a luz suelen durar entre cinco y nueve semanas (aunque las clases del McMoyler se toman en dos sesiones de medio día o en una jornada muy apretada). Tu profesional médico es probablemente la mejor fuente de recomendaciones e información sobre qué clases son mejores y cómo inscribirse. Si no puedes encontrar una que te agrade, checa sus sitios web para clases basadas en la red.

Hagas lo que hagas, toma clases tan pronto como puedas. El conocimiento obtenido te ayudará a reducir algunas de tus ansiedades para el resto del embarazo. Antes de firmar, no obstante, es importante alcanzar un acuerdo con tu compañera sobre la filosofía de parto que mejor se ajusta a tu familia. ¿Quiere medicamentos tu compañera en caso de que se los ofrezcan? ¿Tú qué piensas? (No, nadie te ofrecerá medicamentos a ti, sin importar cuánto los quieras; la cuestión es si prefieres que ella reciba tratamiento médico contra el dolor o que dé a luz sin él.) He escuchado de casos en que la mujer quiere anestesia epidural y el papá se enoja porque estaba convencido de tener un parto natural. También hay casos en que el papá no puede tolerar más ver a su pareja doliéndose, por lo que sugiere las drogas, y ella se enoja con él. Si no pueden ponerse de acuerdo, aguántate y dale a ella 51 por ciento del derecho a voto. Es mejor hablar de estas cosas con anticipación. Una mujer que padece la agonía de un parto difícil no debería estar tomando decisiones importantes.

Preparar a tus niños mayores

En tanto que millones de padres por segunda o tercera vez se inscriben en algún tipo de clases para el alumbramiento, muy pocos de ellos consideran que sus niños mayores podrían necesitar alguna preparación también. He aquí algunas cosas que puedes hacer para ayudar a esos futuros hermanos y hermanas mayores a estar listos:

- Inscríbelos también en una clase. Varios hospitales ofrecen clases para los futuros hermanos.
- Procura que pasen algún tiempo con recién nacidos.
- Dales algo de práctica. Usa una muñeca de tamaño natural para demostrarles cómo cargar a un infante y sostener su cabeza. Demuestra la forma apropiada de tocar a un bebé y explica la necesidad de ser gentil, pero sin codear, picar o golpear a la muñeca para ilustrar la conducta a evitar. De hacerlo, estarías enseñando al niño grande exactamente lo que se supone que no debe hacer.
- Emociónalos. Enséñales fotos de recién nacidos, haz que dibujen algo para el nuevo bebé, incluso deja que escojan algunos muebles o ropa o el color del cuarto del nuevo bebé.
- Prepárate para algo de desilusión. La mayoría de los hermanos mayores se emocionan... por un rato. Cuando la novedad se desgasta, querrán volver a ser el centro del universo. Ver la sección "Ayudar a que los niños mayores se acostumbren a su nuevo hermano", para obtener consejos sobre cómo ayudar a los niños —y a ti mismo— durante esta transición.

RESUCITACIÓN CARDIORRESPIRATORIA PARA INFANTES (RCI)

Otra clase que deberías tomar este mes es la resucitación cardiorrespiratoria para bebés (si esperas hasta que el bebé llegue, nunca llegarás a hacerlo). Espero que nunca tengas que usar las habilidades que adquirirías, pero apréndelas de cualquier modo, para tu propia salud mental y por la seguridad del bebé. Puedes averiguar en dónde tomar el curso con tu instructor de parto, con el pediatra de tu bebé (si ya elegiste uno), en el hospital que hayas elegido o en las instalaciones de la Cruz Roja de tu localidad.

LO QUE LAS CLASES DE PARTO NO TE ENSEÑAN

La mayoría de las clases preparatorias para el parto se imparten a grupos y te dan la oportunidad de hacer preguntas sobre el embarazo en un ambiente más calmo que la oficina de tu profesional de la salud. También te permiten socializar un poco con otras parejas que esperan y puedes comparar notas. Pero hay un par de cosas que probablemente no aprenderás ahí.

• La socialización no vale gran cosa para el padre. En la primera clase de parto que tomé, el maestro habló la mayor parte del tiempo, y la socialización consistió en las mujeres discutiendo cuánto peso habían ganado, cuánto les dolía la espalda, cuál era el color y consistencia de sus descargas vaginales y cuántas veces por noche se paraban a hacer pipí. Desde mi punto de vista, eso era una pérdida de tiempo. Lo que sí me resultó útil fue la parte educativa de la clase misma. Cuando terminamos sentí que, pasara lo que pasara, sin importar si el parto era medicado o no, si a mi esposa le hacían una cesárea o una episiotomía (una incisión para agrandar la abertura vaginal), al menos ya tenía una idea de lo que estaba pasando y de qué hacer.

- Amigo, no se trata sólo de la mamá. Con el paso de los años, he entrevistado a muchos hombres cuya experiencia fue muy similar a la mía. Hablando en general, se sentían marginados por los instructores, quienes se concentraban casi exclusivamente en las madres. Por supuesto que eso es importante, pero no sólo es ella la que se está convirtiendo en madre. Como dicen los investigadores británicos John Lee y Virginia Schmied: "Los hombres no sólo están presentes en el parto para apoyar a la mujer; están ahí por derecho propio, como padres de la niña o el niño." Claro que los hombres aprenden cosas importantes, pero cuando son ignoradas sus preocupaciones, suelen salir de clases sintiéndose como los ayudantes de mamá más que como padres.

  ¿Cuál es la solución? Fija un tiempo para convivir con los otros hombres de la clase. He dado clases para futuros padres durante años y te garantizo que los hombres no hablarán de los temas que en verdad les agobian si hay una mujer en la habitación, especialmente su esposa. Una reunión de dos horas con un grupo de hombres que pasan por lo mismo será mucho más significativa que el resto de la clase.

  Si tu pareja se resiste un poco antes esta idea, dile lo que piensa la investigadora australiana Andrea Robertson: "Es injusto esperar que los hombres provean ayuda práctica y apoyo emocional si sus propias necesidades no son satisfechas durante esa etapa tan angustiosa para ambos." Y según encontraron John Lee y Virginia Schmied, cuando los hombres tienen la oportunidad de explorar sus sentimientos sobre el embarazo, el parto y la paternidad (lo que no se impartirá en una clase normal), se "involucran más con la esposa y se muestran más colaborativos con el trabajo de la casa después de que nace el bebé."

Finalmente, está bien cuestionar a la autoridad. No importa cuánto hayas leído o qué tan buena sea tu clase, casi siempre sucederá algo que no entiendas durante la labor de parto o el alumbramiento. Si se presenta el caso, no te conviertas en un espectador pasivo dejando que los profesionales médicos tomen control de todo el proceso (a menos que se trate de una verdadera emergencia). Está a punto de nacer tu hijo, no el hijo del médico o de la enfermera, y tienes derecho a que respondan tus preguntas. Pide a alguien que te explique lo que pasa, paso a paso del camino. Si te pierdes de algo la primera vez, pregunta de nuevo. No obstante, recuerda que hay una gran diferencia entre ser asertivo y ser molesto o confrontativo, así que pórtate bien.

CONSEGUIR AYUDA EXTRA

Leer este libro te ayudará a prepararte para las experiencias físicas y emocionales que tu pareja vivirá durante el embarazo y el parto. Sin embargo, mientras ambos estén inmersos en la labor de parto, ambos viven un estado traumático. Ambos están bajo presión y los dos necesitan apoyo, físico y psicológico.

Tu pareja te tiene a ti para darle ayuda en el proceso. Y cuenta con un profesional y el resto del equipo médico. ¿Y qué hay de ti?

Cada vez que mi mujer paría, yo trataba de hacer todo lo que me habían enseñado en las clases a las que asistí: la tranquilizaba, le sostenía la mano, le contaba historias, le daba masaje en la espalda y las piernas, limpiaba su frente, la alentaba, la "ayudaba" a respirar y la alimentaba con bocadillos de arroz. Era muy cansado y a veces atemorizante; me hubiera caído muy bien un descanso (y un masaje de espalda ocasional), pero nadie podía ayudarme.

No obstante, afortunadamente hay una forma de aligerar la carga traumática del alumbramiento —tanto la tuya como la de tu pareja: consíganse una *doula*.

¿Qué es una doula?

Como dije casi al inicio de este libro, una *doula* es alguien que se supone estará en el parto para dar apoyo emocional y físico a tu pareja y a ti.

De acuerdo con el doctor Marshall Klaus, el concepto de la *doula* difícilmente es nuevo. Durante cientos de años, las mujeres embarazadas de más de 125 culturas han parido con otra mujer de tiempo completo a su lado. Éste también era el caso en Estados Unidos, pero en la década de 1930 las mujeres empezaron a tener a sus niños en los hospitales y no en la casa, y todos fueron expulsados de la sala de partos, excepto la parturienta y los doctores. En 1989, el doctor Klaus y sus colegas reintrodujeron el concepto de la *doula* en Estados Unidos y le dieron nombre.

Debo confesar que, al conocer al doctor Klaus, mi primera reacción fue: de ninguna manera. He invertido mucho en este embarazo y nadie va a meterse entre mi esposa y yo durante esta etapa crítica. Pero conforme seguí hablando con el doctor Klaus y leyendo sobre las *doulas*, empecé a cambiar de opinión.

Resulta que la presencia de una *doula* puede tener efectos dramáticos que pueden reducir la duración del trabajo de parto y las probabilidades de que la mujer necesite analgésicos, fórceps o una cesárea. Considerando el historial de mi esposa con sus largos partos dolorosos, empecé a sentir que tener una *doula* junto era la mejor opción.

Pero todavía tenía preguntas: ¿Haría la *doula* cualquier cosa por mí? ¿No me sacaría de la jugada? No, según el doctor Klaus. "Cometemos el error de pensar que el padre puede asistir a un curso de parto y con eso quedar preparado para ser la fuente principal de apoyo y conocimiento para todo el parto. Eso es irracional. Una *doula* puede acercarse al hombre, disminuir su ansiedad, darle apoyo y aliento, permitiéndole interactuar con su pareja de forma más propositiva." En un interesante estudio reciente se comparó a las parejas que contrataron una *doula* con otras que no lo hicieron.

PREGUNTAS, RESPUESTAS Y RECOMENDACIONES BÁSICAS SOBRE LAS DOULAS

- ¿Cuánto cobran? La mayoría de las doulas cobran por tarifa fija. El promedio varía dependiendo de tu lugar de residencia, de cuánto tiempo los acompañará y de lo que quieras que haga. Esto suele incluir una o dos visitas prenatales, el trabajo de parto y el alumbramiento —del momento en que sientes que necesitas una doula hasta unas tres horas pasado el parto—, y también se suelen incluir algunas visitas postparto en las que ella puede ayudarles a que tu pareja comience a amamantar.

- ¿Pagará sus servicios mi aseguradora? No hay reglas en este tema, pero cada vez más y más aseguradoras encuentran que pagar una doula puede reducir significativamente los costos relacionados con el alumbramiento. También puede pagar a la doula por medio del programa de gasto flexible de tu empresa. Pero pregunta al departamento de recursos humanos o a tu aseguradora para no tener dudas.

- ¿En dónde puedo conseguir una? Pide a tu profesional de la salud que te recomiende una doula que haya trabajado con él o ella. Puedes obtener referencias de Yelp, de DONA International (www.dona.org), en DoulaMatch.net o en Doula World (www.doulaworld.com).

- Entrevista a la candidata. Debes buscar a alguien que comparta tu visión respecto de cómo debe ser el parto. La flexibilidad es clave. No quieres a alguien que se salga del cuarto abruptamente, indignada porque tu pareja decide que quiere anestesia epidural.

- Preséntala con el resto del equipo. Si la doula y el G/O o la partera de tu pareja no se conocen, dales tiempo de conocerse antes de que empiece la labor; esto puede ayudar a evitar problemas subsecuentes.

- Confirma que ella te atenderá a ti también, y que te reconoce como el principal auxiliar de tu pareja.

El estudio descubrió que los hombres de ambos grupos pasaron casi el mismo tiempo con sus parejas.

Antes hablé sobre algunos de los problemas asociados con las *doulas*, pero hay mucha gente, incluyendo a los profesionales médicos, que ponen las manos al fuego por ellas. Una de las ventajas es que tu compañera tendrá un apoyo más consistente. Los médicos y las enfermeras atienden a cinco o seis pacientes simultáneamente, lo que significa que no podrán concentrarse mucho en tu pareja y en ti. Los cambios de turno hacen que el cuidado sea más fragmentario. Así que si sientes que en verdad requieres de alguien que esté allí durante todo el trance, una *doula* puede ser la mejor opción. (Ten en cuenta que las *doulas* no reciben bebés, eso es algo que tu médico y su equipo harán. Cuando se trata de pujar, es bueno que tu pareja sea guiada por una enfermera que haya tenido la oportunidad de conocerla y eso es más difícil de lograr cuando está presente una *doula*.)

¿QUÉ PASA SI DECIDES QUE NO QUIERES ESTAR EN LA SALA DE PARTO?

Años atrás, nadie esperaba que el hombre estuviera involucrado con los embarazos de su pareja o que estuviera presente en los alumbramientos de sus hijos. Sin embargo, hoy, los hombres que no saltan de felicidad por estar presentes en el parto son considerados Neandertales insensibles. El problema con una visión tan contrastante es que, como dice Katharyn May, "hay una línea muy fina entre encontrar opciones para la participación del padre y presionar a los hombres para que asuman niveles de involucramiento que puede no querer o resultar inapropiados para ellos."

La verdad es que no todos nosotros sentimos la misma necesidad de estar involucrados, y la sala de parto es el último lugar en que algunos hombres deben estar. Puede que sientas aprensión durante los procedimientos médicos, o que seas pronto al desmayo por ver sangre o agujas, o que te preocupe perder el control durante el parto. Puede que no quieras ver a tu pareja adolorida, o que simplemente sientas ambivalencia respecto del embarazo. Puede preocuparte el sentirte inútil y ser arrumbado en algún rincón. O puede que incluso estés resentido por la presión que otros ejercen para que te involucres.

Puedes sentir temor por lo que has visto en las películas sobre el alumbramiento que te proyectaron en el curso, o puede que, como me dijo un buen número de padres, no logres sacarte de la cabeza las imágenes de un bebé saliendo por la vagina. Es importante recordar que estos sentimientos —así como cualquier otra razón que puedas tener para no desear estar presente— son completamente normales y los comparten más hombres de los que crees.

Si no te ilusiona mucho que digamos el involucrarte en el trabajo de parto y el alumbramiento, no seas duro contigo mismo ni te permitas sentirte fracasado. No es así. De hecho, casi la mitad de todos los futuros padres sienten al menos algo de ambivalencia en relación con participar en el parto. Es claro que ser forzado a asumir un rol que no te acomoda puede hacerles más daño que bien a tu pareja y a ti, pero existen algunas cosas que puedes intentar para ayudarte a superar tus preocupaciones.

- Habla con otros padres. Los otros padres que conoces pueden haber pasado por algo similar y podrían tener sugerencias. Incluso si no es así, suele ser reconfortante tener pruebas vivientes de que no estás solo.
- Habla con tu pareja. Déjale saber lo que sientes y por qué. Al mismo tiempo, reafirma tu compromiso con ella y con el bebé.
- Entiende lo que tu pareja piensa. En lugar de comprenderte, ella puede tomar tu aprensión como señal de que no te importa ella o el bebé.
- Hazlo por ella. No importa qué tan bien se lo expliques a tu pareja, tu deseo de perderte el parto o las clases probablemente la lastimará. Si tienes estómago para aguantar eso, al

menos trata de tomar la clase —ayudará a que ella se sienta comprendida, y quizás descubras qué es lo que te ha estado molestando.

- Considera contratar a una *doula*.

- No te preocupes por cómo será tu hijo. Aunque hay bastante evidencia del impacto positivo de la vinculación paterna temprana con los niños, el que no estés presente en el parto —sin importar si esto fue por propia voluntad o por una causa ajena a la misma— no dañará a tus hijos; todavía podrás establecer una fuerte relación con ellos. Sólo asegúrate de estar ahí justo después del nacimiento.

- No cedas a la presión. Si una vez que todo se ha hablado aún no te sientes cómodo participando, no lo hagas. Pero prepárate: tu familia, amigos y el médico probablemente sugerirán que dejes de hacer el remolón y cumplas con lo que "se supone que debes hacer". Si perteneces al 10 o 15 por ciento de los adultos que se desmayan al ver sangre, o al 10 por ciento que siente fobia a las agujas y esa es la razón por la que no deseas estar presente en la sala de parto, podrías relatar a tus críticos el trágico caso de Steven Passalaqua. Su esposa estaba pariendo y algún empleado del hospital le pidió que la sostuviera firmemente mientras el anestesiólogo "insertaba una aguja epidural en su espalda". El ver la aguja hizo que Steven se desmayara y se golpeó la cabeza con una moldura que estaba en la base del muro. Murió dos días más tarde. Por supuesto que se trata de un caso extremo, pero puede quitarte la presión de la espalda por un tiempo.

Una nota para los padres que están de servicio

¿Qué puedo decir? Quieres estar ahí, tu esposa quiere que estés ahí, pero tu país necesita que estés en otra parte justo en ese momento. A pesar de la distancia, hay ciertas cosas que puedes hacer para permanecer en contacto con tu esposa (y después con tu bebé).

- Asegúrate de que tu esposa conozca todas las opciones posibles para estar en contacto contigo, por si acaso necesita encontrarte rápido.
- Habla con el oficial al mando para saber si puedes tomarte unos días de descanso. Los militares ofrecen días de ausencia por paternidad, pero es imposible saber cuántos puedes obtener exactamente. Lo bueno es que no cuentan para tu permiso regular de 30 días. Lo malo es que siempre dependerás de las necesidades de los militares, por lo que no tendrás garantías de asistir. Como sea, el hecho de hacer el esfuerzo demuestra a tu esposa que estás comprometido con ella y con el bebé, y eso te hará brillar a sus ojos.
- Mira si puedes establecer una conexión telefónica o de video, en tiempo real, para el parto. No es igual que estar ahí, pero en este caso la cercanía cuenta mucho. Si tienes acceso a una conexión de internet de alta velocidad y a una cámara web, inscríbete en alguno de los varios servicios gratuitos de video en tiempo real, como Skype o Google+ Hangouts. He escuchado historias maravillosas de miembros en servicio que usaron las videoconferencias para atestiguar el nacimiento de su bebé, para ver a sus hijos con disfraces de Halloween e incluso para participar en entrevistas con los maestros de los hijos. También podrías, supongo, usar esta tecnología para echar un ojo a lo que tu pareja hace durante el proyecto de remodelación.
- Lee tanto como puedas sobre las etapas restantes del embarazo (cómo se desarrolla el bebé y lo que está pasando tu esposa). Cuando se acerque la fecha esperada, empieza un libro que cubra el embarazo y la infancia. De nuevo, quieres entender todo lo posible sobre lo que le pasa a tu esposa y al bebé. Y no te olvides de pensar en ti también. Puede que no seas capaz de ver o de cargar a tu bebé, pero la paternidad te está cambiando también a ti, y es agradable saber en qué

consisten estos cambios. Mientras más actualizado estés, más fácil te será integrarte a las rutinas cuando llegues a casa. Este libro y su secuela, *The New Father: A Dad's Guide to the First Year*, te llevarán de la mano para que te enteres de todo lo que necesitas saber.

• Manda regalos, notas cariñosas y joyería. Las flores pueden parecer un total desperdicio de dinero, pero manda unas de cualquier modo.

LOS BANCOS PARA EL FUTURO: SANGRE Y TEJIDO UMBILICALES

A menos de que seas paramédico o médico de la sala de urgencias, probablemente no tengas muchas oportunidades de salvar vidas. Pero por unos minutos después del nacimiento de tu bebé, tendrás la oportunidad de hacer justo eso. Lo mejor de todo es que podrás hacerlo con algo que de otro modo habrían tirado: el cordón umbilical de tu bebé.

La sangre que está en el interior del cordón umbilical es una fuente increíblemente rica en células madre, que pueden utilizarse para tratar docenas de enfermedades, incluyendo la leucemia y varios males que afectan a la sangre y al sistema inmunológico, como la anemia falciforme. El tejido del interior del cordón umbilical contiene distintos tipos de células madre, que tienen la habilidad de transformarse en todos los tipos de células y pueden utilizarse para tratar una amplia gama de enfermedades. Conforme avanza la tecnología, los investigadores consideran que la sangre y el tejido del cordón umbilical tienen el potencial de cura para todo, desde los ligamentos desgarrados hasta las lesiones de la médula espinal, pasando por la diabetes, los males cardiacos y el Alzheimer.

¿Qué hacer? Bien, tienes dos opciones básicas: donar la sangre y el tejido del cordón a otra persona que pueda beneficiarse o guardarlos para el uso de tu familia. Permíteme ofrecerte los pros y los contras de ambas opciones:

• Donación pública. Esta opción es gratuita. Tu pareja deberá registrarse entre las semanas 28 y 34 del embarazo. Asumiendo que pueda recolectarse suficiente sangre (por lo regular entre 90 y 150 ml) y que la madre cumpla ciertos requisitos (por ejemplo, debe estar libre de VIH, de la mayoría de los cánceres, de diabetes y de algunas otras enfermedades), la sangre y el tejido del cordón umbilical de tu bebé serán analizados y congelados para su almacenamiento (no todos los sitios para la donación pública aceptan tejido aún). Luego, lo recolectado entrará a un registro nacional que consultan cirujanos de todo el mundo en busca de coincidencias para pacientes que necesitan trasplantes de células madre. Desafortunadamente, debido a los altos costos de recolección y almacenamiento, hay muy pocas instalaciones en el mundo que pueden aceptar donaciones. Si tu bebé no nace en una de ellas, existe un buen número de opciones que usan el correo.

• Bancos privados. Si puedes costearlo, los bancos privados de sangre umbilical puede constituir una excelente póliza de seguro, especialmente si tienes un historial médico de leucemia o de otras enfermedades que pueden tratase con sangre umbilical, o si tu niño pertenece a una minoría étnica o si su origen racial es múltiple. La gente con un origen mezclado ha padecido históricamente para encontrar médula espinal compatible que no sea caucásica. El guardar en un banco privado la sangre y el tejido del cordón umbilical de tu bebé es la única manera de garantizar al cien por cien que tendrás acceso a células madre que coinciden perfectamente con futuros tratamientos médicos. Para el depósito de tejido, añade otros 1 000 dólares o algo así. Las tarifas anuales por concepto de guarda, van de los 130 a los 300 dólares.

La decisión entre el depósito público o privado sólo la pueden tomar tú y tu pareja. Ambos métodos son seguros desde el punto de vista médico y son indoloros para el bebé y la madre, ya que la sangre y el tejido umbilicales se recolectan después de que el bebé nace. Si tienes problemas para decidir o si necesitas más información sobre las opciones, la Parents's Guide to Cord Blood Foundation [Fundación para la Guía de los Padres sobre la Sangre Umbilical] (www.parentsguidecordblood.org) tiene excelentes fuentes de información, incluyendo un mapa para buscar los sitios públicos y privados de donación y reseñas objetivas sobre las opciones.

Si te interesa donar la sangre del cordón umbilical de tu bebé, comienza por hablar con el G/O de tu mujer desde ahora. A la mayoría de los bancos les gusta empezar los procesos de prueba y los exámenes antes de la semana 34 del embarazo. También debes contactar con el Programa Nacional de Donación de Médula [National Marrow Donor Program] (www.marrow.org), que mantiene el listado más grande de unidades de sangre umbilical en el mundo. Disponen de una enorme cantidad de información en su sitio web sobre las células madre y la donación de sangre umbilical.

Si te interesa explorar los bancos privados, empieza por pedir ayuda al G/O de tu pareja. También debes investigar ahora mismo para encontrar el mejor banco posible. Los factores importantes a considerar incluyen la estabilidad financiera de la empresa (menos posibilidades de que salgan del negocio), su edad, el número de muestras que conserva actualmente y si provee una lista completa de los costos.

HACER UNA LISTA Y REVISARLA DOS VECES

¿Qué le sucede a tu pareja?

Físicamente

- Actividad fetal todavía más fuerte.
- Descargas vaginales más intensas.
- Aumenta la incomodidad general.
- Orina frecuentemente.
- Falta de sueño —¿puede sorprenderte eso?
- Aumenta la fatiga.
- Falta de aliento, pues el bebé ocupa más espacio y presiona sus órganos internos.
- Retiene agua y se le hinchan las manos, los pies y los tobillos.
- Tiene más contracciones Braxton-Hicks.

Emocionalmente

- Se siente especial —la gente le cede el asiento en los autobuses en los cuartos llenos, y los empleados hacen un esfuerzo extra para ayudarla.
- Siente vínculo con otros, como si fuera miembro de un club secreto (los extraños no dejan de acercarse para contarle de sus propios embarazos o para tocar su panza); también puede asustarse con todas las historias de terror que le cuentan o molestarse por tocamientos no autorizados.

- Se siente excepcionalmente atractiva, o fea.
- Se siente aliviada al saber que el bebé sobreviviría si naciera ahora.
- Le preocupa saber si el bebé será normal, cuál será su aspecto, si podrá lidiar con las responsabilidades de la maternidad y si su cuerpo volverá a la normalidad.
- Le preocupa que la fuente se le rompa en público.

Lo que le sucede al bebé

En este punto, la mayoría de los bebés se han colocado boca abajo, postura que mantendrán durante el resto del embarazo. Está creciendo y engorda: mide unos 45 centímetros y pesa unos 2.3 kilogramos (un poco menos si comparte alojamiento con un hermano o hermana) y su cuerpo se parece más a lo normal, con una cabeza grande que puede tener ya bastante pelo. Al no tener mucho espacio para maniobrar, sus movimientos son un poco menos frecuentes, pero resultan tan fuertes que hasta puede uno decir qué parte del cuerpo movió. Su corazoncito bombea unos 1 135 litros de sangre al día (el tuyo bombea unos 7 570 litros), y su sentido del oído se está volviendo tan eficiente que responde de modo distinto ante tu voz y la de tu pareja. Las probabilidades de sobrevivir fuera del vientre materno son excelentes.

Lo que te pasa a ti

Enfrentar la naturaleza pública del embarazo

A pesar de ser un asunto intensamente privado, el embarazo también es inevitablemente público. La panza de tu pareja puede sacar lo mejor —y lo peor— de la gente. Perfectos extraños le abrirán la puerta, le ayudarán a cargar las cosas y le cederán el asiento en los vagones atestados del metro o en el camión. En cierto sentido, el interés de la gente en las embarazadas y en el proceso de creación de la vida es enternecedor, pero puede llegar un punto en que este interés constante en su estatus y la preocupación por su comodidad empiezan a sentirse como una invasión a la intimidad.

La gente se acercaba a mi esposa cuando estaba haciendo fila para pagar en el supermercado y comenzaba a charlar. Las "conversaciones" solían empezar siendo bastante innocuas, con preguntas como: "¿Para cuándo lo espera?" o con predicciones sobre el género del bebé. Pero después de un rato, surgían inevitablemente las historias de terror —cuentos de malestares matinales incapacitantes, embarazos de 10 meses, partos de 30 horas, cesáreas de emergencia, anestesias que no funcionaban y más y más. Y como si eso no bastara, la gente empezaba a tocar, frotar o palmearle la panza, cual si fuera una estatua de Buda o una linterna mágica.

Quizá lo más extraño de la naturaleza pública del embarazo es que un sorpresivo número de mujeres (para mí, al menos) se lo toman con calma. Yo esperaba que mi esposa le arrancara la mano a mordidas al que le sobaba la panza, pero nunca lo hacía. Sin embargo, no todas permanecen tan tranquilas. He escuchado historias de mujeres que reaccionan gritando cuando son rodeadas por extraños, que usan playeras con la leyenda "quita tus manos de mi panza", que dan manazos, que pretenden estar enfermas de algún mal contagioso que se transmite por el tacto y algunas que se ponen a tocar la panza de la gente en retribución. El por qué tolera esto la gente es un enigma para mí. ¿Te imaginas cómo reaccionarías si alguien hiciera lo mismo cuando tu pareja no está embarazada? ¿O si decidieras tocar los senos de una mujer por el solo hecho de que lucen atractivos?

En el caso de los hombres, este asunto de los tocamientos puede provocar sentimientos de ira y protección: "¡Nadie toca a mi mujer!" Si esto te pasa, es mejor confiar en la reacción de tu pareja. Si no le molesta, trata de relajarte, pero prepárate. Tendrás que lidiar con una situación bastante parecida después de que nazca el bebé; los extraños empezarán a manosear a tu bebé —sin siquiera haberse lavado las manos.

Pánico

Seis semanas antes de que naciera nuestra primera hija, tuve de pronto una gran epifanía: nuestros días sin hijos estaban a punto de terminar. No era que me preocupara convertirme en padre, ya me sentía confiado y preparado para mi nuevo rol; había leído mucho sobre la paternidad, mi esposa y yo habíamos tomado clases de alumbramiento y habíamos hablado sobre nuestras preocupaciones y temores. Me di cuenta de algo más superficial: una vez que llegara el bebé, pasaría mucho tiempo antes de poder ir al cine, al teatro, a conciertos (o a cualquier otro lugar en que se debe guardar silencio). Ni siquiera podríamos quedarnos hasta tarde en casa de los amigos.

Luego resultó que mi esposa estaba pensando las mismas cosas casi al mismo tiempo, así que durante los dos últimos meses del primer embarazo, comimos fuera con mayor frecuencia, fuimos más al cine, al teatro y pasamos más noches con los amigos que en los siguientes tres años combinados. Muchos futuros padres que se preocupan por la pérdida inminente de su vida privada se descubren buscando y visitando a viejos amigos que no han visto en años.

Además de tratar de concentrar el mayor número de actividades divertidas posibles en los últimos meses del embarazo, podrías considerar la inclusión de algunas actividades prácticas también. Por ejemplo, cuando tú (o tu pareja) cocinen, trata de doblar o triplicar la receta congelando los sobrantes en raciones para dos personas. Puedes creerme: durante la primera semana posterior al parto, descongelar un contenedor con espagueti congelado es mucho más fácil que prepararlo desde cero.

El nido

Después de los malestares matutinos y de los antojos de pepinillos a las dos de la madrugada, quizás el estereotipo más famoso sobre el embarazo es el "instinto de anidar". Muchas mujeres, en algún momento de su embarazo, se obsesionan (por lo común inconscientemente) con preparar la casa para el recién llegado: los armarios y las alacenas son limpiadas, y los muebles que no se han movido en años, de pronto, tienen que moverse para barrer debajo de ellos.

Aunque se ha dicho mucho de este instinto femenino, hay un cierto número de estudios que demuestran que casi todos los futuros padres experimentan algún tipo de instinto de anidación. Por lo regular adopta la forma de la estereotípica conducta proveedor-protector: preocuparse por las finanzas y por la seguridad física de la familia. La mayoría de los futuros padres empiezan a pensar mucho —o se obsesionan— en ahorrar dinero, y muchos por fin se ocupan de cosas que habían evitado hacer, como comprar un seguro de vida y dictar un testamento.

Muchos papás en anidación empiezan a ver las camionetas como nunca antes lo habían hecho. Y algunos terminan comprando un vehículo con todos los sistemas de seguridad conocidos: desde sensores que te ayudan a evitar colisiones, para monitorear el punto ciego y para mantenerte dentro del carril, hasta las bolsas y cinturones de seguridad más avanzados; y también lo último en tecnología militar, incluyendo llantas que pueden rodar ponchadas y vidrios blindados (bueno, saltémonos las cuestiones militares, pero captas la idea).

Muchos hombres pasan mucho tiempo ensamblando —o hasta construyendo— cunas, cambiando mesas y otros muebles para bebé; comprando artículos para bebé; pintando y preparando el cuarto del bebé; reacomodando los muebles e incluso tratando de encontrar una vivienda más grande para la familia en crecimiento. Otros se ponen al corriente con todas esas cosas que estuvieron en su lista de pendientes durante meses: limpiar los desagües, afinar el auto y cambiarle las llantas, instalar alarmas contra incendios y detectores de humo y hasta aprenden a bailar un rigodón. Para algunos hombres, estas actividades son una manera de mantenerse ocupados y evitar sentirse marginados, pero para otros, representan algo mucho más fundamental. Como escribe Pamela Jordan: "Estas labores de anidación pueden constituir la primera oportunidad que el padre tiene de hacer algo por el bebé además de embarazar a su mujer."

Sexo —otra vez

En tanto que el segundo trimestre es frecuentemente una época de deseo y actividad sexual aumentados, durante el tercer trimestre hay buenas posibilidades de que tu vida sexual sufra. Las razones más comunes para esto son:

- Un temor mutuo de lastimar al bebé o a la pareja.
- Temor de que el orgasmo de tu compañera detone un parto prematuro.
- La incomodidad física de tu pareja.
- El cuerpo cambiante de tu compañera torna incómodas las posiciones sexuales "usuales".
- Sientes que los papeles están cambiando. Pronto tu pareja no sólo será tu pareja; será madre —alguien como tu propia madre. Recuerda que, conforme empieza a verte como a un padre, puede tener pensamientos (por lo regular inconscientes) semejantes.

A menos que el médico de tu pareja te haya dado indicaciones al contrario, el sexo sigue sin representar un peligro físico para el bebé o para tu pareja. Como discutimos antes, si los dos siguen interesados en el sexo (y he sabido de muchos papás cuyo deseo sexual aumenta hacia el final del embarazo), éste puede ser un buen momento para intentar algunas posiciones nuevas. De nuevo: si tú y tu pareja no están sincronizados sexualmente hablando, es muy importante hablar las cosas.

Varios investigadores han notado que un pequeño número de futuros padres tienen aventuras durante las últimas etapas del embarazo de sus parejas. Pero estas "aventuras de fin de embarazo" rara vez suceden por las razones que imaginas. Jerrold Shapiro encontró que la mayoría de los hombres que habían tenido aventuras extramaritales al final del embarazo de sus parejas, compartían las siguientes características:

- Se sentían extremadamente atraídos por sus parejas y estaban muy interesados en el "contacto sexual afectivo" con ellas.
- Se sintieron particularmente excluidos durante el embarazo y el proceso de nacimiento.
- La aventura tuvo lugar con una amiga cercana o pariente de la mujer. (Esto indicaría que la persona con quien el hombre ha tenido la aventura también se sentía excluida de la vida de la futura madre durante el embarazo.)

Las mujeres que esperan también tienen aventuras durante sus embarazos. De hecho, Shapiro sugiere que la mujer es tan dada a las aventuras como el hombre. Las parejas que de pronto se encuentran sin un desahogo sexual —y que se sienten incomprendidos por sus parejas— pueden sentirse tentados a satisfacer sus necesidades en otra parte.

Planes para el nacimiento

Casi todas las parejas —juntos o individualmente— que están esperando tienen una idea de cómo les gustaría que su bebé llegara al mundo. A veces estos sueños se vuelven realidad, pero los bebés no suelen ser muy buenos para seguir los planes. Y en la mayoría de los casos —especialmente durante los primeros embarazos— lo que en verdad sucede durante la labor de parto y el alumbramiento no tiene mucho que ver con lo que esperabas. Es por eso que las palabras plan y nacimiento no deberían estar juntas en el mismo documento, y ya no digamos en la misma oración.

Sin embargo, muchos instructores del parto y demás siguen recomendando a las parejas que escriban un plan de nacimiento coherente, detallando cada aspecto del trabajo de parto y del alumbramiento, anotando las exigencias sobre la forma en que quieren las cosas y dejando muy en claro que los futuros padres —y no el equipo médico— estarán tomando todas las decisiones.

En tanto que los planes para el nacimiento pueden parecer lógicos, casi siempre causan más problemas de los que previenen. Puede darse el caso de que tú y tu pareja se sientan maniatados por lo que planearon, y si sucede algo inesperado o contrario al plan, estarán confusos y tensos, y pueden llegar a reñir con el equipo médico o con otras personas, lo que hará que, casi con seguridad, recuerdes el nacimiento con un dejo de arrepentimiento.

Desde el punto de vista del equipo médico, el que les entregues un documento lleno de exigencias hará que la relación a establecer contigo durante los siguientes días sea problemática y no cooperativa. No es buena idea.

Entretanto, los bebés tienen sus propias ideas sobre el asunto. La noción de que una pareja embarazada incide en el trabajo de parto, el alumbramiento y en los procedimientos postparto inmediatos, es bastante reciente. Es importante no apegarse demasiado a ese sentimiento de control.

Saul Weinreb, G/O y uno de mis asesores médicos, lo dice así: "Si te sientes cómodo con tus profesionales de la salud, y compartes todos tus pensamientos y deseos e ideas sobre el parto y lo que esperas, y confías en que estarán abiertos y discutirán tus opciones, riesgos, beneficios, etcétera antes de realizar cualquier intervención, no tengo idea de para qué sirven los planes para el nacimiento. Si no has hecho lo señalado líneas arriba, entonces un plan para el nacimiento no te salvará, sino que creará tensión. Si no te agradan tus proveedores de servicios de salud, has elegido mal y tendrás problemas con o sin plan de nacimiento. A fin de cuentas, no ayuda a nadie."

Algunos médicos y enfermeras con los que he hablado dicen medio en broma que mientras más largo y complicado sea el plan, mayor es la probabilidad de hacer cesárea, después de haber realizado todas las intervenciones y usar todos los medicamentos. Y quiero decir *medio* en broma.

De acuerdo, así que después de todo, ¿debes tener un plan para el nacimiento? Bueno, sí y no. He aquí lo que quiero decir. Sí, definitivamente tú y tu pareja deben realizar el ejercicio de diseñar un plan. Hablen sobre su escenario ideal, su filosofía y de cualquier otra cosa que puedan imaginar. ¿Quieres que haya incienso y que tu bebé sea bienvenido al mundo por un grupo de monjes tibetanos? Excelente. ¿Quieres que tu pareja dé a luz parada en un pie sobre el lomo de un caballo? ¿Quieres que el parto se filme para un nuevo *reality show*? ¿Quieres que todo el cuerpo médico hable sólo chino mandarín para que tu bebé empiece la vida siendo bilingüe? ¿Quieres que tu perro schnauzer limpie a tu bebé a lenguetazos en lugar de que lo laven las enfermeras? Maravilloso.

Entonces, cuando ya te hayas organizado y la redacción sea perfecta, dobla el plan y mételo a tu bolsillo. Y déjalo ahí. Siéntete libre de usarlo como "acordeón" por si olvidas algo, pero no se lo muestres a nadie más. Nunca.

La idea aquí es que tú y tu pareja establezcan ciertas metas y piensen en lo que quieren para el trabajo de parto y el alumbramiento mientras todavía tienen la cabeza fría. Sin embargo, recuerda que las cosas rara vez suceden como se supone que deben suceder. Así que, sé flexible. He aquí algunos temas que ustedes dos pueden querer discutir. Si tienes preguntas sobre cualquiera de ellos, asegúrate de formularlas al médico de tu pareja. Puede haber ciertas políticas que no pueden violarse.

- Emergencias. ¿Quieres que los médicos o las matronas manejen las cosas solos o preferirías que te explicaran lo que está sucediendo? Si tu pareja está inconsciente o no puede tomar una decisión, ¿deben los profesionales obtener tu permiso antes de hacer cualquier cosa fuera de lo común?

- Medicamentos para el dolor. ¿Quieres que el personal hospitalario se los ofrezca en caso de que pueda beneficiarse con ellos? ¿Prefieres esperar a que ella los pida?

- Estar juntos. ¿Quieren ustedes estar juntos durante todo el trabajo de parto y el alumbramiento?

- Libertad de movimiento. ¿Podrá tu pareja caminar por los pasillo o estar en la regadera mientras pare? ¿Podrá asumir la postura que quiera? No hay razón para pasar todo el tiempo en la cama. De hecho, caminar por ahí cerca tanto como sea posible suele dar mejores resultados.

- El parto. Si las cosas se tornan lentas, ¿quiere que le ofrezcan oxitocina u otros medicamentos para acelerar el parto?

- Fotos y videos. ¿Quieres tomarlos? ¿Quieres que alguien más lo haga? ¿Quieres tomarlos en caso de que se deba realizar una cesárea?

- Monitoreo fetal. ¿Quiere tu pareja que se monitoree el corazón del bebé con aparatos durante todo el parto, o prefiere que el monitoreo se realice sólo cuando sea necesario?

- Rompimiento de la fuente. Tu hijo ha estado nadando en una bolsa llena de fluido amniótico. Antes de que el bebé pueda nacer, la bolsa o fuente debe romperse. Idealmente, eso sucederá en automático y, dependiendo de la posición del bebé, el fluido saldrá en torrente o poco a poco. Sin embargo, hay veces en que se debe romper la bolsa manualmente.

- El nacimiento. ¿Quieres que los médicos usen fórceps o succión para acelerar el alumbramiento, o prefieres que esperen un poco más? ¿Quieres que otras personas (amigos, parientes, partera u otros niños) asistan al parto? ¿Habrá un espejo disponible para que tu compañera pueda tener una mejor vista del nacimiento?

- Episiotomía. Si la vagina de tu pareja no dilata lo suficiente para permitir el paso de la cabeza del bebé, el médico puede sugerir realizar un pequeño corte en el perineo —el sitio que se encuentra entre la vagina y el ano. Algunos médicos realizan episiotomías como medida preventiva; otros no las hacen a menos que sea absolutamente necesario. Algunas personas piensan que es mejor una pequeña cortada en esa zona que una intervención quirúrgica. Otras dicen que el corte ayuda a controlar los desgarres. Como sea, tu pareja debe aprender tanto como pueda sobre las episiotomías y pensar en si quiere hacerse una (no hablamos de emergencias, obviamente). De ser así, ¿quiere que se la practiquen con o sin anestesia?

- Cesárea. En caso de una cesárea ¿podrás quedarte con tu pareja o tendrás que separarte de ella? ¿Tendrás que salir sólo para la aplicación de la anestesia epidural o raquídea, o saldrás durante todo el procedimiento? ¿En dónde te permitirán estar?
- El bebé. ¿Quién cortará el cordón umbilical y cuándo? ¿Quieres que el personal del hospital se lleve al bebé para limpiarlo y para hacerle pruebas inmediatamente después de nacer, o preferirías que se lo dieran a tu pareja o a ti antes?
- Después del nacimiento. ¿Quieres que el bebé coma del pecho materno inmediatamente o lo alimentarás con biberón? ¿Quieres que el bebé esté con uno de los dos todos el tiempo o prefieres que lo tengan en el cunero del hospital? ¿Y qué hay de la circuncisión?
- Ir a casa. ¿Piensan quedarse internados por el tiempo máximo que permita el hospital o prefieres ir a casa tan pronto como puedan?

No propongo que sigas al pie de la letra todo lo que los médicos, las enfermeras, la matrona o el de limpieza te digan. A las enfermeras les gusta que les digas —de buena manera— cuál es el escenario ideal. Les encanta que hagas preguntas, demuestra que estás interesado, comprometido y que les tienes respeto. Y les gusta especialmente que les digas que estás dispuesto a dejar todo a su juicio en caso de emergencia. Tú sólo quieres formar parte del proceso.

Sé que, a pesar de todo lo que he dicho en párrafos anteriores, algunos lectores querrán contar con un plan escrito. Si perteneces a esa categoría, está bien. Lo superaré, pero por favor ten en cuenta los siguientes lineamientos:

- En el primer párrafo, indica que eres flexible en caso de que surja una emergencia.
- Procura que no suene como un documento legal. Si lo haces, lograrás poner al médico y a las enfermeras en actitud defensiva. Tu profesional de la salud no se sentirá cómodo si piensa que tendrá las manos atadas en caso de emergencia.
- Trata de redactar tus deseos de manera positiva. Evita comenzar cada enunciado con "No" u otra fórmula negativa.
- Evita incluir en tu plan cosas que no son consideradas como parte de los procedimientos normales del lugar.
- Asegúrate de agradecer a todos por su respeto y apoyo.
- Cuando tú y tu pareja hayan redactado un borrador del plan de nacimiento, enséñalo a tu médico. Permite que lo revise y que haga sugerencias.
- Recuerda que un plan para el nacimiento no es un contrato. Es una forma de comunicar tus preferencias a los profesionales médicos que atenderán a tu pareja.
- Si hace una búsqueda en Google para "plan de nacimiento", encontrarás varios ejemplos, incluyendo algunos formularios para que sólo debas llenar los espacios en blanco.

¿DEBEN ASISTIR AL NACIMIENTO TUS HIJOS MÁS GRANDES?

Hacer que los niños mayores asistan al parto puede ser truculento. En general, probablemente está bien que los niños estén presentes durante el trabajo de parto e inmediatamente después del nacimiento (aunque, dependiendo de las políticas del hospital, puede que esto ni siquiera sea una opción). No obstante, hay muchas razones por las que los niños —especialmente los menores de cinco años— no deben estar presentes en el nacimiento mismo.

• Pueden asustarse al pensar que están lastimando a su madre y que toda la sangre y los gemidos significan que está muriendo. Lo último que quieres es que tu asustado niño pequeño corra hacia mamá para ser confortado (o para confortarla a ella). Ella tendrá algunas otras cosas en qué pensar.

• Hasta los niños mejor portados pueden tener reacciones impredecibles, y tú y tu pareja no querrán ser distraídos por las necesidades de nadie más, a no ser las de ella, las tuyas y las del nuevo bebé.

• Puede que el niño mayor sienta celos de la atención que se le presta al nuevo bebé.

• Además del factor miedo, los niños menores de cuatro años no entienden lo que en realidad está pasando, y ciertamente no apreciarán lo especial que es la ocasión.

Si todavía piensas que un hermano o hermana mayor debe ser testigo del nacimiento de su nuevo hermano, asegúrate de discutir el asunto primero con tu médico. Luego, consigan materiales de apoyo como libros, películas o fotos de partos, por ejemplo, y planifiquen sostener algunas largas conversaciones con el niño. Es importante tener en cuenta que ver a mamá pariendo no se parecerá nada a lo que han visto en esos especiales de la televisión pública o de Animal Planet. Las escenas del nacimiento usualmente son cuidadosamente editadas para evitar mostrar las partes pudendas, la sangre y el dolor extremo. Procura que el niño haga preguntas; respóndelas; comenta qué está por suceder; habla sobre la conducta aceptable y la inaceptable, y planea pasar tiempo con él a solas, pues los niños mayores pueden ponerse muy celosos del recién llegado.

También, asegúrate de que hay un adulto disponible para ayudar a cada niño presente en el parto. Esta persona debe estar preparada para explicar al niño lo que sucede y para sacarlo de la habitación si es necesario. Tu lugar es con tu pareja. Debes concentrarte en ella.

Si tienes un hijo de entre 9 y 14 años o un adolescente, tu decisión de hacer que asista a la sala de partos dependerá de un par de factores.

- Madurez. ¿Podrá el niño ver a su madre doliéndose? ¿Cómo crees que reaccionará si sucede algo completamente inesperado y tu pareja necesita un procedimiento de emergencia?
- Sexo del niño. Puede que tu pareja no se sienta cómoda con tu hijo al sur de la cama. Sin embargo, en el caso de una niña, ver el parto de la madre puede convertirse en el mejor método de control natal que encontrarás jamás.

Los planes finales

LA ADMISIÓN HOSPITALARIA

A pesar de lo que has visto en la tele y en el cine, llegar al hospital no tiene por qué ser una aventura frenética a toda velocidad. Por fortuna para los hombres (pero no tanto para nuestras compañeras), el trabajo de parto y el parto mismo suelen estar separados por horas (si no es que hasta por días), así que, si planeas cuidadosamente, debes disponer de tiempo suficiente para que todo quede a punto. Cuando ya hayas empacado y estés listo para irte, la siguiente actividad que puede preocuparte es la admisión al hospital.

La mayoría de los hospitales permiten —e incluso exigen— que te registres hasta 60 días antes de la fecha prevista para el nacimiento del niño (he escuchado de algunos que te piden registrarte desde el cuarto mes del embarazo). Esto no significa que estés haciendo una reserva para un día en particular. Sólo significa que, cuando llegues al hospital no tendrás que perder tiempo firmando papeles mientras tu pareja tiene contracciones y grita. Así que, en cuanto puedas, habla con los administradores del hospital o clínica, o revisa su sitio web para averiguar cuáles son sus políticas. Hacerlo es particularmente importante porque, además de hacerte firmar 785 formas, el hospital tendrá que verificar la cobertura y elegibilidad de tu aseguradora. Y eso puede llevar tiempo.

Encontrar un pediatra

Ya sé que todavía no tienes un bebé, pero pronto lo tendrás, así que empieza a pensar en serio en elegir un médico para él o ella. La mayoría de la gente lleva a sus niños al pediatra, pero muchos médicos familiares atienden también a los niños. Durante el primer año, mis tres hijas vieron al pediatra nueve veces, y estaban sanas, sanas, sanas. Un calendario típico del primer año incluye una visita pocos días después de llegar a la casa, dos semanas después de eso y una vez al mes hasta los seis meses de edad, otra más al noveno mes de vida y una al año de nacido. Es claro que, si vas a pasar tanto tiempo con el médico de tu hijo, debes escoger a alguien con quien te puedas llevar bien al menos hasta que tu hijo cumpla 16 años o algo así. Dado el estado de la cobertura de salud en este país, tus opciones pueden ser limitadas, pero si tu plan te brinda alguna flexibilidad, visita a varios pediatras potenciales. He aquí algunas preguntas que puedes hacer (podrías escribir algunas para llevarlas a la entrevista):

- ¿Está afiliado al hospital en que nacerá el bebé? Si no, eso podría ser un impedimento definitivo o podrías tener que cambiar de hospital.
- ¿Visitará al bebé en el hospital?
- ¿Qué seguro tiene? Ésta es otra cuestión que puede convertirse en impedimento insalvable.
- ¿Qué piensa de las vacunas? Aunque la gran mayoría de los pediatras recomiendan la vacunación de rutina, existe una minoría escandalosa que no lo hace. El debate es interesante pero va más allá de los alcances de este libro. Es algo parecido a los debates sobre la pena de muerte, el aborto, los pañales desechables o de tela, la circuncisión y otros más. Es casi imposible que cualquiera de los bandos convenza al otro de cambiar su forma de pensar.
- ¿Cuál es su postura respecto de la lactancia? Ahora se piensa que los bebés no deben comer otra cosa que leche materna durante los primeros seis meses (no hay problema si el tiempo se prolonga). Te costará mucho trabajo hallar a un pediatra que no apoye la lactancia, pero lo mejor es encontrar a alguien que sea flexible y que no haga sentir menos a tu pareja si no puede dar el pecho al niño o decide no hacerlo.
- ¿Cuántos cuartos de espera tiene? Esto puede sonar tonto, pero los hospitales y las oficinas médicas suelen estar llenos de enfermos —exactamente el tipo de personas que no deberían estar cerca de tu hijo. Idealmente, debe haber una sala de espera para los niños enfermos y otra para los que sólo van a visitas de control.
- ¿Se limpian con regularidad los juguetes de la sala de espera? Otra pregunta que parece tonta, ¿pero confías en que todos esos niños se tapen la boca y la nariz cuando estornudan? ¿Y crees que evitan meter sus dedos a la nariz, a los oídos y hasta en partes íntimas? ¿Y crees que se lavan las manos antes de tocar los juguetes? Sí, claro.

- ¿Cuánto duran las visitas rutinarias o de control? Al menos durante las primeras visitas, tendrás muchas preguntas. Sin embargo, algunos médicos —particularmente los que trabajan con organizaciones públicas de salud— atienden hasta a seis pacientes por hora, lo que significa que las citas pueden durar tan poco como 10 minutos. Otros médicos son más relajados y pueden pasar 20 minutos o más contigo y tu bebé.

- ¿Cuántos médicos atienden en su oficina? Puedes pensar que no hay diferencia entre un médico hombre y una doctora, pero tu hijo puede no estar de acuerdo. Mi hija mayor, cuando tenía unos dos años, se rehusó terminantemente a ver a su pediatra regular (hombre), e insistió en ir con una "chica doctor". No te preocupes por que tu pediatra se llegue a ofender, pues cerca de 75 por ciento de los niños prefieren ver a un médico de su propio sexo.

- ¿Y qué hay de las emergencias? ¿Hay un médico que vaya a las casas?

- ¿Que dice de las noches y de los fines de semana? ¿Cuentan con una línea de apoyo, con una enfermera calificada que pueda aconsejarte cuando inevitablemente entras en pánico por algo?

- ¿Qué postura tiene respecto de las emergencias que no ponen en peligro la vida? ¿Quién atiende los teléfonos y qué sucede si tu hijo requiere consulta? En horario laboral, la mayoría de los consultorios cuentan con una línea telefónica atendida por una enfermera que puede diagnosticar casi todo y que, de ser necesario, hará cita para el mismo día.

Llegar al hospital

Tarde o temprano —a menos que estés planeando que tu pareja dé a luz en casa— tú y tu pareja tendrán que ir al hospital. Hay varias maneras de llegar ahí, cada una tiene ventajas y desventajas:

- A pie. Si vives suficientemente cerca del hospital, caminar puede ser la mejor opción. No tendrás que preocuparte por ninguna de las desventajas de manejar tú mismo o de conseguir que te lleven (ver abajo). Sin embargo, sí tendrás que enfrentar la posible vergüenza de que la gente se te quede viendo cuando tu pareja se recargue en el muro de un edificio cada tres minutos para gritar. Pero puede que a ella le guste esta opción, pues caminar ayuda a que sea más fácil aguantar las contracciones tempranas del parto.

    Si caminas, asegúrate de traer suficiente dinero en efectivo para tomar un taxi, sólo en caso de que las cosas no sucedan como están planeadas.

- Manejar. No importa cuánto te hayas preparado, cuando el parto empiece de verdad, vas a estar un poco nervioso y eso puede resultar potencialmente peligroso cuando se está detrás del volante. Puedes perderte, excederte en la velocidad o hasta causar un accidente. Lo peor de todo, mientras tus ojos y tu mente están en el camino, no pueden estar donde realmente deben estar: en tu pareja. Y cuando finalmente llegues al hospital, tendrás que vértelas con el estacionamiento.

    Si manejas, asegúrate de que el tanque esté lleno de gasolina y de tener el hospital programado en tu GPS (junto con varias rutas alternativas). No te preocupes: si llegas un poco temprano, nadie te echará. También habla con el encargado del estacionamiento del hospital (si es que tiene uno) y pregunta la tarifa y el horario de operación. Podría darse el caso de que tengas que estacionarte, instalar a tu pareja en el cuarto y luego bajar corriendo a mover el auto.

- Que alguien te lleve —un taxi, un amigo o familiar. Si estás en el asiento trasero del auto de otra persona, al menos podrás atender a tu compañera. Los problemas pueden surgir si entra en labor de parto a las dos de la mañana y a tus amigos o familiares les toma un par de minutos salir de la cama. Además, dado que la mayoría de las personas nunca ha llevado a una parturienta al hospital, quien te lleve estará tan nervioso como tú —o más. Y cuidado con los baches: mi esposa me asegura que son infernales para las parturientas.

- Si tomas un taxi, dispón de al menos tres empresas que puedan llegar a tu casa con un taxi en minutos, a cualquier hora del día o de la noche. También asegúrate de contar con dinero o con tu tarjeta de crédito para pagar la tarifa. Si planeas que otra persona maneje, asegúrate de tener opciones de respaldo. Y si usas un servicio compartido tipo Uber o Lyft, checa si tienen algún problema con el traslado de mujeres embarazadas.

¿Qué pasa si tienes otros niños?

Si tienes otros niños, especialmente si son jóvenes, llegar al hospital puede ser doblemente estresante y requerir de planeación extra.

Hacia el final del segundo embarazo de mi esposa, decidimos que tomaríamos un taxi para llegar al hospital. También decidimos que si entraba en trabajo de parto serio a medianoche, avisaríamos a un amigo que estaba de acuerdo en cuidar a nuestra hija mayor llamando y colgando tres veces.

Así que, a la una de la mañana, hicimos las llamadas, nos metimos al taxi y llegamos a casa de nuestros amigos. Toqué a la puerta cargando los 18 kilos que pesa mi hija —estaba dormida— durante cinco minutos antes de darme por vencido (mi amigo se había quedado dormido a pesar de las llamadas). Afortunadamente, teníamos un plan de emergencia y, llegando al hospital, llamé a mis padres e hice que se llevaran a su nieta a su casa.

Y, FINALMENTE, ALGUNOS DETALLES DE ÚLTIMO MINUTO

- Ten el número de tu médico cerca del teléfono.
- Siempre llena el tanque de tu coche. Deja una copia extra de las llaves en algún lugar accesible o dinero en efectivo listo para pagar un taxi.
- Asegúrate de revisar si hay bloqueos, cierres al tránsito vehicular o proyectos en construcción en tu ruta hacia el hospital, no siempre se puede confiar en el GPS.
- Alístate en el trabajo. El parto suele comenzar sin dar aviso y puede durar mucho, a veces más de un día. Asegúrate de delegar las cuestiones urgentes a un colega o a un supervisor, y también revisa que no haya problema con tus vacaciones, etcétera.

Hacer las maletas

PARA ELLA

- Empaca una foto favorita o cualquier otra cosa que pueda necesitar o querer para ayudarla a aguantar el trabajo de parto y el alumbramiento.
- Un reproductor de CD o de MP3 que funcione con baterías, y cárgalo con música que ayude a ambos a relajarse durante el alumbramiento. Sé que lo que voy a decir suena demasiado siglo XX, pero algunos hospitales podrían no permitirte conectar nada, incluyendo cargadores, en sus enchufes.
- Una bata, un camisón e incluso alguna vieja playera tuya que pueda ensuciarse con un poco de sangre. O con mucha.
- Una botella grande de las que usan los deportistas (ya sabes, de las que tienen incluido el popote) para tomar traguitos de líquidos claros.
- Calcetines antiderrapantes calientitos o pantuflas viejas (los pisos de los hospitales pueden ser resbalosos). De nuevo, procura que se trate de prendas que puedan mancharse.

- Una muda de ropa para regresar a casa (no lo que usó cuando estaba embarazada). Las sudaderas y los pants de maternidad son particularmente buenos.
- Un brasier para lactancia.
- Su bolsa de baño. No olvides cosas como enjuague bucal, cepillo y pasta de dientes, lentes, equipo para los lentes de contacto, cepillo o peine y una o dos bandas para el cabello por si quiere hacerse una cola de caballo.
- Deja las joyas en casa.

PARA TI

- Ropa cómoda.
- Tu aparato lector electrónico o algunas revistas, o una colección de los cuentos o novelas cortas que más le gusten a tu pareja, para que puedas leerle.
- Un traje de baño (puede que necesites meterte a la ducha con tu compañera, y tal vez las enfermeras se sorprendan al ver un hombre desnudo).
- Una cámara, bastantes pilas y tarjetas de memoria o película.
- Este libro.
- Una hielera llena de bocadillos. Esto no es para tu pareja. (Ella no debe comer mientras esté dando a luz, pero necesitarás mantener alta tu energía.) No querrás separarte de tu compañera a media contracción para correr a la cafetería del hospital. Si tienes espacio extra, lleva contigo un pastel de cumpleaños pequeño y tal vez algo de champaña para después.
- Dinero en efectivo para las máquinas expendedoras, los parquímetros, los viajes en taxi y demás.
- Cargadores para el teléfono celular, la *tablet*, el reproductor de mp3 y cualquier otro aparato electrónico que planees llevar contigo.
- Pelotas de tenis para darle masajes de espalda.

VOY A SER PAPÁ

- Cepillo de dientes, una muda de ropa interior, equipo para rasurarte y demás. Lo más probable es que termines quedándote a dormir al menos una noche.

Para el bebé

- Un asiento infantil para el auto. Si no tienes uno, el hospital no dejará que te vayas. Asegúrate de que esté correctamente instalado.
- Una muda de ropita para ir a casa —un saco de dormir está bien, siempre que tenga perneras para que el arnés del asiento pueda ajustarse entre las piernas del bebé.
- Pañales.
- Varias cobijas para recibir, apropiadas para el clima correspondiente.
- Cobijas abrigadoras para el viaje a casa.

MIENTRAS ESPERAS

Si tu pareja corre el peligro de dar a luz prematuramente, trata de reservar un par de minutos para investigar o para hacer algunas llamadas relativas a los siguientes temas. Estarás muy ocupado con otras cosas, pero el tiempo que inviertas ahora valdrá la pena.

- Contacta a la seguridad social y al departamento de control vehicular. Puesto que los bebés prematuros a veces necesitan cuidados médicos extraordinarios (y caros), la seguridad social puede ayudarte. También puede que logres obtener una tarjeta de invalidez temporal para poder reducir el tiempo que inviertes en estacionarte. Puede que logres hacer esto por medio de la red, pero también puede ser necesario que hables con una persona real.
- Encuentra un médico con mucha experiencia en bebés prematuros. Pregunta al pediatra que elegiste, a tu aseguradora o al hospital en que nacerá el bebé.

- Averigua sobre los masajes para bebé. La investigadora Tiffany Field encontró que los bebés prematuros que recibieron tres periodos de 15 minutos de masaje al día, crecían hasta 50 por ciento más rápido que otros bebés prematuros. Las estancias hospitalarias fueron una semana más cortas en el caso de los bebés a los que se les practicaron masajes (una semana más baratas también).

PARTO PREMATURO/NACIMIENTO PREMATURO

En la gran mayoría de los embarazos, el parto no comienza hasta alrededor de la semana 40. Sin embargo, hay un pequeño pero significativo número de bebés (8 a 10 por ciento) que nacen prematuramente (lo que significa antes de la semana 37). Más de la mitad de los gemelos y cerca de 90 por ciento de los trillizos nacen prematuramente. Es interesante hacer notar que los gemelos idénticos varones tienen más posibilidades de nacer antes de término que las gemelas idénticas. Esta distinción de género no aplica en el caso de los gemelos dicigóticos (no idénticos),

Los síntomas de parto prematuro son exactamente los mismos que del parto común, sólo que tienen lugar antes de lo esperado. Si tu compañera presenta alguno de los siguientes síntomas, puede que sea considerada como de alto riesgo para tener un parto prematuro.

- Un "cérvix incompetente", lo que significa que el cuello del útero es demasiado débil y podría abrirse, permitiendo que el bebé naciera antes de tiempo. Si se diagnostica a tiempo, un cérvix incompetente puede "corregirse" (previniendo el nacimiento prematuro) cosiendo la abertura del cuello del útero para cerrarla.
- Placenta previa (cuando la placenta cubre el cuello del útero o cérvix) o el "desprendimiento prematuro de placenta" (en que ésta se desprende del útero antes de tiempo).

- Cualquier cirugía realizada durante el embarazo.
- Si espera gemelos (o más). Ver "Cuando el parto prematuro no lo es en realidad". Si hay mucho o poco líquido amniótico.
- Si no comió bien durante el embarazo o si fuma o ha estado fumando recientemente, bebiendo alcohol o usando drogas.
- Si ha pasado mucho tiempo de pie. Varios estudios recientes han encontrado que las mujeres embarazadas que pasan de pie o caminando cinco o más horas al día, tienen tres veces más probabilidades de dar a luz antes de término, si se les compara con las mujeres que están de pie dos horas al día o menos. Así que si tu pareja es mesera o enfermera, o modelo de pasarela, podría querer cambiarse a un trabajo de escritorio hasta el nacimiento del bebé. Por otra parte, se ha demostrado que el ejercicio físico recreativo moderado protege contra el nacimiento prematuro.
- Si se ha expuesto al dietilestilbestrol (DES). Muchas de las hijas de mujeres que tomaron DES para evitar el aborto nacieron con anormalidades del tracto reproductivo. Fue prohibido en 1971, así que esto no afectará a tu pareja directamente. No obstante, hay cierta evidencia de que las nietas de las mujeres que tomaron DES podrían ser afectadas. Que tu pareja pregunte a su madre.
- Si ya tuvo un parto prematuro.
- Si está embarazada con un feto inusualmente pequeño.

Las malas noticias sobre los bebés prematuros son que, si nacen demasiado pronto, pueden no estar listos todavía. Los pulmones del feto no se desarrollan plenamente hasta las 28 semanas. Los bebés nacidos antes tienen un riesgo mucho mayor de presentar problemas respiratorios graves, incluyendo la enfermedad pulmonar crónica, así como problemas neurológicos y cognitivos. Los bebés que nacen entre la semana 28 y la 32, están mucho mejor, pero todavía tienen riesgo de padecer problemas visuales y gastrointestinales.

En general, los bebés que nacen prematuramente o con bajo peso corren el riesgo de padecer problemas a corto y a largo plazo. Como infantes, pueden responder menos a los estímulos visuales y auditivos y sus reflejos no son tan finos como los de los bebés que nacen con un peso normal. Pueden tener problemas para respirar, para mamar o para tragar, y tienen más probabilidades de padecer males crónicos o de morir por Síndrome de muerte repentina. Al crecer, pueden tener un vocabulario más limitado que los demás niños de la misma edad, y tienen muchas más posibilidades de fracasar en la escuela o de repetir un año. De adolescentes suelen tener más problemas de conducta y psicológicos, y de adultos tienen más probabilidades de sufrir depresión.

Los bebés prematuros tienen menos probabilidades de ser alimentados con el pecho materno. El amamantamiento fortalece el sistema inmunológico y los protege de desarrollar infecciones en el oído, neumonía y problemas estomacales. También reduce las posibilidades de que se padezca obesidad más tarde en la vida. Existe alguna evidencia de que los bebés que fueron alimentados con leche materna tienen cocientes intelectuales más altos y menos riesgo de padecer leucemia y diabetes.

Lo bueno es que la tecnología médica ha avanzado tanto en años recientes que las probabilidades de supervivencia son excelentes. Noventa por ciento de los niños nacidos a las 30 semanas se desarrollan bien. Y a las 35 semanas, se llega a 99 por ciento.

Obviamente, es benéfico para el feto pasar tantos días como sea posible en donde se supone que debe estar: en el útero de mamá. Por lo tanto, si tu pareja da muestras de entrar en parto verdadero, llama a su médico inmediatamente. Si se atiende a tiempo. El parto prematuro puede controlarse (normalmente con ayuda de medicamentos intravenosos) y el feto puede permanecer en su lugar algunas semanas más.

Después de un parto prematuro corregido, es muy probable que el doctor le ordene a tu pareja permanecer en cama por el resto del embarazo. Puede que incluso se le instale un monitor fetal doméstico para echarle un ojo al bebé. Si esto sucede, estás listo para encargarte de las responsabilidades domésticas, así como para cuidar de los otros niños, si es que los tienen. Si no estás en posición de hacer esto, puede que tengas que contratar a alguien que lo haga o pedírselo a amigos o familiares.

Tu involucramiento es mucho más importante de lo que puedes pensar. El investigador Michael Yogman rastreó a un grupo de bebés prematuros y se encontró, por ejemplo, con que a los 3 años, los cocientes intelectuales de los chicos con padres altamente involucrados eran 6 puntos más altos que los de quienes tenían padres menos involucrados.

Cuando el parto prematuro no lo es en realidad

Si esperas gemelos (o más) y tu pareja entra en trabajo de parto, lo más probable es que no se trate de un parto prematuro. Aunque los bebés individuales pasan un promedio de 40 semanas en formación, la mayoría de los gemelos nacen alrededor de las 37 semanas. Los trillizos suelen llegar a las 35 semanas y los cuatrillizos hacen su entrada una semana después. Incluso si resulta que te saltarás el tradicional noveno mes, lee el siguiente capítulo de todos modos —especialmente la sección "Lo que te pasa a ti"— para asegurarte de que no te pierdes nada importante.

El cuarto del bebé: todo lo que necesitas y por qué

Literalmente existen miles de cosas que *podrías* comprar para el cuarto de tu recién nacido, pero saturarás tus tarjetas de crédito, limpiarás tus cuentas de retiro y tendrás que pedir una segunda hipoteca sobre tu casa para obtenerlas todas. La mayoría son simplemente innecesarias. Podrías, por ejemplo, comprar una máquina que entibia las toallitas que usas para limpiar el trasero de tu bebé, pero puedes creerme si te digo que el trasero del niño estará igualmente limpio con las toallitas a la temperatura ambiente. He aquí algunos de los productos que en verdad necesitarás, o que por lo menos tienen una buena probabilidad de ser utilizados. Es posible que puedas ahorrar bastante si compras algunos de ellos en línea, en ventas de *garage,* con amigos o en tiendas de muebles usados.

Por favor recuerda que al adquirir cualquier cosa para tu bebé, la seguridad debe ser tu principal preocupación. Antes de gastar una fortuna en un moisés original Reina Victoria o antes de sacar la cuna en la que tú, tus padres o tus abuelos durmieron de niños, considera lo siguiente: tu bebé hará todo lo posible para poner en riesgo su propia vida (y asustarte muchísimo con ello), desde meter la cabeza entre los barrotes de la cuna hasta lanzarse de las altas mesas para cambiarlos, por no hablar de cuando se les ocurre esconderse entre las sábanas de la esquina.

Así que antes de comprar nada para tu bebé —ya sea nuevo o usado— asegúrate de que cumple con las normas de seguridad más recientes.

ARTÍCULOS ESENCIALES QUE DEBES TENER EN CASA

Para el bebé

Nota: tendrás que aumentar las cantidades proporcionalmente si tienes gemelos o más.

- Suficientes pañales para, mínimo, una semana (no querrás ir de compras). Sólo para que te enteres, tu recién nacido usará unos doce al día. Haz cuentas. Si compras desechables, no vayas y compres montones del tamaño para recién nacido. Los bebés tienden a crecer bastante rápido y podrías requerir pañales de la siguiente talla antes de terminar los que tienes. Si sabes que tu bebé será grande, puedes saltarte la talla para recién nacidos completamente. Si piensas usar los tradicionales pañales de tela, una dotación semanal típica incluye ocho pañales (para un bebé).

- Jabón y champú para bebé.

- Termómetro. Puedes invertir en uno que tome la temperatura al ponerlo en la frente o vía el oído, o uno de los que forman parte de un chupón. Evitar que tu bebé se retuerza por tres minutos mientras tratas de mantener un termómetro en su boca o en el trasero será una experiencia desagradable para todos los involucrados. Esos viejos termómetros de vidrio y mercurio pueden ser peligrosos, así que si alguien te dio uno, líbrate de él apropiadamente o dónalo a un museo.

- Una pera de goma. Éstas normalmente se utilizan para enjuagar los oídos de los adultos, pero en el caso de los bebés, se usan para succionar los mocos de sus narices. ¿Qué esperabas? No pueden hacerlo solos.

- Tijeras para las uñas. Esenciales: las uñas de un bebé son como navajas pequeñitas y crecen como las habichuelas de Jack, el del cuento.

- Un botiquín de primeros auxilios. Puedes conseguir uno en tu farmacia local o en línea. Sólo para asegurarte, pregunta a tu pediatra qué debe contener.

- Una pañalera. Solía ser el caso que las bolsas para pañales parecían bolsos de mano grandes. Eran rosas o floreados y ningún hombre que se respete se dejaría ver llevando uno. Por suerte, ahora existen opciones más masculinas. Checa en www.diaperdude.com y www.dadgear.com para considerar algunas opciones.

- Hisopos y alcohol para desecar el cordón umbilical.

- Algo de fórmula, sólo por si acaso. Ten en mente que algunos expertos en lactancia piensan que esto es mala idea, porque puede ser una tentación muy grande para darse por vencido con el amamantamiento.

- Chupones.

- Carriola.

- Sábanas especiales para cuna.
- Biberones y un tiraleche.
- 5 o 6 mamelucos (esos trajecitos de una pieza tan monos).
- 5 o 6 pares de calcetines tipo botita.
- 3 o 4 camisetas.
- 3 o 4 trajecitos con la parte de arriba y el pantalón separados (así puedes lavar sólo la parte que se ensucia). Procura conseguir de los que tienen broches.
- 3 o 4 camisones o sacos de dormir.
- 1 o 2 abrigos con broches.
- 4 o 5 cobijas para bebé.
- 1 o 2 toallas tipo capa con capucha.
- 1 o 2 gorras para el sol o gorros para la nieve.
- 1 o 2 suéteres.
- Traje de invierno (de ser necesario).
- 0 zapatos (la gente que no camina no debe usar zapatos —pueden lastimarles los pies).

Un consejo: tu bebé defecará o vomitará su ropa todos los días. Más de una vez. Así que sáltate las camisetas de sedas y los suéteres de lana virgen y elige materiales de buena calidad lavables. Y, al igual que en el caso de los pañales, no inviertas una gran cantidad en ropa para recién nacido. Le quedará chica a tu bebé en poco tiempo.

PARA TU PAREJA

- Almohadillas para lactancia.
- Toallas sanitarias (puede necesitarlas por semanas).
- Cualquier medicamento o vestido necesario para el caso de una cesárea o episiotomía.
- Leche y vitaminas, especialmente si está amamantando.

- Flores, sus chocolates favoritos y otros alimentos que pudo haber evitado durante el embarazo.

- Un buen libro sobre el primer año de vida del bebé. Modestia aparte, mis libros *The New Father: A Dad's Guide to the First Year* y *Fathering Your Toddler: A Dad's Guide to the Second and Third Years*, son las mejores fuentes de información para los papás.

- Una mecedora o un sillón de lectura para dar de comer al niño.

- Una almohada para amamantar.

- Para los dos, un libro de referencia sobre pediatría, como *Caring For Your Baby and Young Child, Birth to Age 5*, de la American Academy of Pediatrics [Academia Americana de Pediatría].

BEBÉS ECOLÓGICOS

La gente generalmente selecciona los productos que compra con base en el precio. La calidad, la disponibilidad y la marca. En años recientes, los consumidores ponen más atención al impacto que los productos tienen en el medio ambiente, ya se trate del medio ambiente doméstico o en el que todos vivimos. Un cierto número de encuestas recientes a nivel nacional se encontró con que 70 por ciento de los consumidores estadounidenses dicen que preferirían comprar productos amigables con el medio ambiente a comprar productos contaminantes. Sin embargo, sólo 35 por ciento de los consumidores dice que pagaría extra por ello, y sólo 25 por ciento termina comprando productos ecológicos (como podrías esperar, esos números son más altos para los consumidores de entre 18 y 34 años de edad, y menores en el caso de las generaciones mayores). ¿Y qué tiene que ver esto contigo y con tu bebé? Mucho.

Podría preocuparte que la pintura que usaste para renovar el cuarto del bebé emita gases tóxicos. O tal vez te preocupan los blanqueadores de tu detergente para ropa o preferirías que tu bebé sólo use fibras de origen orgánico. O quizá te preocupe la manera en que los pañales desechables impactan el ambiente. Sean cuales fueren tus preocupaciones, existen alternativas amigables con el medio ambiente para casi todos los productos que usas actualmente (aunque la razón más común que la gente esgrime para no adquirir estos productos ecológicos es el costo elevado).

Puedes encontrar algunos de estos productos en sitios com Walgreens, Sears, Whole Foods, Babies R Us e incluso en Walmart o en tu tienda de alimentos naturistas. Pero la mayor selección y los mejores recursos los hallarás en la red, en sitios como Green Home (www.greenhome. com) y EcoMall (www.ecomall.com).

Muebles para bebé

Cuna

Nada es tan absolutamente infantil como una cuna. Por eso no sorprende que ésta sea uno de los primeros muebles para bebé que la pareja piensa en adquirir. Algunas cunas son únicamente cunas; otras pueden convertirse en cama o en otros muebles conforme tu bebé crece. Aquí te presento algunos consejos relativos a la seguridad:

- Evita los postes en las esquinas. Los bebés pueden estrangularse accidentalmente si su ropa se atora en uno de los postes. Las nuevas cunas son construidas sin ellos, pero si tu corazón está puesto en un modelo *vintage*, desatornilla o corta los postes. Cualquier cosa que sobresalga más de un par de milímetros es demasiado alta.

- Las tablillas o barras de soporte no deben espaciarse a más de seis centímetros, y ninguna debe faltar o estar rota.
- Nunca pongas la cuna cerca de las cortinas, persianas o cualquier otra cosa que tengan cordones largos y colgantes, aunque estén fijos al muro. Los bebés pueden jalarlos y enredarse con ellos.
- Mantén la cuna lejos de radiadores, calentadores y tapetes. Lo último que quieres al estar con tu bebé es quemarte o resbalarte.
- No compres una de esas cunas que tienen barandales de los que pueden bajarse. Las cunas con un costado abatible parecían una buena idea porque facilitaba que los padres alcanzaran al bebé para meterlo o sacarlo. Pero fueron responsables por miles de lesiones y docenas de muertes y por eso ahora están prohibidas. Algunas cunas ofrecen la característica de permitir bajar el colchón conforme tu bebé se vuelve más grande y fuerte.
- Cualquier riel o barandal debe estar firmemente instalado (especialmente los tapones de plástico que van en los extremos de los costados de la cuna). Van a ser masticados en extremo y no quieres que se desprendan.

Colchones para la cuna

A las parejas suele sorprenderles que los colchones se vendan por separado de las cunas. La teoría es que algunos bebés prefieren los colchones firmes en tanto que otros prefieren los más suaves. Ya que tu bebé estará pasando alrededor de 15 horas al día en ese colchón durante un tiempo, no escatimes, no hay razón para que el colchón que compres ahora no te dure para varios niños. Asegúrate de que tenga una funda protectora de humedad. Y algunos consejos de seguridad:

- Mientras más firme, mejor. Los estudios han demostrado que hay un riesgo mayor de síndrome por muerte infantil repentina si el colchón es demasiado suave. Por la misma razón, nunca pongas almohadas en la cuna.

- El colchón debe ajustar firmemente al tamaño de la cuna. No debe haber más de un dedo entre el colchón y el borde de la cuna.
- Tendrás que elegir entre los de resortes y los de espuma. Ninguno es necesariamente mejor que el otro. Lo correcto en este caso es optar por la calidad y no por el precio. Hay bastantes colchones baratones por ahí que no durarán o que son fabricados usando materiales cuestionables.
- Considera adquirir blancos y cobertores que retrasan la combustión o materiales ecológicos, si es que este tipo de cosas son importantes para tu familia.

Accesorios para la cuna

- Sábanas: consigue al menos tres de las que tienen resorte en los costados para ajustarse bien y quedar fijas. Las puedes encontrar en sus versiones normales u orgánicas.
- No pongas acolchonamiento en los costados de la cuna. Aunque no se pueden mover muy bien, los bebés se las arreglan para golpearse la cabeza contra los costados de la cuna —algunos lo hacen tan fuerte que llegan a quedarse con una impresión de las tablillas o de las barras en la parte superior o atrás de la cabeza. Esto supuestamente les recuerda la sensación de chocar sus cabezas contra la pelvis de tu pareja durante el último mes o dos del embarazo. Hasta hace poco, los acojinados para cuna (esos que dan la vuelta a todo el interior de la cuna) eran prácticamente de rigor porque supuestamente evitaban que el bebé se lastimara la cabeza. Sin embargo, las nuevas investigaciones han hallado que suponen un peligro muy real de sofocación (los bebés pueden presionar su rostro contra ellos sin poder retirarlo), y que también pueden "atrapar" al bebé (los bebés pueden

quedar atrapados entre el acolchonado y el colchón). No usen acolchonados de ninguna clase —tampoco los que parecen red y permiten respirar, que eliminan el riesgo de sofocación pero no el de quedar atrapado. Al no usar estos artículos puede que tu bebé se dé algunos golpes en la cabeza, pero estará mucho más seguro.

• Faldones para cuna: Extremadamente opcionales, a menos de que seas Martha Stewart.

• Móviles: opcionales pero bonitos. Algunos de los más hermosos (y caros) están hechos para ser vistos de costado (desde donde la persona que los compró puede observarlos al estar parada). Pero recuerda para quién es el móvil en realidad, y piensa si tu bebé estará interesado en ver la parte inferior de varios cochecitos o de un grupo de animales selváticos. Los bebés prefieren los patrones de alto contraste a los colores brillantes por sí mismos. Puedes conseguir móviles que sólo cuelgan, otros que tocan una musiquita increíblemente molesta cuando les das cuerda, otros que funcionan con baterías y algunos que producen sonidos cuando el bebé les pega.

Moisés

Para los primeros meses de vida de tu bebé, puedes preferir que él o ella duerma en la recámara contigo. Esta idea facilita el amamantamiento y prácticamente nada más. Los moisés vienen en una gran variedad de estilos (con ruedas, sin ruedas, con agarraderas, sin ellas, con mecedora y demás). Pero dado que pueden dar cabida al bebé durante sólo tres meses o algo así, estarás mejor pidiendo uno prestado que sea seguro y pasándolo después a los siguientes futuros padres. Para elegir uno que sea seguro, usa las mismas directrices que en el caso de las cunas; sin postes y sin resquicios en las que quepa algo mayor a un dedo. Y, al igual que el colchón de la cuna, el del moisés debe ajustar bien a los costados. Sigue las recomendaciones del fabricante relativas a la edad y el peso del niño o niña.

Cunas o moisés tipo Co Sleeper

Son esencialmente cunas con tres barandales que se instalan a un costado de tu cama (casi siempre del lado de la mamá) La idea es que el amamantamiento puede ser más fácil si el bebé está cerca.

Asientos para el auto

Un asiento para el auto puede ser uno de los artículos para bebé más indispensables. (De nuevo, no podrás llevarte a tu hijo del hospital si no cuentas con uno.) Se trata de una compra de importancia crítica, así que no escatimes. Aléjate de los que te regalan ya usados a menos de que estén prácticamente nuevos, de que nunca hayan estado en un accidente y revisa que se ajusten a los estándares más recientes. Algunos están diseñados para mirar hacia atrás; otros al frente; algunos permiten ambas posiciones. Podrías considerar comprar dos: uno pequeño, tal vez con agarraderas que te permitan llevar al bebé contigo y que puedes usar hasta que la criatura pese unos nueve kilos, y uno mayor para después. También existen productos que combinan el asiento para el coche con la carriola.

Cambiadores

Los cambiadores están disponibles en una increíble variedad de tamaños y configuraciones. Algunos tienen cajones para usarse como cajoneras cuando el cambiador ya no sea necesario. Sin embargo, el problema de los cajones es que tienes que recordar lo que debes sacar antes de empezar; cuando estás en medio de un cambio del bebé, lo último que quieres es manipular por ahí a ciegas buscando una prenda limpia. Asegúrate de comprar una colchoneta para la parte superior y un par de cubiertas lavables. Debes surtir tu cambiador con una buena dotación de los siguientes artículos:

- Pañales.
- Toallitas húmedas.
- Ungüento antirrozaduras, como el A&D o el Desitin.

- Torundas de algodón y agua para limpiar el ombligo.
- Champú y jabón para bebé (busca unos suaves, como el Neutrogena o el Dove, que son los mejores).

Nota: aléjate de los polvos para bebé basados en talco. Pueden causar problemas respiratorios y daño pulmonar si se inhalan. Los polvos basados en fécula de maíz pueden estar bien, pero no hay evidencia alguna de que ayuden a evitar las rozaduras de los pañales. Lo más importante que puedes hacer es cambiar los pañales regularmente y ventilar con la mano o secar con aire de otra manera el trasero de tu bebé antes de cerrar el pañal.

Corral portátil

Perfecto para niños de menos de 85 centímetros de altura y con un peso menor a los 13.5 kilos. No sólo se pueden compactar al doblarse, lo que te permite llevarlos contigo en los viajes, sino que también pueden usarse en casa —para evitar que tu hijo gatee hasta tus pies mientras estás cocinando, por ejemplo. Algunos de los niños de nuestros amigos, prácticamente vivieron en sus corrales durante los primeros 18 meses de sus vidas.

Carriola

Una buena carriola puede hacer que valga la pena vivir la vida, así que no gastes tiempo y dinero en una que no durará. Llevamos a nuestra hija mayor y a su carriola por todo el mundo, y todavía estaba en buenas condiciones tres años más tarde para que la usara su hermana. Obtener una carriola de calidad no significa que debes comprar la que incluye todas las opciones posibles. Ajústate a las cuestiones básicas, como el peso (pasarás una sorpresiva cantidad de tiempo empujando la carriola, subiéndola y bajándola del auto, de los camiones, de los trenes, y deberás cargarla al subir escaleras), facilidad de plegado, frenos y equilibrio (no querrás que la cosa esa se incline hacia atrás con el bebé en ella).

Finalmente, asegúrate de que el manubrio sea lo suficientemente largo como para empujar la carriola estando de pie. La mayoría de las carriolas están diseñadas para ser usadas por mujeres, lo que significa que si pasas de 1.70 de altura tendrás que encorvarte un poco para empujarla. Puede que no lo notes al principio, pero después de un rato, puede empezar a molestarte la espalda. Algunos fabricantes más avezados han dispuesto manubrios ajustables.

Los paseantes urbanos que viajan mucho en el metro o en camiones querrán una carriola fuerte y plegable, preferentemente una que puedas plegar con una mano mientras sostienes al bebé con la otra. De no ser así, es casi imposible usar el transporte público (sin molestar a todos los que están detrás de ti). Las combinaciones de silla para el auto con carriola son especialmente voluminosas y difíciles de plegar.

Hay docenas de fabricantes de carriolas, y vienen en una variedad casi infinita de diseños y con varias funciones. Algunas están diseñadas para correr, algunas pueden acomodar gemelos o más niños. Algunas lucen como motocicletas Harley Davidson y se convierten en una bicicleta para niños cuando los años de la carriola han pasado. Algunas se ven normales. Otras tienen camuflaje militar y otras parecen no servir a otro propósito que demostrar el mucho dinero que tienes (o que solías tener antes de hipotecar tu casa para comprar la carriola).

Bañera

Una tina de plástico es mejor que el fregadero para los recién nacidos por muchas razones. Primero, no querrás poner el cuerpecito de tu nuevo bebé en un lugar en el que puede hacer estado carne cruda u otras fuentes de bacterias. Y ciertamente no querrás que tu bebé haga popó en un sitio en el que se puede poner comida (claro que lavarías el fregadero antes y después del baño, pero aún así...). Segundo, en realidad estarás dando a tu bebé baños de esponja, con el bebé recostado en la tina, y no los típicos baños en que te hundes en el agua. En el fregadero, tienes que sostener a tu bebé con una mano mientras lo bañas con la otra. Los bebés inquietos y jabonosos son difíciles de sostener con dos o con tres manos.

Monitor

Estos útiles aparatos te permiten escuchar o ver a tu bebé en dondequiera que estés. Y cuando digo esto, lo digo en serio. Algunos de los monitores de video de más alta tecnología te permiten obtener imágenes en tiempo real vía internet (lo que es bueno si tienes que regresar al trabajo pero no quieres perderte ni un minuto de la vida de tu bebé). Si piensas adquirir un monitor normalito para audio, busca en tiendas de ferretería o de artículos deportivos, pues allí puedes conseguir *walkie-talkies* y monitores ambientales por mucho menos dinero que en una juguetería o en una tienda especializada en artículos para el bebé, en donde los llaman "monitores para bebé".

Portabebé

Ya sea un rebozo, uno de los que se ajustan a la espalda o de los que llevan al bebé de frente, necesitarás algo para poder llevar al bebé contigo. Asegúrate de que sea cómodo y, si planeas compartirlo con tu pareja, asegúrate también de que sea ajustable.

Pañales

¿Quién habría pensado que los pañales se convertirían en un asunto político, o que algo tan ordinario podía formar o romper amistades? No obstante, así son las cosas.

Hasta hace pocos años, había dos bandos: el de los desechables y el de los de tela. La gente que usaba pañales desechables era siniestra, pues enviaba millones de toneladas de desperdicio humano, plástico y químico a los vertederos, en donde conservaban su forma actual durante miles de años. (También había pañales "biodegradables", que se desintegraban después de unos 500 años). En contraste, la gente que usaba pañales de tela era el equivalente de los justicieros que salvaban la Tierra para nuestros niños.

La realidad es un poco más complicada: aunque los pañales de tela son naturales, están hechos de algodón, que es muy exigente con la tierra. Y para poder esterilizarlo correctamente (no te gustaría ponerle a tu niño un pañal usado por otro bebé), los servicios especializados los blanquean y lavan hasta siete veces (en verdad) en agua casi hirviente, consumiendo una tremenda cantidad de agua, electricidad y detergentes químicos. Los pañales limpios se llevan a sus lugares de origen en camiones que llenan el aire de contaminantes. ¿El resultado? No hay ganador claro.

CUIDADO CON LA TRIBOLUMINISCENCIA

¿Nunca has oído de ella? Pues bien: ha llegado el momento de que lo hagas. En 1999, un ama de casa inglesa llamada Jill Furlough, se asustó tarde una noche al ver chispas verdes que salían del pañal desechable que usaba su hijo durmiente de once meses de edad. Llamó a los fabricantes del pañal, quienes le aseguraron que las chispas eran resultado de la triboluminiscencia, una acumulación de energía completamente inofensiva, probablemente causada por la fricción entre el trasero del bebé y el interior del pañal. Para ser exactos, se trata de la misma reacción química que provoca las chispas que ves cuando muerdes unos Salvavidas Wint-O-Green en un cuarto oscuro. Puedes ver lo mismo si frotas dos terrones de azúcar como si fueran un cerillo y la lija, o si tiras fuertemente de un rollo de cinta. A diferencia de la electricidad estática, la triboluminiscencia no genera calor alguno. Aparentemente el niño durmió durante todo el episodio, y no hay registros de que esto haya lastimado a nadie. Digamos que se trata de un tema para la reflexión.

Y la cosa se pone más confusa día a día. Los pañales desechables siguen ahí, y todavía desempeñan el papel del coco. Pero también se consiguen ciertas marcas de pañales desechables ecológicamente amigables que ofrecen alguna o todas las siguientes ventajas: están libres de cloro, de látex, de colorantes, de fragancias, de gelatinas, son fabricados con materiales a base de almidón, están libres de organismos genéticamente modificados (OGM), son hipoalergénicos, orgánicos, pueden convertirse en composta y desecharse por el escusado.

En el otro lado de la polémica, necesitamos hablar de los "reutilizables" y no de los pañales de tela. Mi esposa y yo empezamos usando pañales de tela con nuestra hija mayor. Sin embargo, cada vez que llenaba uno, el pañal tenía una asquerosa tendencia a escurrir los contenidos en mis pantalones —nada agradable— ¡y eso significaba más ropa que lavar! Puede que este fenómeno sea culpa de mi pobre técnica de manipulación, pero me convencí de que los desechables, que tienen elástico alrededor de los agujeros para las piernas, hacen un mejor trabajo al mantener lo que debe estar en un pañal dentro del pañal.

Hoy, todo eso ha cambiado. Los pañales de tela ya no son rectangulares y se sostienen con imperdibles o clips elásticos. Ahora tienen forma de reloj de arena y tienen cubiertas lavables que se sostienen con velcro y permiten ajustarlas al tamaño de tu bebé. (Si se instalan adecuadamente, estos pañales pueden estar tan libres de escurrimientos como los desechables.) También tenemos los pañales híbridos, que tienen un exterior lavable pero un interior desechable (y a veces se puede usar el escusado para deshacerse de ellos). Los niños que crecen usando pañales desechables suelen ser entrenados para ir al baño después que los que usan pañales de tela, porque los pañales desechables hacen un trabajo tan bueno al absorber la humedad que los bebés no tienen un gran incentivo para salir de ellos. Si quieres ser testigo de esto en acción, visita a alguien que tenga un niño que ya camina. Lo más probable es que esté corriendo por la casa con el pañal colgando hasta las rodillas porque tiene un litro de orina ahí guardada, pero el chico se siente tan cómodo como una mosca en... bueno, ya sabes.

Sea cual sea tu elección, piensa en gastar unos 3 000 pañales antes de que tu hijo apague la vela de su primer pastel, y entre 6 000 y 8 000 antes de que el niño o niña empiece a jalar el escusado. Multiplica por dos o por más si tienes gemelos o más niños.

Los costos son muy variables, dependiendo del tipo de pañal que escojas, de tu lugar de residencia o de si te gusta perseguir ofertas o no. También cuenta si prefieres lavar tú o mandarlo lavar. El mejor sitio para realizar comparaciones es www.diapers.com.

Fórmula

Puedes usar alimento en polvo, líquido normal o concentrado. Pero en cuanto empieces a revisar los precios, puede que tu compañera decida amamantar un poco más. Cuando destetamos a nuestras hijas, les dimos fórmula —preparaba una jarra cada mañana y la mantenía en el refrigerador.

"QUERIDO: LLEGÓ EL MOMENTO..."

¿Qué le sucede a tu pareja?

Físicamente

- Algunos cambios en la actividad fetal —el bebé está tan apretado que, en vez de patear y golpear, sólo puede retorcerse.
- Aumentan el insomnio y la fatiga.
- Una sensación de energía renovada cuando el bebé "cae" en la pelvis y quita algo de presión al estómago y los pulmones.
- Puede que haya dejado de acumular peso (hasta puede perder medio kilo o un kilo), pero sigue sintiéndose francamente miserable, pues aumentan los calambres, la constipación, el dolor de espalda, la retención de agua y la inflamación de pies, tobillos y rostro.
- Si su ombligo estaba hundido, puede que haya "saltado" (no obstante, el cambio no es permanente).
- Hay poco o ningún interés en el sexo (aunque en el caso de algunas mujeres, el deseo aumenta).

Emocionalmente

- Es más dependiente de ti que nunca —teme que no la ames después de que nazca el bebé (después de todo, no es la misma mujer con la que te casaste).

- Impaciente: está cansada de estar cansada, frustrada por ser tan grande y no puede esperar a que termine el embarazo —o puede no querer que termine.

- Se muestra explosiva: ya se cansó de responder preguntas tipo: "¿Y para cuándo llegará el bebé?", especialmente si ya pasó el término.

- Puede temer el no disponer de suficiente amor para lo que viene —y eso te incluye.

- Teme no estar lista para el alumbramiento cuando éste se presente.

- Hace interminables listas de cosas que deben hacerse, cueste lo que cueste (en la mayoría de los casos, por ti) antes de la llegada del bebé.

- Aumenta la preocupación por el bebé y, tal vez, le nazca un súbito e inexplicable interés por Martha Stewart y la decoración de interiores.

Lo que le sucede al bebé

En el curso de este último mes de embarazo, tu bebé crecerá a un ritmo tremendo, llegando a aumentar entre 125 gramos y 250 gramos por semana, aunque dejará de crecer una semana antes del nacimiento. Antes de que decida dejan el tibio útero, pesará entre 2.7 y 4 kilos (menos si es gemelo o trillizo) y tendrá unos 50 centímetros de largo, tan grande que ya ni tiene espacio para golpear o patear a tu compañera. Sus uñas de manos y pies suelen estar tan largas que deben ser cortadas justo después del alumbramiento, y el lanugo y el vérnix que han estado cubriendo y protegiendo su pequeño cuerpo comienzan a desprenderse. Y a pesar del extendido mito de que los bebés nacen ciegos, su vista se desarrolla la mar de bien. Durante sus últimas semanas de cautiverio, practicará la succión, el cierre de puños, la deglución, el parpadeo y hasta la respiración.

Lo que te pasa a ti

Confusión

Pues bien: ya casi termina. En unas pocas semanas, finalmente conocerás al hijo del que has hablado, con el que has soñado y cuya educación universitaria has planeado. Pero prepárate: el último mes del embarazo es el más confuso para los padres. A veces te sentirás exultante de emoción y anticipación. En otras ocasiones, puedes sentirte tan asustado y atrapado que quieres salir corriendo. En suma, todos los sentimientos —buenos y malos— que has experimentado los últimos ocho meses están de vuelta. Pero ahora, debido al nacimiento inminente, son más intensos que antes. He aquí algunos de los estados emocionales contradictorios que puedes experimentar cuando el embarazo está llegando a su fin:

- Por una parte, puede que te sientas listo para ser papá. Por la otra, puedes estar preocupado e inseguro sobre si podrás con los dos papeles, el de esposo y el de papá.
- Puede que te ilusione pasar un tiempo con tu bebé mientras tu pareja se recupera, pero puede preocuparte el no saber hacer las cosas que ella suele hacer para la familia. (Si esto último es cierto, más te vale aprender rápido a lavar la ropa y a poner a funcionar la lavadora de trastes.)
- Procurarás estar involucrado, pero te sientes marginado por tu pareja y celoso de su conexión con el bebé.
- Si has conseguido un segundo empleo o si han aumentado tus responsabilidades en el trabajo, probablemente sólo quieras llegar a casa al final del día y descansar. Pero dado que tu pareja es cada vez menos capaz de hacer cosas físicas, puede que te saluden en la puerta con una lista de cosas por hacer.
- Puede que quieras tomarte un buen tiempo después de que el bebé nazca, pero te preocupa cómo afectará eso tu carrera; o tal vez te preocupa si sus cuentas de ahorro pueden aguantar el golpe.

- Puede que tú y tu pareja sientan un vínculo emocional excepcionalmente fuerte. Simultáneamente, puede que su vida sexual haya desaparecido por completo.

- Puedes estar muy caliente, pero viste algunos videos bastante gráficos sobre el parto en las clases y no puedes sacarte esas imágenes de la cabeza.

- Conforme tu pareja se siente más y más incómoda, puede que no quiera salir con amigos, por lo que tú y ella pueden pasar bastante tiempo juntos. Puede que se trate de su última oportunidad para disfrutar tranquilamente antes de que llegue el bebé. Pero también puede ser una oportunidad nada bienvenida para colmar la paciencia del otro.

- Puede que pases mucho más tiempo con amigos y familiares que tienen hijos pequeños, o quizá te dé por evitar a las familias con niños.

- Puede que te emocione mucho la idea de cargar a tu niño, pero te petrifica la posibilidad de dejarlo caer.

Más dependencia de tu pareja hacia ti

Llegado este momento, tu atención —y la de tus amigos y familia— se concentra totalmente en tu pareja y el bebé. Puesto que tú eres la persona más cercana y a la que ella ve más seguido, tu pareja será cada vez más dependiente de ti (no sólo para que la ayudes físicamente, sino para ayudarla a superar los subibajas emocionales del último mes). No obstante, al mismo tiempo tú serás más dependiente de ella al entrar en la montaña rusa del noveno mes.

El aumento de la dependencia de tu mujer se considera una parte "normal" del embarazo, pero gracias a la manera ridícula y sexista en que socializamos en este país, se supone que los hombres deben ser independientes, fuertes, confiables e insensibles a las necesidades emocionales, especialmente cuando la pareja está embarazada. De modo que, cuando más vulnerable y fuera de control te sientes, tus necesidades son barridas bajo la alfombra. Y lo que es peor, la persona de la que más dependías para recibir simpatía y comprensión puede estar demasiado absorta en lo que pasa con ella y con el bebé como para hacer mucho caso de ti.

Esto resulta en lo que el doctor Luis Zayas llama "desequilibrio de la interdependencia", lo que deja al padre sólo para satisfacer sus propias necesidades emocionales y las de su pareja. Además, en muchos casos el desequilibrio esencialmente se convierte en un círculo vicioso que "acentúa el estrés, intensifica los sentimientos de separación y aumenta las necesidades dependientes." En otras palabras, mientras menos respuesta obtengas ante tus necesidades emocionales, más dependiente te sentirás.

Sentimiento de culpa

Especialmente alrededor del último mes de embarazo, muchos hombres empiezan a culparse por todo lo que su pareja experimenta. Sí, tú eres el que la embarazó, y sí, se siente incomodísima. Sin embargo, por extraño que parezca tu mujer no te culpa por todo lo que le sucede. Ella entiende y acepta —como deberías hacerlo tú— que ésta también fue su idea y que (a menos que se piense en la maternidad sustituta o en la adopción) simplemente no hay manera de tener un bebé sin pasar por todo esto. Así que deja de torturarte —hay muchas cosas productivas que puedes hacer con tu tiempo durante estas pocas semanas finales.

Permanecer involucrado

Sensibilidad

En suma, durante las últimas semanas del embarazo, es probable que tu pareja se sienta miserable e incomoda. Aunque no hay mucho que puedas hacer para aligerar su carga, he aquí algunas sugerencias que pueden hacer que este último trecho sea aun poco más tolerable —para los dos:

- Deja de contestar el teléfono. Cambia el mensaje de tu correo de voz a algo como: "Hola. No, todavía no nace el bebé, y sí, Jane está bien. Estaremos actualizando nuestra página de Facebook en cuanto llegue el bebé. Si hablas para cualquier otra cosa, por favor deja mensaje y te llamaremos de vuelta." Puede sonar un tanto sangrón, pero créeme, es mejor que contestar las mismas preguntas 20 veces al día.

- Permanece cerca siempre que puedas. Llega a casa un poco más temprano, regala esos boletos para el partido de beisbol y pospón ese largo viaje de negocios.

- Mantente en contacto. Un par de llamadas rápidas, algunos mensajes de texto o *e-mails* dirigidos a ella cada día pueden hacerla sentir amada e importante. También se sentirá segura de que estás bien. Y nunca vayas a ninguna parte sin tu teléfono. En el momento que lo hagas, ella te llamará y entrará en pánico al pensar que la has dejado o que te ha atropellado un autobús.

- Permanece tan calmado como puedas. Ella estará suficientemente nerviosa por los dos.

- Sé paciente. Puede que haga cosas muy extrañas, y lo mejor que puedes hacer es tolerarla. Si la casa ya ha pasado la prueba del guante blanco y el auto ha sido encerado dos veces y ella quiere volver a hacerlo todo, hazlo —necesita el descanso.

- Repasa las técnicas que usarás durante el trabajo de parto, como la respiración, la relajación, la técnica de espejo y demás.

- Si ella quiere, déjale tiempo para estar consigo misma. Y si quiere estar contigo, asegúrate de estar disponible para ella.

- Si no ha dejado de trabajar, procura que lo haga. Especialmente si no le gusta su trabajo. En un estudio reciente a las mujeres del sur de California, los investigadores descubrieron que quienes dejaban el trabajo durante el último mes de embarazo (tres o cuatro semanas antes del alumbramiento), tuvieron una incidencia de cesárea cuatro veces menor que las mujeres que no se tomaron ese tiempo. Y mientras está de incapacidad, procura que duerma bastante. El cansancio excesivo en las últimas semanas del embarazo también aumenta la incidencia de cesáreas.

Si se te están acabando las ideas, relee la sección "Maneras de demostrarle que te importa" e intenta con las actividades que no has puesto en práctica, o con las que mejores resultados te dieron en la primera ronda.

¿Qué si se pasa del término?

No hay nada más frustrante que entrar al décimo mes en un embarazo de nueve. Ya dejaste de contestar el teléfono por temor a que te pregunten otra vez: "¿Qué haces en la casa? Pensaba que ya estarías en el hospital." Y estás harto de terminar toda conversación en la oficina con un "si no vengo mañana, no te olvides de..." El moisés luce solo y desamparado, y estás ansioso por encontrarte frente a frente con la arrugada carita de tu bebé.

En la mayor parte de los casos, las parejas que piensan que se han retrasado se equivocan. Cuando los médicos dan a la pareja una fecha posible de parto, suelen omitir el dato de que se trata de una fecha tentativa basada en un ciclo menstrual de 28 días y que siempre hay una ventana de desviación de unas dos semanas, antes o después. Si el ciclo de tu pareja es largo, corto o irregular, su fecha "oficial" puede correrse hasta tres semanas. E incluso cuando su ciclo es puntual como reloj, es casi imposible saber cuándo exactamente se concibió el niño o la niña. Los ultrasonidos del primer trimestre, que casi todas las mujeres se practican, son más exactos, con una fiabilidad de tres o cuatro días para adelante o para atrás de la fecha tentativa. Los ultrasonidos del segundo trimestre son menos precisos, con un margen de error de una semana antes o después. En el tercer trimestre, los ultrasonidos

ELLA TIENE MÁS CONTROL DEL QUE PIENSA

Las mujeres no pueden controlar su fecha de parto, ¿correcto? No te apresures. Los investigadores de la Escuela Universitaria de Salud Pública de Yale analizaron millones de certificados de nacimiento estadounidenses concentrados en el día de san Valentín y en el de Halloween. Se encontraron con que 5 por ciento más bebés nacían espontáneamente el día de san Valentín y que 11 por ciento menos bebés nacían el día de brujas, comparando con cualquier otro día de esa semana, antes o después de la fecha festiva. (El número de nacimientos inducidos químicamente y el de cesáreas programadas, también era mayor el día de san Valentín y menor en Halloween, pero esos se pueden programar cuando sea, dentro de un rango razonable.) Becca Levy, líder del estudio, especuló en el sentido de que las madres embarazadas pueden estar evitando inconscientemente el Halloween por su asociación con el mal y la muerte, y elegir el día de san Valentín por estar asociado a los querubines y al amor.

pueden ser más imprecisos todavía, con una desviación de hasta diez a doce días.

También hay determinados factores que pueden afectar la precisión del cálculo. Las mujeres afroamericanas y las asiáticas, por ejemplo, tienden a tener embarazos más cortos (por tres a cinco días) que las mujeres caucásicas. Las mujeres más jóvenes tienen embarazos más cortos que las mayores, y las mamás primerizas típicamente paren hasta 10 días después de la fecha programada.

El problema con esto es que tu pareja podría haber fijado su atención en una fecha determinada, y cuando ésta pasa, puede sentirse amargamente decepcionada. Aunque pasarse una semana de la fecha no suele dar problemas, estar verdaderamente retrasada sí puede tener serias consecuencias:

- El bebé puede crecer tanto que puede tener problemas para pasar por el canal de parto, aumentando las probabilidades de un parto difícil o de una cesárea.
- Después de cierto punto, la placenta envejece y ya no puede ofrecer una alimentación adecuada para el bebé. Esto puede resultar en una pérdida de peso intrauterina, lo que aumenta el riesgo de que el niño o la niña sufra angustia fetal.
- Puede que ya no haya suficiente líquido amniótico para mantener al bebé.
- Puede que el espacio sea insuficiente para el correcto funcionamiento del cordón umbilical.

Si tu médico piensa que el bebé se ha pasado del plazo, lo más probable es que mande a hacer algunas pruebas para asegurarse de que el bebé está bien todavía. Las más comunes son el ultrasonido (para determinar el nivel de líquido amniótico y para obtener una idea general del estado del bebé) y una prueba no estresante, que monitorea los cambios en el pulso cardiaco del bebé y sus movimientos al reaccionar a ciertos estímulos.

Si el bebé "pasa" estas pruebas, probablemente el doctor los mandará de regreso a casa, diciéndoles que deben repetir las pruebas en entre tres y siete días, si es que el bebé todavía no hace llegado ese plazo. O, él o ella pueden sugerir programar un parto inducido.

Si todo esto empieza a deprimirte, recuerda las palabras del obstetra J. Milton Huston, del Hospital de Nueva York: "En todos mis años de práctica, nunca he visto a un bebé que se quede ahí."

¿Y qué si es niño?

Tristemente, la mayoría de la gente no piensa —y, consecuentemente, no discute el tema— en circuncidar a sus hijos hasta que los tienen enfrente, por así decirlo. Así que, si tú y tu pareja no han decidido respecto de la circuncisión, ha llegado el momento de hacerlo. Por supuesto, si sabes que vas a tener una niña, o si tú y tu pareja ya saben lo que van a hacer, siéntanse libres de saltarse esta sección. Pero si uno de los dos está indeciso, los pros y los contras de la circuncisión se exponen abajo. Si tú y tu pareja no están precisamente en el mismo canal, ten cuidado: en años recientes, la polémica sobre la circuncisión se ha tornado extremadamente política y los ánimos se calientan bastante en ambos bandos.

¿POR QUÉ PODRÍAS CONSIDERAR LA CIRCUNCISIÓN?

- Razones religiosas. La circuncisión es una práctica ritual tradicional para los judíos y los musulmanes. Hace pocos años, la esposa de un rabino local fue a la Corte a solicitar un interdicto para evitar que su esposo circuncidara a su hijo recién nacido. No necesitamos decir que su matrimonio no duró mucho más. En otros casos en que se trata del mismo asunto, las cosas han terminado de la misma manera: la pareja se divorcia.
- Salud. Algunos estudios han demostrado que la circuncisión reduce las posibilidades de que un niño (y luego un hombre) adquiera VIH, algunas otras enfermedades de transmisión sexual; también reduce la probabilidad de que se desarrollen infecciones del tracto urinario (ITU) o cáncer de pene, y puede reducir las posibilidades de que la futura pareja desarrolle cáncer de cérvix. Los niños sin circuncidar tienen diez veces más probabilidades de desarrollar una ITU que los niños circuncidados (1 en 100 contra 1 en 1000), pero, para empezar, el riesgo inicial era muy bajo. Además, la circuncisión previene completamente la fimosis, una enfermedad en la que la piel del prepucio no se retracta. La fimosis, que afecta a entre 1 y 2 por ciento de los varones sin circuncidar, también puede curarse practicando una circuncisión posterior, procedimiento que se hace más doloroso con la edad. Fuera de eso, el prepucio también puede aflojarse con

estiramientos suaves (no hagas esto sin supervisión médica apropiada) o usando un esteroide tópico en crema, prescrito por tu pediatra para suavizarlo.

- Higiene. Un pene circuncidado es mucho más fácil de lavar —tanto para los padres como para el niño mismo.

- Conformidad. Si tú has sido circuncidado, probablemente tu hijo querrá lucir como tú. A nivel mundial, sólo 20 por ciento de los niños son circuncidados. A nivel nacional, cerca de 57 por ciento de los niños son circuncidados, pero dependiendo en dónde vivas, la tasa puede ser mayor (67 por ciento en el Medio Oeste) o menor (40 por ciento en el Oeste). Esas tasas probablemente sean bajas, dado que cuentan únicamente las circuncisiones realizadas en hospitales. Tomando en cuenta que las estancias posthospitalarias duran a veces tan poco como 24 horas, no hay tiempo para realizar la circuncisión.

- Placer. La Academia Americana de Pediatría [American Academy of Pediatrics] dice que "La circuncisión masculina no parece afectar negativamente la función sexual del pene ni la sensibilidad o la satisfacción". Millones de hombres circuncidados de todo el mundo tienen vidas sexuales perfectamente deliciosas, y los médicos han encontrado pocas, si acaso, pruebas concluyentes de que la circuncisión tiene efectos negativos en la salud emocional, psicológica o sexual de los niños o de los hombres. De hecho, en un artículo reciente publicado en la revista *Urology*, el investigador turco Temucin Senkul y sus colegas, probaron esta hipótesis pidiendo a hombres no circuncidados que estaban a punto de practicarse la circuncisión por motivos religiosos, que calificaran su satisfacción y función sexual antes del procedimiento y, de nuevo, al menos doce semanas después. La única diferencia entre el antes y el después fue que a los hombres circuncidados les tomaba un poco más de tiempo eyacular, algo que muchos hombres considerarían bueno en vez de malo. En otros estudios similares, algunos hombres reportaron un aumento del placer.

¿POR QUÉ PODRÍAS CONSIDERAR *NO* CIRCUNCIDAR A TU HIJO?

• Dolor. No importa cómo lo veas, hacerse la circuncisión es doloroso. El corte de la circuncisión tardará unos tres días en sanar por completo. Hasta fines de la década de 1990, la mayoría de las circuncisiones se realizaban sin anestesia. Hoy, la mayoría se realiza ya sea con una crema que adormece la sensibilidad de la zona o con una inyección. La gineco-obstetra y ginecóloga Marjorie Greenfield cita investigaciones que demuestran que los bebés en los que se usa algún tipo de anestesia "lloran menos, tienen un ritmo cardiaco más normal durante el procedimiento y se muestran menos irritables" que los bebés a quienes se practicó la operación sin medicamentos. Los médicos más jóvenes y los que practican en los estados del Oeste, suelen usar más bloqueadores del dolor que los médicos de más edad o los que practican en el resto del país. Si la circuncisión la realiza el médico del niño o el de la madre, dependerá del entrenamiento del médico y del sitio en que él o ella tengan su práctica.

• Otros riesgos. Pueden ocurrir complicaciones, aunque son extremadamente raras. Existe una posibilidad de 1 en 500 de sangrado, de lesiones al pene o infecciones locales debidas a la circuncisión, pero la muerte prácticamente no se presenta en este caso. Un exhaustivo estudio reciente que comparó los riesgos y los beneficios de la circuncisión, encontró que el procedimiento previene seis infecciones del tracto urinario por cada complicación surgida y que se pueden esperar dos complicaciones por cada caso de cáncer de pene evitado. "La circuncisión sigue siendo un procedimiento relativamente seguro", escriben los doctores Christakis, Harvey, Zerr y los colegas que condujeron el estudio. "Sin embargo, para algunos padres, los riesgos que reportamos pueden superar los beneficios potenciales."

- Conformidad. Como se dijo antes, si no te has circuncidado, puede que tu hijo quiera verse como tú.
- Placer. Algunas personas piensan que el prepucio está ahí por algo —para proteger la punta del pene— y que removerlo puede hacer que el pene sea menos sensible, lo que reduciría el placer sexual más tarde en la vida. Cierto número de grupos anticircuncisión dicen que la circuncisión del pene tiene el mismo impacto en los niños que la "circuncisión femenina" en las niñas. No existe absolutamente ninguna evidencia de que esto sea cierto. La circuncisión femenina (a la que podemos llamar con más propiedad mutilación genital) es practicada en algunas partes del mundo e implica la remoción parcial o total del clítoris de una niña o el cosido de los labios menores. El propósito específico es reducir el placer de la niña o su habilidad para tener sexo antes del matrimonio, lo que, supuestamente, hace que sea más controlable después. No existe punto de comparación entre ambos procedimientos y, francamente, pienso que es ofensivo mencionar a los dos en la misma oración.
- ¿Es necesaria? Algunos dicen que muchos de los riesgos de salud que se piensa reduce la circuncisión, podrían evitarse de hecho con una mejor higiene —algo que puede enseñarse. La American Urological Association [Academia Americana de Pediatría y la Asociación Americana de Urología] han adoptado postura nada comprometidas. La Academia de Pediatría: "Tras un repaso exhaustivo de la evidencia científica, la Academia Americana de Pediatría encontró que los beneficios de la circuncisión masculina al recién nacido superan los riesgos, pero los beneficios no son suficientemente

grandes como para recomendar la circuncisión universal de los recién nacidos." La Asociación Urológica: "La circuncisión neonatal presenta ventajas y beneficios médicos potenciales, así como también desventajas y riesgos. La circuncisión neonatal es, generalmente, un procedimiento seguro cuando es realizada por un operador experimentado... Cuando se realiza a infantes neonatos sanos como un procedimiento electivo, la incidencia de complicaciones serias es extremadamente bajo". ¿El resultado? Se trata de una decisión personal que depende completamente de ti y de tu pareja.

Cuidado del pene circuncidado

El pene de tu hijo estará rojo y adolorido por unos días tras la circuncisión. Y hasta que se haya curado completamente —lo que se llevará entre una semana y 10 días— necesitarás proteger la punta recién expuesta y evitar que se pegue al interior del pañal. Un par de manchitas de sangre en el pañal son normales durante los primeros dos días, pero llama al médico si el sangrado es mayor, si el enrojecimiento empeora después de tres o cuatro días, o si tu hijo no ha orinado por seis u ocho horas después del procedimiento. Cómo cuidar el pene de tu hijo dependerá de qué método se usó para realizar la circuncisión, así que pregunta a la persona que la hizo antes de hacer cualquier cosa. La regla general es que debes mantener el pene seco y el glande lubricado con vaselina, envolviéndolo en gasa en cada cambio de pañal. Si hay un aro de plástico sobre la punta del pene (se llama Plastibel), déjalo en paz y se caerá solo. De nuevo, checa con la persona que hizo el procedimiento para obtener instrucciones específicas para el cuidado.

Cuidado del pene sin circuncidar

Incluso si eliges no circuncidar a tu hijo, aún tendrás que pasar tiempo cuidando su pene. Ochenta y cinco por ciento de los menores de seis meses tienen prepucios que no se retraen (que no se hacen para atrás revelando el glande o la cabeza del pene), así que no trates de forzarlo. Afortunadamente, conforme los niños crecen, el prepucio se retrae solo; al cumplir un año, 50 por ciento de los prepucios se retraen y a la edad de tres años, este porcentaje aumenta a entre 80 y 90 por ciento. La manera tradicional de limpiar un pene sin circuncidar es retirar el prepucio tanto como sea cómodo hacerlo y lavar gentilmente la cabeza con jabón suave y agua tibia. No existe ninguna necesidad de usar antisépticos, torundas de algodón o cualquier otra medida higiénica especial.

Enfrentar las contingencias

Parto: real o falso

Hasta ahora, tu pareja puede haber experimentado bastantes contracciones Braxton-Hicks ("falso parto"), que han estado preparando su útero para la hora de la verdad. No obstante, en ocasiones estas contracciones de entrenamiento pueden ser tan fuertes que tu pareja podría pensar que ha empezado la labor de parto. El asunto importante es que, cuando comienza en verdadero parto, lo más probable es que tu pareja no tenga dudas. (Puede sonar raro, especialmente si está embarazada de su primer hijo. Sin embargo, la mayoría de las madres con las que he conversado me dicen que es verdad.) Pero hasta entonces, tú —y ella— pueden no estar seguros si las contracciones y otras cosas que siente son reales o no. Así que antes de salir corriendo al hospital, tómate unos segundos para tratar de valorar las cosas.

FALSA LABOR DE PARTO

- Contracciones que no son regulares o que pierden regularidad.
- Contracciones que no se van haciendo más fuertes o severas.
- Si tu pareja cambia de posición (se estar sentada a caminar, o de estar de pie a acostarse), las contracciones se detienen por completo o cambian de frecuencia e intensidad.
- Por lo general, hay poca o ninguna descarga vaginal de cualquier tipo.
- Puede presentarse dolor adicional en el abdomen.

PARTO REAL

- Las contracciones son regulares.
- Las contracciones se vuelven cada vez más fuertes, más largas y más frecuentes.
- Puede haber descarga vaginal sanguinolenta.
- Puede que las membranas de tu pareja se rompan (la famosa ruptura de la fuente es en realidad el líquido amniótico en que el bebé ha estado flotando durante el embarazo).
- Puede haber dolor adicional en la espalda baja.

AVIONES, TRENES Y AUTOS

Pareciera que la mitad de los nacimientos que se ven en las películas tienen lugar en el asiento trasero de un taxi que acelera, en una cueva cerrada por la nieve, en el baño de un avión o mientras cuelgas de una cuerda tras saltar en *bungee*. En tanto que ese tipo de imágenes venden boletos para el cine, la realidad es que 98 por ciento de los bebés nacen en hospitales (Y la mayoría de los nacimientos fuera del hospital fueron planeados así.) Sin embargo, en algún momento, casi toda pareja embarazada empieza a preocuparse de dar a luz inesperadamente —de acuerdo, es en realidad un problema masculino.

Nacimientos de emergencia

Los nacimientos de emergencia pueden clasificarse en dos categorías generales: o dispones de mucho tiempo antes del nacimiento en sí (estás atrapado en casa por una nevada, en tu sótano debido a un terremoto, o has naufragado, y sabes que no podrás ir al hospital en un rato), o te queda muy poco tiempo o nada antes del parto (estás en el tráfico, lanzándote en paracaídas hacia la seguridad o el trabajo de parto de tu pareja fue excesivamente corto). En cualquier caso, no hay mucho que puedas hacer para prepararte.

Por supuesto, lo primero debe ser llamar al 911 (asumiendo que eso es posible). Si tienes algo de tiempo, procura que tu pareja esté en el área más protegida de dondequiera que te encuentres, y que esté cómoda, lo que, dada su condición, es un término relativo. Si puedes, consigue algunas toallas limpias o sábanas, un par de tijeras o un cuchillo, y hierve un pedazo de cuerda o una agujeta. Luego, siéntate bien y deja que la naturaleza siga su curso.

Si no dispones de tiempo, trata de mantener la calma. Manejar un alumbramiento no es tan difícil como podrías pensar. Los médicos que lo hacen para ganarse la vida, de hecho, por lo regular se presentan unos cuantos minutos antes del nacimiento y están allí por si llega a presentarse alguna complicación. La verdad es que la mayoría de las veces el bebé nace prácticamente solo, cuando están listos y son sanos. Los que parecen tener mucha prisa suelen ser los que nacen sin complicaciones.

Ya sea que tengas tiempo para prepararte o no, una vez que el bebé comienza a nacer, el procedimiento para conducir un alumbramiento es el mismo. Sabrás que el proceso ha comenzado cuando:

- Tu pareja siente necesidad apremiante de pujar.
- Cuando es visible la cabeza del bebé o cualquier otra parte del cuerpo.

Durante el resto de este capítulo, describiremos lo que debes hacer si no hay modo de evitar recibir tú mismo al bebé. La información no está pensada para sustituir los años de entrenamiento que tienen tu médico o tu partera, así que no trates de hacer esto en casa, a menos que no tengas otra opción.

Paso uno: preparación

Si tienes señal, pide ayuda. Trata de que tu pareja se concentre en las técnicas de respiración y relajación. Pon una almohada o algo de ropa bajo sus nalgas para evitar que la cabeza del bebé y sus hombros choquen contra una superficie dura.

Paso dos: la cabeza

Cuando empiece a aparecer la cabeza, no la jales. En lugar de ello, sostenla y deja que salga sola. Si el cordón umbilical está enredado en el cuello del bebé, deslízalo suavemente por la cabeza para retirarlo. Una vez que la cabeza esté afuera, trata de remover cualquier mucosidad de la nariz y la boca del bebé (aunque el paso del bebé a través del canal de parto suele ser suficiente para hacer esto).

Paso tres: el resto del cuerpo

Sosteniendo la cabeza del bebé, pide a tu compañera que puje mientras aparecen los hombros del niño. Cuando la cabeza ha emergido, el resto del cuerpo del bebé suele resbalar muy fácilmente. Sostén el cuerpo al igual que haces con la cabeza mientras éste sale. A pesar de lo que hayas visto o escuchado, no tienes que dar una nalgada al bebé para hacerlo llorar: él sólo se encargará de eso —y de la respiración asociada. Por supuesto, si está azul o no respira, deberás usar esos conocimientos de resucitación cardiorrespiratoria que, esperamos, hayas adquirido uno o dos meses atrás.

Pon al bebé en el pecho de tu pareja y procura que empiece a amamantarlo de inmediato. (El amamantamiento hace que el útero se contraiga, lo que ayuda a expulsar la placenta y reduce las probabilidades de un sangrado excesivo.) Y no te preocupes: el cordón umbilical suele ser lo suficientemente largo como para permitir que el bebé se alimente mientras está unido. Seca al bebé inmediatamente y cubre a la madre y al niño para mantenerlos tan calientes como sea posible.

Paso cuatro: cortar el cordón

Usa la pinza o la agujeta o el pedazo de cuerda que herviste hace rato, haz un nudo alrededor del cordón umbilical, a entre 8 y 10 centímetros del cuerpo del bebé. Si sabes que puedes llegar al hospital en un máximo de dos horas, no cortes el cordón todavía. Si no lograrás llegar en ese tiempo, ata un segundo cordón a unos cinco centímetros del primer cordón atado y corta entre ambos nudos con tu cuchillo o tijeras. No te preocupes por el pedazo que todavía está atado al bebé: se caerá sólo en una semana o algo así.

Paso cinco: la placenta

No creas que el trabajo de parto ha terminado cuando sale el bebé. Entre cinco y 30 minutos después de que nace el bebé, llegará la placenta. No tires del cordón umbilical para "ayudar" a que salga la placenta, que es sorprendentemente larga y carnosa (me recuerda un pesado pedazo de hígado) y se deslizará sola con un suave "plop". Cuando esto suceda, envuélvela en algo limpio o ponla en una bolsa de plástico, pero no la tires; puede que tu médico quiera verla tan pronto como sea posible.

Después de que sale la placenta, da un suave masaje al bajo vientre de tu esposa cada pocos minutos. Esto causa contracciones, lo que limita la pérdida de sangre y comienza el proceso de retorno del útero a su forma normal, o casi.

UN EQUIPO DE EMERGENCIA

Es extremadamente improbable que tu pareja dé a luz en cualquier lugar que no sea un hospital. Sin embargo, si quieres estar absolutamente seguro de que todas las bases están cubiertas, he aquí una lista de provisiones que debes tener en casa, en el auto, o en cualquier otro sitio en que tu pareja vaya a pasar un tiempo considerable durante el último mes del embarazo. Por favor ten en mente que ésta es una lista pensada para las emergencias solamente. Si planeas un parto en casa, necesitarás muchas más provisiones.

- Protectores desechables (almohadillas grandes y estériles para absorber sangre, fluido amniótico y demás. Están disponibles en farmacias y tiendas de productos médicos. Si no puedes encontrarlas, los periódicos funcionan bien —no te preocupes: un poco de tinta no hace daño a nadie.

- Guantes que no sean de látex.

- Una pera para succión, para que puedas despejar la nariz y la boca del niño.

- Una pinza para prensar el cordón umbilical. Puedes hallarlas en cualquier tienda de productos hospitalarios. Si no la consigues, puedes hacer el trabajo con un cordón o agujeta fuertes y limpios.

- Una bolsa de plástico con cierre hermético para guardar la placenta.

- Tijeras limpias o cuchillo para cortar el cordón, si es necesario.

- Algunas toallas para mantener caliente al bebé y a la madre tras el alumbramiento.

COSAS QUE RECORDAR DURANTE UN ALUMBRAMIENTO DE EMERGENCIA

- Pide ayuda tan pronto como puedas.
- Trata de relajarte. Haz todo cuidadosa, concienzuda y lentamente.
- Mantén muy limpia el área en que llegará el bebé.
- La resucitación cardiopulmonar. Si no has tomado una de estas clases, debes considerarlo seriamente —por si acaso.

TRABAJO DE PARTO Y ALUMBRAMIENTO

¿Qué le sucede a tu pareja?

Todo el proceso de parto tiene una duración de entre 12 y 20 horas —más cerca del rango superior en el caso de primogénitos y del inferior en el de hijos subsecuentes, pero no hay reglas. El parto se divide en tres etapas. La primera tiene tres fases.

Etapa 1

Fase 1 (parto temprano o latente). Es la parte más larga y dura desde algunas horas hasta algunos días (el promedio se acerca a las ocho horas). Por fortuna, estarán en casa la mayor parte de esta fase. Al principio, podría darse el caso de que tu pareja no sintiera contracciones. Incluso si las siente, te dirá que son tolerables. Durarán entre 30 y 45 segundos, con intervalos de hasta 20 minutos. Durante las siguientes horas, se harán más largas (hasta un minuto de duración), fuertes y con mayor continuidad (llegando tal vez hasta los cinco minutos entre una y otra).

Toda mujer tendrá una experiencia de parto temprano ligeramente distinta. Mi esposa, por ejemplo, tuvo entre seis y 12 horas de contracciones largas y regulares (cada tres a cinco minutos), todos los días durante una semana antes de que nuestra segunda hija naciera. Tu pareja podría tener una descarga vaginal con algo de sangre, dolores de espalda y diarrea.

Fase 2 (parto activo). Generalmente es más corto —dura entre tres y cinco horas— pero mucho más intenso que en la primera fase. Es probable que dure hasta 10 minutos más si esperas a un niño que a una niña. Si no estás ya ahí, llegó el momento de dirigirte al hospital. En la parte temprana de esta fase, tu compañera todavía hablará durante las contracciones. Se irán presentando cada vez con más frecuencia —cada dos o tres minutos—, serán más largas e intensas. Conforme avanza esta etapa, empezará a sentir dolor intenso. Aumentará la cantidad de líquido con sangre y será más rojo, y tu pareja hablará cada vez menos al concentrarse en las contracciones.

Fase 3 (transición). Dura por lo regular entre una y dos horas. Una vez que empieza, dejas de preguntarte por qué le llaman "trabajo de parto". Las contracciones de tu compañera son implacables, durando cada una hasta 90 segundos. Y puesto que no pasan más de dos o tres minutos desde el principio de una hasta el inicio de la siguiente, no hay tiempo para la recuperación. El dolor es intenso y si en algún momento tu pareja solicita algún medicamento, será en éste. Está cansada, sudorosa y sus músculos tan exhaustos que tiemblan. También puede vomitar.

Etapa 2 (pujar y alumbramiento)

Es, por mucho, la parte más intensa del proceso y por fortuna para tu pareja, dura sólo unas dos horas ("sólo" es un término que utilizan quienes no han parido. A tu pareja le parecerá que la etapa es demasiado larga). Las contracciones siguen siendo largas (más de 60 segundos) pero más espaciadas. La diferencia es que, durante las contracciones, será invadida por un deseo de pujar, similar a la urgencia de defecar. Puede sentir una presión desagradable y ardor conforme la cabeza del bebé aparece, pues empieza a pasar a través de la vagina, pero a esto seguirá una enorme sensación de alivio cuando el bebé salga por fin.

Etapa 3 (después del nacimiento: expulsión de la placenta)

Menos de 20 minutos después de nacer el bebé, la placenta se separará de la pared del útero. Tu pareja aún tendrá contracciones pues su útero busca sacar la placenta y detener el sangrado. Ver la sección titulada "La placenta".

Lo que te pasa a ti

Comenzar el parto no es nada fácil para ella ni para ti. Ella, por supuesto, está experimentando (o muy pronto experimentará) mucho dolor físico. Entretanto, tú sentirás dolor psicológico.

No puedo contar el número de veces que —sólo en sueños, por suerte— defendí heroicamente a mi familia de ejércitos de asesinos y ladrones. Pero incluso cuando estoy despierto, sé que no dudaría en echarme ante un coche que acelera si con ello salvara a mi esposa o a mis hijas. Y sé que aceptaría padecer lo más doloroso para evitarles sufrir. Ese instinto explica tal vez la descarga de adrenalina que sentirás. Un equipo de investigadores escandinavos tomó el pulso de los padres durante el nacimiento de sus hijos y encontró que pasaba de un promedio de 72 pulsaciones por minuto a 115 justo antes del nacimiento. Pero ayudar a tu pareja a lo largo del parto no es lo mismo que rescatar a un niño de un edificio en llamas.

Lo más importante a recordar en esta etapa final del embarazo es que el dolor —el tuyo y el suyo— es finito. Después de un tiempo, se va y cargas a tu nuevo bebé. Sin embargo, su dolor terminará antes que el tuyo. Ella estará adolorida por algunas semanas pero cuando el bebé cumpla seis meses, tu pareja apenas lo recordará. Si las mujeres pudieran recordar el dolor, no imagino que ninguna tuviera más de un hijo. Pero en mi caso, hasta dos años después de que nació nuestra hija, el dolor de mi esposa permaneció fresco en la memoria. Y cuando planemos el segundo embarazo, me atemorizó pasar por una experiencia similar.

Permanecer involucrado

Estar ahí, mental y físicamente

A pesar de tus temores y preocupaciones, en esta etapa las necesidades de tu pareja —y no todas son físicas— son más importantes. Pero antes de entrar en el tema de cómo ayudarla mejor en el parto y el alumbramiento, es importante tener una idea de cuándo en verdad entra en labor de parto y, desde, saber en qué etapa se encuentra.

ETAPA 1

Fase 1 (parto temprano o latente). Aunque las contracciones son suaves en ese momento, haz todo lo posible para que tu compañera esté cómoda (masajes de espalda y demás). Hay mujeres que te dirán exactamente qué quieren hacer; otras pueden sentir pena de pedirte cosas. Como sea, pregunta qué hacer para ayudar. Y cuando te lo diga, hazlo. Si caminar la hace sentir mejor, ve con ella. Si desea pararse de cabeza en la sala (bastante improbable llegado el momento) adelante.

La manera más sencilla de saber si en verdad entra en trabajo de parto es observar las contracciones. Si son cada vez más largas, fuertes y continuas, es real. Si no, tómalo con calma. En cualquier caso, toma nota de las características de las contracciones, porque cuando llames a tu profesional de la salud para preguntarle si debes dirigirte al hospital, él necesitará saber qué sucede.

Durante la labor de parto temprana, es importante que tu pareja mantenga su fuerza, por lo que muchos obstetras recomiendan comer ligero: ensaladas, sopas y cosas por el estilo. Y tomar agua en esta etapa es crucial. No importa qué haga tu pareja, tú debes comer y beber algo. También necesitas mantener en alto tu nivel de energía, y no querrás echar una carrera a la cafetería entre contracciones. Finalmente, descansa y convéncela de hacerlo. Que no te engañe la descarga de adrenalina que llegará cuando tu pareja entre por fin en labor de parto. Estarás tan excitado que sentirás que puedes permanecer así siempre, pero no es así. Ella tiene hormonas y dolor que la sacarán adelante; tú no.

REVISAR LAS COSAS CUANDO SE REALIZA EL INTERNAMIENTO HOSPITALARIO

He aquí lo que Sarah McMoyler recomienda a sus estudiantes. "El día en que te internes en el hospital, tómate unos minutos para revisar la habitación y la unidad para el parto y el alumbramiento. Estarás ahí horas y horas, así que abre todos los gabinetes para ver dónde guardan toallas, camisones, sábanas y almohadas extra. Mientras, halla el banco con rueditas (para que te sientes), la regadera, el botón para llamar a la enfermera y los controles de la cama electrónica. La mayor parte del tiempo, la enfermera te conseguirá estas cosas, pero si está ocupada con otros pacientes, quizá no te los lleve tan pronto como los necesitas."

Mientras revisas el territorio, asegúrate de localizar la máquina de hielo, el minibar y dónde guardan las sábanas entibiadas. Y pon especial atención en presentarte al equipo de enfermería. Déjales saber cualquier asunto particular que pudiera preocupar a tu pareja. ¿Tiene alergias? ¿Ha tenido malas experiencias previas con el embarazo? ¿Teme a las agujas? Y cuéntales de tus objetivos —en particular de tu deseo de involucrarte tanto como sea posible— dejando en claro que su retroalimentación y consejos son bienvenidos. Es una oportunidad excelente para formular preguntas. Ellas están de tu parte, y saben muchísimo sobre el trabajo de parto y el alumbramiento. Mientras mejores sean tus relaciones con el equipo médico, más tersa será la experiencia entera.

316 VOY A SER PAPÁ

Fase 2 (parto activo). Uno de los síntomas de la segunda fase del parto es que tu pareja parece perder interés casi en todo, incluyendo discutir contigo sobre el momento ideal para llamar al médico. Después de que se espaciaron las contracciones de mi esposa a dos o tres minutos durante pocas horas, yo insistía en que llamara. Ella rehusó. Parece que muchas mujeres "sólo saben" cuándo partir. Las probabilidades indican que, si te dice que llegó la hora, busca las llaves del auto. Luego estarás en contacto constante con el practicante de la salud de tu pareja y si él o ella piensan que ya es hora de internarse, eso vence los deseos de tu mujer de quedarse en casa.

Una de las claves de que tu pareja entró en labor de parto es saber si puede caminar y hablar entre contracciones. Si no, lo más probable es que ya estén en esa fase. Si todavía no estás seguro de que comenzó la segunda fase, he aquí un escenario típico que te ayudará a decidir:

> **Tú:** Amor, estas contracciones llevan así unas tres horas; pienso que debemos ir al hospital.
>
> **Ella:** Muy bien.
>
> **Tú:** Perfecto. Vamos a vestirnos.
>
> **Ella:** No quiero vestirme.
>
> **Tú:** Pero si estás en camisón. Por lo menos ponte zapatos y calcetines.
>
> **Ella:** No quiero ponerme zapatos y calcetines.
>
> **Tú:** Pero hace frío afuera. ¿Y una chamarra?
>
> **Ella:** No quiero una chamarra.

¿Captas el punto?

Otro síntoma común de la segunda fase del parto es una extraña pérdida de modestia. Varias enfermeras, matronas y *doulas* me han dicho que siempre determinan en qué fase del parto se encuentra una mujer con sólo mirar las sábanas de la cama (cuando la embarazada está en ella). Si está en la fase uno, estará cubierta hasta el cuello; en la fase dos la sábana estará a la mitad del cuerpo; llegada la fase tres (ver abajo), la sábana ya no la cubre.

Cuando la etapa activa empieza, tu pareja no debe comer nada a menos que el médico diga que puede hacerlo (es probable que no le permitan comer nada a partir de su ingreso al hospital). Si termina por necesitar medicamentos o una cesárea, la comida en su estómago puede complicar las cosas.

Fase 3 (transición). Siempre que exhiben a una parturienta en programa de televisión, las muestran agresivas con su esposo o novio, gritando cosas como "¡No me toques!" o "Déjame sola; tú me hiciste esto". Yo creo que interiorizamos estos estereotipos y, cuando llegamos al hospital, tenía miedo de que mi esposa se portara de la misma manera en que se comportó en la etapa de transición, culpándome por el dolor y empujándome. Pero nunca sucedió. Lo más cercano que estuvimos de algo así fue cuando mi esposa paría a nuestra segunda hija. Sólo se sentía cómoda en la regadera, y estuve ahí mucho tiempo hablándole durante las contracciones y dando masaje a su dolorida espalda. Luego me pidió salir del baño por un rato. Seguro que eso me molestó por un minuto —sentí que debía estar ahí con ella—, pero quedaba claro que no tenía ninguna intención de lastimarme.

No todas las embarazadas se portan bien bajo presión. Si sucede que tu pareja dice algo horrible o te saca del cuarto sin mayor ceremonia, imagina que, mientras está de parto, su mente es secuestrada por una multitud iracunda que, a hora pico, intenta entrar en un vagón del metro con sobrecupo. Por lo común, el dolor que siente es tan intenso y abrumador que la única manera de soportar las contracciones es concentrarse en ellas por completo. Algo tan sencillo y bienintencionado como una palabra de aliento o una caricia amorosa, pueden resultarle terriblemente distractoras.

¿Qué hacer? Lo que ella quiera. Y rápido. Si no quiere que la toques, no insistas. Mejor ofrécele algunos pedacitos de hielo. Si quiere que te salgas del cuarto, sal, pero dile que estarás afuera por si necesita algo. Si el cuarto está oscuro y ella te dice que la luz es demasiado brillante, acepta y busca algo que apagar. Si quiere escuchar la estación que transmite música de Elvis Presley las 24 horas del día, pónsela. Pero hagas lo que hagas, no discutas, no trates de razonar y no te enojes si te insulta. No es su intención, y lo último que necesita es enfrentar la crisis de tu orgullo herido.

ETAPA 2: PUJAR

Hasta esta etapa, pensé estar completamente preparado para enfrentar el trabajo de parto y el alumbramiento de mi esposa. Me sentía calmo y, a pesar de mis sentimientos ocasionales de insuficiencia, sabía qué esperar en cada etapa del camino. El personal del hospital fue comprensivo con mi deseo de estar presente en cada contracción de mi esposa. Pero cuando llegó la hora de pujar, cambiaron. De repente, ellos tenían el control. Llamaron al médico, aparecieron enfermeras extra como por arte de magia y el cuarto se llenó de equipo: báscula, moisés, charola con instrumental médico estéril, palangana, pañales, toallas. (Estábamos alojados en una combinación de sala de parto/habitación; si en medio de la etapa de los pujidos te descubres en el pasillo persiguiendo a tu mujer conducida a otra sala de parto, no te alarmes. Puede sentirse como una emergencia, pero probablemente no lo es.)

Las enfermeras le dijeron a mi esposa qué hacer, cómo y cuándo. Yo miraba y debo confesar que al principio me sentí un poco engañado. Después de todo, *yo* estuve ahí desde el principio. Mi bebé estaba a punto de nacer. No obstante, cuando por fin llegó la etapa final, parecía que sólo sería un espectador. Y a menos que seas un *coach* de parto profesional, o un enfermero entrenado en trabajo de parto y alumbramiento, las probabilidades indican que tú también te sentirás espectador. Inútil y sin control sobre nada.

Al mirar cómo las enfermeras hacían lo suyo, pronto me di cuenta de que sostener las piernas de mi pareja y decir, "¡Puja, amor: así, bien!", no siempre es suficiente. Reconocer una buena contracción productiva y, más importante aún, explicar cómo se realiza una —"Eleva las caderas... baja las piernas... mantén la cabeza atrás, encógete alrededor de tu bebé, como si tuvieras forma de camarón..."— son habilidades que se aprenden después de años de experiencia.

Pero sentirte espectador no significa que te conviertas en uno. Tu pareja te necesita ahí para que la apoyes, alientes, no que te quedes en un rincón del cuarto o escondido detrás de la cámara, sino ahí, junto a ella. Si te retiras en este momento crítico, se sentirá abandonada, aunque esté rodeada por profesionales. Así que deja que el equipo médico mande, pero quédate ahí y pregunta cómo involucrarte (esta pregunta debiste formularla llegando al hospital; ver la sección intitulada "Revisar las cosas cuando se realiza el internamiento hospitalario".

ETAPA 2: EL NACIMIENTO

Sabía que mi esposa estaba embarazada. Había ido a todas las citas, escuchado el latido del corazón del niño, visto el ultrasonido y sentí sus patadas. Aun así, había algo intangible en todo el proceso. Y fue hasta que nuestra hija asomó la cabeza por la vagina de mi mujer que todas las piezas del rompecabezas tuvieron sentido.

Casi en el mismo instante, me di cuenta de que había una ventaja en desplazarme durante la etapa del pujar: tenía las manos libres para "cachar" al bebé conforme salía y, puedes creerme, sostener el cuerpecito caliente, resbaloso y sanguinolento de la niña para colocarla en el pecho de mi esposa fue la parte estelar de todo el proceso.

Si piensas que quieres hacer esto, asegúrate de ensayar la coreografía con tu médico y las enfermeras antes de que la cabeza del bebé asome. (Ver "Planes para el nacimiento".)

Tu pareja está en la peor posición para ver el nacimiento. No obstante, muchos hospitales buscan remediar esta situación mediante espejos. Pero muchas mujeres están tan concentradas en pujar que no se interesan en lo que se refleja en el espejo.

Si esperabas que tu recién nacido luciera como el bebé Gerber, te llevarás una sorpresa. Los bebés nacen cubiertos por una sustancia blanquecina llamada vérnix. A veces están azules y con frecuencia cubiertos de sangre y mucosidad. Quizá sus ojos estén hinchados, lo mismo que los genitales, y su espaldas y hombros cubiertos con un pelo fino. Además, el viaje a través del canal de parto ha dejado a tu bebé una cabeza cónica. En suma, estamos ante la escena más hermosa del mundo.

La placenta

Antes de que naciera nuestra primera hija, no se me ocurrió (ni a mi esposa) que el alumbramiento no terminaba al nacer el bebé. Mientras tú y tu pareja admiran al nuevo miembro de la familia, la placenta —que ha sido el sistema vital de tu hijo durante los pasados cinco meses— aún debe salir. Acaso tu pareja todavía tenga contracciones leves entre cinco minutos y una hora, hasta que la placenta es expulsada. Lo extraño de esta fase del parto es que ni tú ni tu pareja se den cuenta de qué sucede, demasiado embebidos con la nueva criatura.

Sin embargo, cuando sale la placenta decidirás qué hacer con ella. En este país, la mayoría de la gente ni siquiera la ve, y los que sí la dejan en el hospital, donde será incinerada como desperdicio médico o, más probablemente, usada para investigación biomédica o vendida a una empresa de cosméticos (ahora hay una sorprendente cantidad de productos de belleza basados en la placenta). Sin embargo, en muchas culturas, se considera que tiene un vínculo permanente, casi mágico, con el niño al que nutrió en el vientre materno, y su eliminación se lleva a cabo con mucha más reverencia. De hecho, en la mayoría de las culturas existen rituales placentarios pues se piensa que, si no se entierra debidamente la placenta, el niño, los padres o la aldea entera sufrirán consecuencias terribles.

En el Perú rural, por ejemplo, después del nacimiento del niño, se exige que el padre vaya a un sitio remoto y entierre la placenta a suficiente profundidad para que ni los animales ni la gente la descubran por accidente. De no ser así, la placenta puede "ponerse celosa" de la atención prestada al niño y vengarse causando una epidemia.

En algunas culturas indígenas sudamericanas, la gente cree que puede influirse en la vida de un niño según los objetos enterrados junto con la placenta. Según el antropólogo J. R. Davidson, los padres de la tribu Qolla "entierran con placenta implementos en miniatura copiados de los que se usan en la vida adulta, esperando asegurar que el infante será un buen trabajador. Las placentas de niños varones se entierran con pala o pico y las de niña con telar y azadón." En Filipinas, las madres la entierran con algunos libros para asegurar la inteligencia del recién nacido.

Pero la placenta no siempre se entierra. En el antiguo Egipto, las de los faraones se introducían en contenedores especiales para evitar que fueran dañadas. A veces, se usaba para sustituir al faraón en los sucesos públicos, de acuerdo con la investigadora Anne Glausser. Algunos historiadores creen que las pirámides más pequeñas en realidad fueron tumbas para la placenta del faraón. Y un inca rico, en Ecuador, hizo una estatua de oro sólido que representaba a su madre con todo y placenta en el vientre.

Incluso en nuestros días, la gente de muchas culturas cree que las placentas tienen poderes especiales. Muchas mujeres —incluyendo un número creciente de celebridades de Hollywood— creen que la placentofagia (ingerir placenta cocinada o desecada) reduce o elimina la depresión postparto o ayuda a que la piel luzca juvenil. En algunas partes del Perú, son quemadas para remediar enfermedades. La medicina tradicional vietnamita las usa para combatir la esterilidad y la senilidad; y en India, se supone que tocar la placenta ayuda a que una mujer sin hijos pueda tenerlos. En China, algunos creen que las mujeres que amamantan mejoran la calidad de su leche bebiendo un caldo de placenta hervida; también se piensa que un parto se acelera comiendo un pedazo de placenta seca.

Este tipo de utilización de la placenta no se limita a las culturas no occidentales. En la Europa medieval, si nacía un niño con alguna de las membranas de la placenta sobre la cabeza, se guardaba, secaba y se le daba de comer al niño en su cumpleaños número diez. Si no se hacía esto, el niño podía convertirse en vampiro después de morir.

Lo que decidan hacer con la placenta, es mejor mantenerlo en secreto, al menos para el personal del hospital. Algunos estados tratan de regular qué hacer con ella y pueden incluso prohibir que te la lleves a casa (aunque si en verdad quieres, puedes conseguir que una enfermera compasiva la empaque para ti). En el caso de nuestra primera hija, deliberadamente dejamos la placenta en el hospital, pero guardamos la de nuestra segunda hija en el refrigerador durante un año antes de enterrarla junto con las de los hijos de nuestros amigos, y plantamos un manzano encima. Doce años después, en su bar mitzvah, comimos algunas manzanas de ese árbol. Y sí, sabían bien.

AYUDARLA A ENFRENTAR LA SITUACIÓN

A lo largo del parto, concéntrate en tu pareja, pero dado que el alumbramiento es algo femenino, muchos hombres no comprenden lo importantes que son para el proceso. La realidad es que eres indispensable. Sí, ahí están los médicos y las enfermeras y las parteras corriendo por todas partes, pero tu pareja cuenta contigo para ayudarla a pasar por todo esto. Al estar ahí —y participar activamente— harás la gran diferencia. Las mujeres cuyas parejas las apoyan en el parto los tienen más cortos y experimentan menos dolor. También tienen una actitud más positiva ante la maternidad.

He aquí algunas maneras de ayudar a que tu pareja supere el parto. Algunas están tomadas del libro The Best Birth, que escribí con la educadora en nacimientos Sarah McMoyler.

- Recuérdale que desacelere su respiración. inhalar lenta y largamente por cinco segundos para luego exhalar durante otros cinco, puede calmarla.

- Procura que gima durante las contracciones y descanse entre ellas. Gritar no es muy efectivo para enfrentar el dolor, y tampoco los patrones respiratorios que enseñan en muchos sistemas preparatorios para el parto. Más bien, apuesten por sonidos bajos, guturales, como gruñidos —hondos y fuertes—, el que harías al levantar un auto. No es momento de ponerse delicado o preocuparse por qué dirá la gente del cuarto de junto o del siguiente piso. Probablemente ellos también estén haciendo bastante ruido por su lado.

- Ayúdala a relajarse. La gente que se duele aprieta las mandíbulas, los puños; tensa los hombros y contienen el aliento. Nada de esto ayuda. De hecho, hace más mal que bien.

- Mírala a los ojos y sé directo. Esto puede parecer un poco agresivo, pero funciona. En las etapas tempranas del parto, mírala a los ojos y dile qué hacer: relaja la mandíbula, abre los puños, relaja los hombros, respira... Conforme el parto avanza, sáltate las palabras y demuestra a tu pareja lo que debe hacer aflojando el cuerpo, relajando las manos y gimiendo. Es importante hacerlo entre las contracciones. Mantenerse tenso —o tensarse al anticipar la siguiente contracción— hará más difícil para ella la recuperación en esos breves periodos entre contracciones.

Ofrécele tragos de agua, pedazos de hielo y compresas frías.

Ofrécele un masaje. De espalda, manos, pies o lo que quiera (si es que quiere algo). A veces, cuando el masaje resulta molesto, basta con presionar sostenidamente. Pregúntale qué la ayuda más: el trabajo en la alta o baja espalda, o cerca del cóccix.

Anestesia verbal. Dile que hace un trabajo estupendo, significa mucho más viniendo de ti que de una enfermera que no conoce. Las cosas simples como "¡Buen trabajo!" o "¡Adelante, vamos!" son muy efectivas.

Asegúrate de que vaya al baño al menos una vez cada hora. Si no orina con esa frecuencia, no está bebiendo suficiente agua.

Procura que se levante y se mueva. Si le es posible estar de pie, la gravedad ayudará a que el niño descienda. Al caminar se mantiene el cuerpo en movimiento y esto maximiza el efecto de la relaxina (una hormona que relaja) en las articulaciones pélvicas. Haz esto durante las contracciones en las etapas tempranas, pero una vez que llega al parto activo, hazlo entre contracciones.

Enfrentar contingencias

No todos los partos suceden como se planificaron. De hecho, no sucede en la mayoría de los casos. Como discutiremos en el siguiente capítulo una tercera parte de los bebés estadounidenses nacen por cesárea. Y entre 60 y 80 por ciento de las madres que paren vaginalmente son medicadas de alguna manera, normalmente con anestesia epidural (pronto hablaremos de ello en detalle). Como sucede con tantos otros aspectos del embarazo, tener información clara y precisa de lo que sucederá y saber cuáles son las opciones te ayudará a tomar decisiones informadas e inteligentes en relación con lo inesperado o no planeado. La clave para obtener la información está en hacer preguntas hasta quedar satisfecho. Averigua sobre riesgos, beneficios y efectos en tu pareja y en el bebé. La única excepción a esta regla es una verdadera situación de emergencia. En ese caso, guarda tus preguntas para después.

A continuación encontrarás algunas contingencias que pueden surgir durante el parto y cómo te afectarán a ti, a tu pareja y al bebé.

DOLOR

Si tomaste clases tradicionales de parto con el método Lamaze o Bradley, o si leíste libros sobre el embarazo (e incluso si no lo hiciste), quizá tú y tu pareja planeen un parto "natural" (libre de medicamentos). Pero los partos naturales suenan mejor —y menos dolorosos— de lo que son en realidad. De acuerdo con el doctor Marci Lobel, director del Stony Brook Pregnancy Project [Proyecto sobre Embarazo Stony Brook] de la Universidad de Stony Brook: "Los libros populares escritos para las mujeres minimizan el grado de dolor durante el nacimiento, y exageran la efectividad de la preparación para el nacimiento en cuanto a reducir el dolor." Y piensa en todas esas imágenes de parto vistas en películas y en la tele. El dolor parece insoportable, pero nunca dura más de unos minutos.

Debido a que tu pareja es quien lo experimenta, confía en su juicio para manejarlo. Esto no significa que no tengas nada que decir sobre el tema. Conforme el parto avanza, tu pareja se tornará menos racional y será incapaz de tomar decisiones. Así que tú debes ser su abogado para asegurarte de que tenga el parto que desea (o al menos lo más cercano posible). Por eso sugiero que discutan su actitud respecto de los medicamentos *antes* de entrar en labor de parto; así sabrás si ella prefiere que tú sugieras el uso de analgésicos o ser ella quien los pida. También ponerse de acuerdo sobre una palabra clave que signifique: "Quiero medicamentos AHORA." Algunas mujeres piden a gritos al médico o a la pareja que detengan el dolor, sin que esto signifique que quieren medicamentos.

Las tres etapas de labor de parto

ETAPA	QUÉ SUCEDE	QUÉ SIENTE ELLA
Etapa 1/fase 1 (parto temprano o latente)	• El cérvix se adelgaza y dilata unos tres centímetros. • Puede que la fuente se rompa.	• Se muestra emocionada pero no tan segura de que llegó el momento. • Puede sentirse ansiosa, inquieta y preguntarse si recordará lo aprendido en las clases de parto. • Quizá no quiera hacer nada. • Puede tener diarrea.
Etapa 1/fase 2 (parto activo)	• Cada vez se siente más incómoda. • Su cérvix se dilata hasta los 7 u 8 centímetros. • Puede romperse la fuente (si no ha sucedido) o quizá deban rompérsela.	• Empieza a tomar en serio el dolor y se impacienta. • Se concentra en las contracciones y en la labor de parto. • Adiós al sentido del humor.
Etapa 1/ fase 3 (transición)	• Su cérvix está completamente dilatado (si no, el bebé debe descender un poco antes de que se le permita pujar). • Sentirá la necesidad imperiosa de pujar. • Puede sentir náuseas y llorar (de dolor, temor o por ambas cosas).	• Puede estar confundida, frustrada y asustada. • Puede anunciar que ya no puede más y se marcha a casa.
Etapa 2 (pujar y nacimiento)	• Aumentan las descargas sanguinolentas. • El bebé se mueve por el canal de parto. • Puede que el médico tenga que realizar una episiotomía.	• Siente confianza de terminar el trabajo. • Puede llegarle un segundo aire. • Puede preocuparle defecar cuando puja. Y hay buenas posibilidades de que lo haga.
Etapa 3 (después del parto)	• La placenta se separa de la pared del útero. • La episiotomía o desgarre (si lo hay) será reparado.	• Alivio. • Euforia. • Habla mucho. • Fuerte, heroica. • Hambre, sed. • Vacío (del bebé). • Deseo de acurrucarse con su bebé (y su pareja).

QUÉ PUEDES HACER

- Aliéntala.
- Haz bromas, caminen, salgan a la última cena pre-bebé o renten una película, cualquier cosa que la distraiga.
- Mantenla hidratada y asegúrate de que vaya al baño regularmente.
- Registra las contracciones: duración y regularidad.
- Si es de noche, pídele que duerma; el parto activo la despertará, pero cualquier descanso será importante después.
- Mientras sestea, revisa que tus maletas estén listas, tu teléfono en orden, y que hiciste los arreglos para que alguien alimente al perro hasta tu regreso.

- Llamar al médico antes de salir para asegurarte de que está bien ir al hospital.
- No te preocupes por la conversación. No podrá sostenerla, así que procura que la comunicación sea corta y directa.
- Aliéntala y dale seguridad.
- Ayuda a que enfrente cada contracción.
- Dale pedazos de hielo.
- Felicítala por el progreso.
- Masajes, masajes, masajes.

- Has lo que ella quiera.
- Ayúdala a resistir el impulso de pujar hasta que el médico indique que debe hacerlo.
- Sécale la frente con una tela húmeda.
- Dale pedazos de hielo.
- Dale masaje (si quiere).

- Sigue alentándola.
- Procura que puje cuando deba y dile lo bien que lo está haciendo.
- Aliéntala a ver la salida del bebé (si quiere y hay espejos).
- Deja que los profesionales hagan su trabajo.

- Alabarla.
- Poner al bebé sobre su vientre.
- Procurar que se relaje.
- Procurar que empiece a alimentar al bebé, si se siente lista.
- Vincúlate con ella y con el bebé.

Si terminan con una discusión sobre medicamentos durante el parto, hazlo del modo más considerado. Es doloroso ver a la persona amada sufriendo, pero discutir cuando está en media contracción no es buena idea (y no resolverás nada de todos modos). A pesar de que la mayoría de las mujeres reciben algún tipo de analgésico, muchas piensan que tomarlos es signo de debilidad o de que fallan como mujeres o madres. Es como si no tomar medicamentos en el alumbramiento fuera parte de una transición al ser mujer. Además, algunos métodos preparatorios para el parto ven la medicación como el primer paso que lleva a las complicaciones durante el nacimiento y a la cesárea. Ninguno de estos escenarios es regla en modo alguno. Si entras al hospital con una pareja embarazada y te vas días más tarde con una mujer no embarazada y un bebé sano, tú ganas. No debería importar en lo más mínimo cómo sucedió, siempre y cuando la medicación y el procedimiento sean necesarios desde el punto de vista médico (y casi siempre es así).

No sugiero que tu pareja use —o necesite— analgésicos. Pero hagas lo que hagas, conocer mejor tus opciones siempre será una buena idea (ver "¡Fuiu! ¡Qué alivio!").

Cansancio

El dolor no es la única causa por la que tu pareja necesita intervención química. En algunos casos, el parto progresa tan lentamente que al médico le preocupa que tu pareja esté demasiado cansada cuando necesite pujar. Es exactamente lo que pasó durante el nacimiento de mi segunda hija. Tras 20 horas de parto y sólo cuatro centímetros de dilatación uterina, nuestro médico sugirió administrar oxitocina (una droga que estimula las contracciones) junto con una anestesia epidural. El coctel de medicinas suprimió el dolor del parto permitiendo que mi esposa dilatara el cuello del útero completa y rápidamente. Estoy convencido de que este proceder evitó una cesárea al dar a mi esposa un respiro bien merecido antes de pujar.

¡FUIU! ¡QUÉ ALIVIO!

Para el bebé

Hay, según dice Sarah McMoyler, "una gran diferencia entre resistir y sufrir." A pesar del énfasis que se hace en estos días en el parto natural (no medicamentado), más y más mujeres optan por algún tipo de analgesia química durante el alumbramiento. En realidad, hay evidencia de que las mujeres buscan opciones al parto natural desde que fueron introducidas en la década de 1840, dice el obstetra y anestesiólogo Donald Caton, autor de *What a Blessing She Had Chloroform: The Medical and Social Response to the Pain of Childbirth from 1800 to the Present.*

Literalmente, las mujeres de hoy disponen de cientos de opciones que caen en dos categorías básicas: anestesias locales o regionales, que reducen o eliminan el dolor en ciertas partes de su cuerpo, y las anestesias sistémicas o generales, que relajarán el cuerpo entero.

Locales

Estos medicamentos trabajan en determinadas zonas. La más común de todas las anestesias locales (y de todos los analgésicos relacionados con el dolor de parto) es la epidural, que se administra durante la labor activa (la segunda fase de la primera etapa), cuando el dolor llega a su máximo. Tu pareja deberá recostarse o adoptar una posición fetal mientras el anestesiólogo prepara su baja espalda para insertar el catéter con el medicamento en el "espacio epidural" que rodea la médula espinal, y luego pega el catéter a su espalda.

De acuerdo con la American Pregnancy Association [Asociación Americana del Embarazo], "la meta de una anestesia epidural es proveer analgesia o alivio del dolor más que anestesia, que lleva a una completa falta de sensibilidad." Las epidurales son ampliamente consideradas como los mejores y más eficientes analgésicos disponibles para el parto. Tardan unos minutos en hacer efecto y bloquearán el dolor de las contracciones de tu compañera permitiéndole estar despierta y alerta. Y quizá lo más importante, no "atraviesan la placenta" (no afectan al bebé).

Hasta hace algunos años, las epidurales implicaban el riesgo de reducir la presión sanguínea de la madre o limitar la habilidad de la mujer para pujar (lo que podía alentar el curso del parto), así como causar dolores de cabeza y náusea. Y mucha gente pensó que las epidurales aumentaban el riesgo de una cesárea o parto instrumental, pero hoy, los anestesiólogos ajustan mejor la dosis, reduciendo estos riesgos. Un cuerpo de investigación creciente demuestra que las mujeres que recibieron epidurales no tienen más probabilidades de ser sometidas a cesárea o nacimiento instrumental. De hecho, las anestesias epidurales aceleran el parto. Al bloquear el dolor, la mujer recibe un merecido descanso (a veces hasta sestear) así que, cuando llega el momento de pujar, se sentirá refrescada y fuerte.

Otro problema de las epidurales era que, dado que adormecen la parte inferior del cuerpo, las mujeres quedaban confinadas a la cama durante el resto del parto. Pero la anestesia epidural-espinal combinada (EEC), o "epidural ambulante", ofrece el mismo efecto analgésico y permite cierta movilidad (aunque, a pesar del nombre, es probable que tu pareja no pueda caminar). Las epidurales ambulantes no están disponibles en todas partes, así que pregunta a tu médico si la hay en tu hospital.

Las epidurales no son perfectas: para cerca de 10 por ciento de las mujeres, la epidural no bloquea el dolor por completo, y a veces afecta más un lado del cuerpo que el otro. Y puede haber efectos secundarios, aunque son raros. Estos incluyen tremores, náusea, comezón y una caída de la presión sanguínea.

También pregunta si existe la posibilidad de usar una anestesia epidural controlada por el paciente (AECP). Funciona cuando el anestesiólogo la pone y luego permite que el paciente ajuste la cantidad de medicamento que recibe (dentro de lo razonable). Como sucede en el caso de cualquier medicamento controlado por el paciente, no usan tanto como hubiera administrado el médico. Parece que al estar el alivio a un botón de distancia, la necesidad disminuye.

Otras opciones de anestesia local menos comunes incluyen el bloqueo pudendo (una inyección puesta a cada lado de la vagina que alivia el dolor de la zona) y el bloqueo espinal (una inyección al fluido que rodea la médula espinal en la baja espalda; similar a una epidural, pero no dura tanto y tiene un riesgo de complicaciones un poco mayor).

Generales

Estos analgésicos de cuerpo entero incluyen sedantes, tranquilizantes y narcóticos como el Demerol y el fentanilo, que se inyectan o añaden a las líneas intravenosas (IV). También incluye la anestesia general, que deja por completo inconsciente al paciente y rara vez se utiliza, salvo cuando se practica una cesárea de emergencia.

Además de quitar el dolor de las contracciones casi de inmediato una de las mayores ventajas de los medicamentos sistémicos es que tu pareja puede utilizarlos desde el principio del parto. Alivian mucha de su ansiedad y no tendrán un gran impacto en su capacidad de pujar o sentir las contracciones.

Pero estos medicamentos presentan la desventaja de que afectan todo el cuerpo y causan una amplia variedad de efectos secundarios, incluyendo mareos, aletargamiento y náusea. En cierto sentido, quitan poco el dolor pero hacen que a tu pareja deje de importarle el mundo por completo. Peor aún, dado que van de modo directo al torrente sanguíneo, "cruzan la placenta", lo que significa que, al nacer, el bebé puede estar aletargado y no ser capaz de mamar por un corto tiempo o, en casos raros, que no pueda respirar sin asistencia. Por fortuna, estos síntomas se esfuman pronto por sí solos. También hay una droga, Narcan (naloxona), que revierte estos efectos secundarios.

Es interesante notar que el uso de analgésicos —o su omisión— puede influir en ti también. Para la mayoría de los futuros padres, todo lo que hace sufrir menos a sus parejas es grandioso. Pero más allá de eso, los medicamentos también reducen el estrés y hacen que el proceso sea más placentero para nosotros. En un estudio sobre la manera en que la epidural afecta a su pareja, los investigadores italianos Giorgio Capogna y Michela Camorcia descubrieron que "los padres cuyas parejas no recibieron anestesia epidural sintieron que su presencia era problemática e innecesaria". Por otra parte, cuando la madre recibió una anestesia epidural, se sintieron tres veces más útiles e involucrados, con menos angustia y tensión que los padres cuyas esposas parieron sin medicamentos.

Para otros hombres, sin embargo, reducir el dolor puede ser una fuente de desencanto, algo retorcido, pero comprensible. Se supone que estamos allí para ayudar a superar el dolor, pero si ella no nos necesita para eso, entonces tal vez no nos necesite para nada. En otras palabras, reducir el dolor también reduce la sensación de utilidad e importancia. Una palabra de advertencia: si tu pareja quiere recibir algún tipo de analgésico, apóyala. Hay muchas otras maneras de ser útil.

NO TAN RÁPIDO, SEÑORITA

Si la salud de tu pareja o tu bebé está en riesgo, quizá su médico quiera inducir el parto antes de la semana 39 o 40. Parece que un número creciente de mujeres buscan dar a luz antes. Se esgrimen todo tipo de razones no médicas. Algunas temen dar a luz a un bebé demasiado grande, otras asegurarse de que su médico esté disponible o antes de irse de vacaciones. Algunas que su bebé nazca en un día específico (el cumpleaños de un amigo o un familiar, un día auspicioso o el último del año por la deducción fiscal), y otras asegurarse de que cierta persona esté ahí para el parto (un amigo cercano, un familiar o los *paparazzi* de la revista *People*). Y algunas simplemente están hartas del embarazo.

Por suerte, tu médico no permitirá ningún requerimiento de inducción anticipada. Pero si lo hace, habla con él y tu pareja para evitarlo. Una nueva investigación realizada por el National Child & Maternal Health Education Program [Programa Nacional para la Educación sobre la Salud Materna e Infantil] encontró que hasta pocas semanas hacen una gran diferencia. El programa considera que el término es de entre 39 y 40 semanas. Los bebés que nacen antes, dicen, están "en riesgo de tener problemas respiratorios, alimenticios y para el control de su temperatura. También tienen más posibilidades de ser admitidos en las unidades de cuidado intensivo neonatal y desarrollar infecciones." Catherine Spong, directora general del National Institute of Child Health and Human Development [Instituto Nacional de Salud Infantil y Desarrollo Humano] (www.nichd.nih.gov), agrega: "El cerebro del bebé casi duplica su tamaño en las últimas semanas de embarazo y forma todas las conexiones que serán importantes para coordinación, movimiento y aprendizaje". ¿Suficiente?

Parto inducido

En cualquier momento después de la semana 40 de gestación, tu bebé está listo. No siempre les llega esta noticia y a veces se muestran reticentes a salir. Hay muchas maneras seguras de inducir la labor de parto, y empezarás a escuchar sobre ellas en cuanto menciones que el bebé se ha retrasado: consume aderezos para ensaladas o vinagres, come alimentos condimentados, da largas caminatas, bebe aceite de hígado de bacalao y más. Alguna investigación sugiere que el sexo ayuda: la estimulación de pezones y el orgasmo de tu pareja podrían provocar contracciones; además, el semen contiene prostaglandina, similar al gel o la píldora que se usa para inducir el parto. Y, como afirma Lissa Rankin, "al meterse con el cuello del útero se pueden producir contracciones y hacer que las cosas empiecen." Pero antes de intentar cualquier remedio casero, habla con tu practicante para cerciorarte de que sea seguro.

Si tu pareja llega al término y el tiempo pasa, tu médico decidirá que las cosas se han extendido demasiado (esto sucederá unos dos meses después de que tu pareja llegue a la misma conclusión), y sugerirá iniciar el parto con pitosina (una versión química de la oxitocina) o con Cytotec (una prostaglandina). Algunas personas dicen que la pitocina ocasiona partos más dolorosos e incrementa la tasa de cesáreas, pero igual número de especialistas disienten, diciendo que lo único que hace es iniciar el parto normal.

Otras contingencias comunes del nacimiento

Fórceps o vacío

Si el cuello del útero está por completo dilatado y pujó por un tiempo pero el bebé no sale, el médico sugerirá el uso de fórceps —tenazas largas con forma de cuchara en los extremos (imagina una pinzas para ensalada lo bastante grandes para aprisionar un coco)— y hacer que las cosas marchen. La palabra fórceps metía temor en el corazón de los futuros padres, pero hoy se usan para aferrar suavemente la cabeza del bebé y guiarlo por el canal del parto. Algunos alumbramientos con fórceps dejarán al bebé heridas en las sienes o en las mandíbulas por algunos días o una semana. En casos muy raros hay cicatrices permanentes u otro tipo de daño. Además, tu pareja necesitará medicamentos adicionales o una episiotomía mayor de lo normal.

En un creciente número de casos, en lugar de fórceps los médicos usan un tipo de succión con vacío que se pega a la testa del bebé para moverlo del mismo modo. Los extractores de vacío pueden causar inflamación o heridas menores en el cuero cabelludo de tu bebé. No obstante, tu pareja no necesitará analgésicos como en la utilización de fórceps.

El médico puede sugerir fórceps o vacío si el bebé sufre y si el canal vaginal debe abrirse más rápidamente, o si tu pareja está demasiado cansada (o medicada) para pujar. Ten en mente que la mayor parte de los G/O están entrenados en el uso de fórceps (los de más edad) o en extracción por vacío (los más jóvenes). Si se usan de modo apropiado, cualquiera de los dos sistemas evitará una cesárea.

EPISIOTOMÍA

Implica realizar un pequeño corte en el perineo (el área entre la vagina y el ano) para agrandar la abertura vaginal y facilitar el paso de la cabeza del bebé. (¿Te estremeciste? Yo sí.) Tan sólo hace una década, la tasa de mujeres primerizas sometidas a episiotomía bajo el cuidado de un obstetra, estaba entre 70 y 90 por ciento. La idea era que un corte controlado ayudaría a que las mujeres evitaran problemas intestinales, urinarios y sexuales después del parto. Pero investigaciones recientes demostraron que la episiotomía incrementa el riesgo de esos problemas. Hoy, la tasa de episiotomías está por debajo de 20 por ciento. En general, cerca de 70 por ciento de las madres primerizas tendrá un pequeño corte espontáneo en la zona. La frase "corte espontáneo" me suena aterradora, pero resulta que con una episiotomía, la carne se abre más aún. Así que, por contradictorio que suene, esos desgarres naturales son preferibles (y menos dolorosos) que la episiotomía de rutina. Sin embargo, el procedimiento puede indicarse cuando:

- El bebé es extremadamente grande y hacerlo pasar por la vagina puede lastimarlo a él o a tu pareja.
- Se usan fórceps.
- El bebé viene con los pies por delante (ver abajo).
- Cuando el médico se da cuenta de que se presentarán varios cortes.

POSICIÓN PODÁLICA O DE NALGAS

Si un bebé se presenta en posición podálica, significa que la cabeza está hacia arriba y el trasero o los pies hacia abajo (sólo entre 3 y 4 por ciento de los bebés individuales se presentan de esta forma, pero casi 30 por ciento de los gemelos lo hacen). En realidad, existen varias posturas podálicas: la podálica de Frank significa que los pies del bebé están orientados hacia arriba, cerca de la cabeza y su trasero saldrá primero. La podálica completa que las caderas están abajo y el bebé se sienta con las piernas cruzadas. La podálica de pie que uno o ambos pies apuntan hacia abajo. Poco se puede hacer para prevenir que tu bebé adopte la posición que quiere, pero la mayoría de los médicos no recibirán bebés vía vaginal en estas posturas. Esto significa que si el bebé no logra voltearse con un procedimiento no quirúrgico llamado "versión externa", nacerá por cesárea.

MONITOREO FETAL ELECTRÓNICO (MFE)

Está presente desde inicios de la década de 1970, y hoy se usa en 85 por ciento de los nacimientos. Hay de dos clases: externo e interno.

La variedad externa es una máquina de aspecto bastante complejo, con gráficas, salidas digitales y sonidos de alta tecnología. Hay dos cinturones conectados a la máquina y se abrochan al abdomen de tu pareja. Uno monitorea el pulso de tu bebé y el otro las contracciones.

Los monitores fetales son muy divertidos. Bien conectados son tan precisos que, al mirar la pantalla, sabrás si las contracciones empiezan —incluso antes de que ella las sienta—, y si tiene un catéter intrauterino a presión, que es un tubo junto al bebé y mide la fuerza de la contracción, incluso adelantarás qué tan intensa será. En un estudio fascinante, las investigadoras Kristi Williams y Debra Umberson encontraron que la mayoría de los futuros padres gustan de estos monitores (en parte porque al tener información nos sentimos más involucrados): "Al observar y comunicar la intensidad variable de las contracciones, creyeron proporcionar información valiosa a sus esposas", escribieron. "Esto crea un papel que los maridos desempeñan en el parto y es, desde su perspectiva, más importante que limitarse a dar apoyo y aliento."

Fíjate en las frases "estos hombres creyeron" y "desde su perspectiva". Williams y Umberson encontraron que las mujeres percibieron el monitor como una molestia y la información que brindaba no era muy útil. Después de todo, ellas obtienen la misma información, pero de una manera distinta: viene acompañada de un dolor infernal. Y los monitores no siempre reflejan la realidad. Acaso la pantalla indica que la contracción ya terminó, pero para ella las cosas están lejos de finalizar.

Así que ten cuidado. Estos monitores te ayudan a guiar a tu pareja durante la contracción, pero piénsalo bien antes de decir: "¿Lista, amor? Aquí viene, parece que será una grande" (y sé de qué hablo).

En muchos hospitales, las parturientas son conectadas a los monitores fetales externos tan pronto como ingresan, a pesar de que el American College of Obstetricians and Gynecologists [Colegio Americano de Obstetras y Ginecólogos] no lo recomiendan para los embarazos de bajo riesgo. Si tu pareja no ha recibido una anestesia epidural y sigue caminando, quizá le hagan monitoreo intermitente (con un estetoscopio o un ecógrafo Doppler, como el que usaron cuando escuchaste el corazón de tu bebé en meses pasados). Otra opción es el monitoreo portátil: sigue con los cinturones puestos, pero transmiten inalámbricamente el pulso y los datos de la contracción al equipo médico. Sin embargo, si le han aplicado una epidural u oxitocina, el monitoreo constante no es negociable. Lo mismo pasa cuando llega el momento de pujar.

Los monitores fetales internos tienen en variedades: un electrodo se adhiere al cuero cabelludo del bebé y al catéter intrauterino antes mencionado. Si tu médico siente que es importante supervisar con mayor detenimiento el pulso, pondrán a tu pareja uno o ambos de estos monitores internos.

A menos de que haya alguna razón de peso para que tu pareja requiera monitoreo constante (si hay señales de angustia fetal, por ejemplo), tú y tu pareja estarán mejor usando poco los monitores. He aquí por qué:

- Hay demasiadas posibilidades de malinterpretar los resultados. En un estudio cuatro médicos interpretaron 50 gráficas distintas generadas por el monitor. Los cuatro coincidieron 22 por ciento de las veces. Peor aún, dos meses después, cuando se pidió a los mismos médicos evaluar las mismas gráficas, en 20 por ciento de los casos las interpretaron de modo diferente.

- Puede asustarte mucho. Cuando conectaron a mi esposa a un monitor fetal en su primer parto, nos confortaba el sonido constante de las pulsaciones del bebé a 140 latidos por minuto. Pero en algún momento bajó a 120, luego a 100, a 80 y después a sesenta. Nada estaba mal —el doctor pretendía cambiar la postura del bebé —, pero oír cómo disminuye el pulso del corazoncito casi nos provoca un infarto a mi esposa y a mí. Si tu profesional de la medicina piensa que el monitoreo es necesario, bájale el volumen (o mejor aún, bájalo a cero).

- No está claro si en verdad funciona. El monitoreo fetal se implementó con la esperanza de evitar parálisis cerebral, pero a pesar de las mejores intenciones se han incrementado las cesáreas y los partos instrumentales. Irónicamente, no hizo nada por evitar la parálisis cerebral: la tasa de incidencia ha permanecido invariable durante los últimos 50 años. La moraleja de la historia es que el monitoreo constante genera demasiada información: puede que el doctor vea que algo le pasa al bebé en el monitor, se preocupa y opera. En muchos casos, lo que parece angustia fetal en las gráficas desaparece solo.

Después del nacimiento: ¡Hola, bebé!

Uno de los primeros contactos con tu bebé será cortar su cordón umbilical. Con un nacimiento vaginal, desconectarás al bebé de la madre. En caso de cesárea, los cirujanos lo harán y tú harás un corte ceremonial. Como sea, hay algo sorprendente en el hecho de que, irónicamente, te conecta más con el bebé.

Las investigadoras Sónia Brandao y Bárbara Figueiredo encontraron que los padres que cortaban el cordón de sus hijos estaban más involucrados en lo emocional que los papás que no hicieron el corte.

Los primeros minutos de tu bebé fuera del vientre materno son un tiempo de liberación física y emocional para ti y para tu pareja. Al fin conoces a la pequeña persona única que crearon juntos. Quizá tu compañera quiera dar el pecho al niño (aunque la mayoría de los recién nacidos no parecen tener hambre durante las primeras doce horas o algo así), y probablemente querrás acariciar su piel nueva y maravillarte con sus uñitas. No obstante, según el hospital, las condiciones del nacimiento y si fuiste claro al exponer tus preferencias, los primeros minutos de tu bebé se dedicarán a las pruebas de los médicos y las enfermeras y no a que el bebé sea apapachado.

Un minuto después del nacimiento, se realizará a tu bebé una prueba de Apgar para que el equipo médico se cerciore de su condición general. Creada en 1953 por la doctora Virginia Apgar, la prueba mide apariencia del bebé (color de piel), pulso, gestos (reflejos), actividad y respiración. Una enfermera o matrona calificará cada categoría en una escala del 0 al 2. (Un bebé azulado o pálido obtendrá 0 por el color en tanto que uno muy rosado tendría un 2; uno de respiración irregular o ligera obtendrá un 0 por concepto de respiración, en tanto que uno que respira bien, o que llora sonoramente tendrá un 2.) La mayoría de los bebés obtienen calificaciones que van del 7 al 9 (sólo para aclarar, casi ninguno saca 10, a menos que sea de alguien que conoce al equipo médico). La prueba se repetirá transcurridos cinco minutos desde el nacimiento.

Poco después, tu bebé será pesado, medido, le darán un brazalete de identificación, lo bañarán, le pondrán el pañal, tomarán una imagen de la huella de su pie y lo envolverán en una sábana. Algunos hospitales también fotografían al recién nacido (con frecuencia lo requiere la ley) y aplican gotas de nitrato de plata o un ungüento antibiótico a sus ojos para protegerlo de la gonorrea. Aunque estos procedimientos se llevan a cabo antes de una hora, pide al equipo que esperen unos minutos mientras tú y tu pareja conocen al bebé.

Si nació por cesárea, o hay otras complicaciones, se lo llevan de inmediato para succionarle los pulmones y luego volverán para seguir con la rutina de limpieza.

CESÁREA

En igualdad de condiciones, la mayoría de los papás preferirían que sus bebés llegaran al mundo "normalmente". Y es lo que sucede casi siempre. Pero el parto es un suceso incontrolable e impredecible, las cosas no siempre marchan como se supone. En Estados Unidos, más de 30 por ciento de niños nacidos en hospitales llegan por medio de cesárea.

¿Qué le sucede a tu pareja?

La mayoría de las clases preparatorias para el parto hacen un gran énfasis en el nacimiento natural y sin medicamentos. Como ya dijimos, muchas mujeres, sienten tremenda presión por parir vaginalmente y consideran "un fracaso" si no lo hacen, sobre todo cuando han resistido horas y horas de parto doloroso.

Además, recuperarse de una cesárea es muy distinto de un parto vaginal. Mi esposa (y yo) pasamos tres noches en el hospital después de la cesárea de nuestra primera hija. Pero después de nuestra segunda hija (por vía vaginal) permanecimos en el hospital sólo cinco horas. (Bueno, nos apuramos un poco; la mayoría de la gente permanece entre 24 y 48 horas, pero mi esposa se quería ir.)

Lo que te pasa a ti

Sin duda, tu percepción de la cesárea será muy distinta a la de tu compañera. La investigadora Katharyn May encontró que sólo 8 por ciento de hombres cuya pareja tuvo al bebé por medio de cesárea, objetaron la operación; 92 por ciento sintieron un "gran alivio". Aunque no participé en el estudio, refleja con precisión mi propia experiencia. Jamás se me ocurrió que mi esposa hubiera "fallado". Al contrario, me sentí muy agradecido de que terminara su sufrimiento. Y al ver lo rápido e indoloro que era el nacimiento me pregunté por qué no lo hicimos antes.

A pesar del alivio que un padre siente por el bien de su pareja, una cesárea será una experiencia difícil para él. Se le separa de su esposa mientras a ella la preparan para la cirugía y no se le informa nada de lo que sucede. Recuerdo que me dejaron en el pasillo afuera de la sala de operaciones, espiando a mi esposa por una ventanita. Además de muy asustado, me sentía desvalido e inútil mientras doctores, enfermeras y asistentes corrían tapándome la vista, vistiéndose, lavándose, abriendo paquetes de escalpelos, tubos y Dios sabe qué más. Sólo el pediatra que atendió el parto se tomó un minuto para palmearme el hombro, me llamó por mi nombre y dijo que todo estaría bien. Nunca me sentí tan agradecido en mi vida.

Cuando fui admitido en la sala de operaciones (usando un bonito traje de enfermero y una mascarilla que todavía conservo), me dijeron —sin opción a discutir— que me sentara cerca de la cabeza de mi esposa. Había una cortina sobre su pecho que me impedía ver lo que hacían los cirujanos. Yo estaba listo para ponerme guantes y ayudar pero cuando me paraba para ver mejor, el anestesiólogo me sentaba en mi lugar. Estaba demasiado cansado para discutir, pero un amigo cuya pareja tuvo una cesárea en el mismo hospital años después, discutió y le permitieron participar al final de la operación.

He escuchado de varios obstetras que en parte mantienen a los papás cerca de la cabeza de su mujer, se debe a que es el momento en que se desmayan. Y los anestesiólogos no quieren atender a dos pacientes al mismo tiempo. Como dijo la obstetra Lissa Rankin, "No es personal, me gusta que los papás participen, pero a veces terminan en el suelo."

Permanecer involucrado

Quizá mi amigo y yo nos contemos entre los afortunados; en algunos hospitales no se permite que los hombres entren a la sala de operaciones. Otros lo permiten si han tomado clases de cesárea (lo que casi nadie hace, a menos que se programe la operación). Espero que, incluso antes de ser admitidos en el hospital, tú y tu pareja digan al obstetra cuáles son sus preferencias en caso de que sea necesaria y estés familiarizado con cualquier política relevante del hospital. No olvides que, aunque la cesárea es bastante común —los médicos estadounidenses realizan 1.5 millones al año—, aún es una cirugía mayor. Y después tu pareja requerirá cuidados especiales.

Primero que nada, por extraño que parezca, después de la cesárea, tu pareja se sentirá relegada. Tal vez estuvo despierta durante la intervención y estará ansiosa por encontrarse con el nuevo bebé. Pero si en un parto vaginal la madre ve y toca al bebé de inmediato, después de una cesárea el bebé es llevado a otra parte para que le succionen los pulmones. A veces tiene lugar antes incluso de que el bebé termine de nacer. (A los bebés que nacen vaginalmente, se les sale el líquido amniótico y demás porquería de los pulmones cuando son apretados en el canal del parto, pero en el caso de la cesárea, el contenido de los pulmones debe removerse manualmente.)

Acaso te permitan realizar un corte "ceremonial" del cordón umbilical (los cirujanos ya lo cortaron durante la intervención). Si el bebé es atendido en la sala de partos, asegúrate de decir a tu pareja qué sucede: ella querrá saber (aunque, dependiendo de qué anestesia se haya utilizado, quizá esté demasiado drogada para que le importe demasiado, así que toma muchas fotos). En algunos hospitales, los bebés que nacen por cesárea son retirados de la sala de partos inmediatamente y llevados al cunero, donde son lavados, examinados y sometidos a los mismos procedimientos que los nacidos vía vaginal (ver el capítulo anterior). Todo el proceso requiere de unos minutos a algunas horas.

Aunque puedes quedarte al lado de tu mujer para confortarla después del parto, pregunta a tu médico si mejor permaneces con el bebé. Ya es malo que un recién nacido sea privado de acurrucarse con su madre de inmediato, pero sería peor que no pudiera estar con ninguno de ustedes. Quedarme con mi hija disminuyó mi paranoia de que fuera cambiada por otra bebé en el cunero (una ocurrencia improbable dadas las elaboradas medidas de seguridad de la mayoría de los hospitales). Pero no te molestes mucho si el médico se niega: muchos bebés nacidos por cesárea no son estables al nacer (no están en peligro, pero requieren un poco de atención extra) y el equipo médico no te querrá ahí estorbando.

Cuando llegues al cunero, desvístete. No por completo, —sólo de la camisa. Un poco de contacto piel a piel con tu bebé puede ser maravilloso. "Después de los nacimientos en que hay complicaciones, las madres no están disponibles para el contacto", escribe la investigadora sueca Kerstin Erlandsson. "Los bebés que no tienen contacto requieren de más tiempo para estabilizarse y puede costarles trabajo aprender a mamar." De acuerdo con Erlandsson, el contacto piel a piel con el papá después de una cesárea, es tan reconfortante y tranquilizador como el contacto con la madre y es mucho mejor que dejar al bebé solo en el cunero. Los que nacen por cesárea dejan de llorar a los 15 minutos de tener contacto con el pecho del papá, y se adormilan pasada una hora del nacimiento, comparado con los 110 minutos que requieren para lo mismo a solas en el moisés.

RAZONES MÉDICAS COMUNES PARA REALIZAR UNA CESÁREA

Aunque algunas son planeadas, la mayoría tienen lugar cuando el nacimiento vaginal es peligroso para la madre, el bebé o ambos. He aquí algunas razones para ello:

- La pelvis de la madre es demasiado pequeña para que la cabeza del bebé pase por el canal de parto (aunque no hay forma de saber si esto es cierto hasta que trata de parir vaginalmente).

- El parto deja de avanzar. Después de horas de labor, la mujer puede estar cansada para pujar y sacar al bebé. O su cuello del útero deja de dilatarse después de que el parto activo comenzó.

- El bebé se estresa por algún motivo. Su pulso baja demasiado, el patrón cardiaco es preocupante o se presentan otros problemas.

- Estás a punto de tener más de un bebé.

- Tu pareja tiene una enfermedad que la pone en riesgo, incluyendo males cardiacos, diabetes, presión alta, un caso de herpes genital activo u obesidad.

- Problemas placentarios. La placenta abrupta (su separación del endometrio antes de iniciado el parto) causa hemorragias y pone en peligro la vida del niño y de la madre. La placenta previa (bloquea parcial o totalmente el cuello del útero) causa hemorragias e impide al bebé salir del útero.

- Posición del bebé. Si viene de nalgas o transverso (acostado de lado en lugar de presentar la cabeza hacia abajo), la cesárea es más probable.

- Nacimientos anteriores por cesárea. Hasta la década de 1980, la sabiduría dominante era: "una vez cesárea, siempre cesárea". Luego, en respuesta a un aumento, muchos G/O propusieron que el siguiente parto después de una cesárea fuera vaginal para reducir la proporción. Esta perspectiva se aplicó hasta la década de 1990, pero conforme más mujeres optaron por ella,

el número de rupturas uterinas se incrementó (en términos porcentuales, el riesgo seguía siendo bastante bajo). Aun así, sólo por seguridad, muchos G/O dejaron
de recomendar esta procedimiento y algunos hospitales la prohibieron por entero. Sin embargo, investigaciones recientes han demostrado que muchas mujeres
que tuvieron una cesárea son buenas candidatas para parir por vía vaginal (lo que significa que tienen menos de 35 años, no tuvieron ninguna complicación en
el embarazo, no rebasaron el término y no esperan un
bebé grande). Cerca de 75 por ciento de las mujeres
que tratan de parir por vía vaginal después de una cesárea, tienen éxito. Si tu pareja fue sometida a una en
un parto previo, pide a su médico que explique riesgos y beneficios de parir vaginalmente en comparación con una cesárea y tomen la mejor decisión para
su familia en crecimiento.

• Tu médico piensa que el bebé es demasiado grande.
American College of Obstetricians and Gynecologist
[El Colegio Americano de Obstetras y Ginecólogos]
define "demasiado grande" un peso que supere los 4.5
kilos. En estos casos se corre el riesgo de distocia: la cabeza sale pero los hombros se atoran.

• La edad de tu pareja. Mientras mayor sea, se incrementa la posibilidad de cesárea. Laurie Green, una G/O de
San Francisco que recibió a mi hija más joven, lo dice
así: "El útero es un músculo y, como cualquier otro músculo, su fuerza disminuye con la edad. Una mujer cuyo útero lucha por dejar pasar a un niño a los 42 años,
bien pudo permitir el paso de un bebé del mismo tamaño sin problema cuando tenía 22."

• Sospecha de anormalidades en el bebé. Si se espera que el niño tenga un defecto de nacimiento u otra
anormalidad que hiciera riesgoso el parto vaginal, el
médico recomendará una cesárea, no sólo para minimizar el trauma por el nacimiento, sino para asegurarse de que todos los especialistas estén disponibles para
dar la mejor atención a tu bebé cuando llegue.

ALGUNAS RAZONES NO MÉDICAS PARA UNA CESÁREA

Por cínico que parezca, a veces las cesáreas no son necesarias.

- Es más fácil. Algunos G/O consideran que son más seguras que los partos vaginales.

- Cuestiones demográficas. Aunque la tasa nacional de nacimientos por cesárea es cercana a 33 por ciento, el número por región varía. En algunos estados —Florida, Nueva Jersey y Luisiana— la tasa es cercana a 40 por ciento; en otros —Nuevo México, Utah, Alaska— está por debajo de 25 por ciento. Las mujeres casadas y las aseguradas tienen más probabilidades de tener una cesárea que las que no tienen seguro: 34 por ciento contra 25 por ciento. Y la probabilidad para las mujeres de más de 40 años es el doble comparadas con las menores de 25: 50 contra 25 por ciento. Las altas tasas de incidencia de la cesárea no se limitan a Estados Unidos. En Tailandia y Vietnam, por ejemplo, la tasa es superior a 25 por ciento. En Paraguay y Ecuador, está por encima de 40 por ciento; en China se acerca a 50 por ciento; y en Brasil, en donde se considera de "clases bajas" dar a luz vaginalmente, es de 70 por ciento (y de entre 80 y 90 por ciento o más en hospitales privados).

- Puede que tu pareja quiera una. Elegir la fecha exacta puede facilitarle a una mujer tener al bebé en un momento conveniente para ella o su familia. También está la imagen que proyecta Hollywood de la mujer demasiado elegante como para pujar. Bastantes celebridades mamás optan por la cesárea porque les preocupa el dolor de un parto vaginal o el impacto que un parto natural tendrá en sus funciones sexuales y urinarias. "La cesárea realizada antes del parto avanzado es 100 por ciento efectiva al eliminar estos problemas", escribe el obstetra e investigador Brent Bost. El doctor Bost también afirma que "las mujeres sanas que eligen

348 VOY A SER PAPÁ

someterse a una cesárea experimentan una tasa relativamente baja de complicaciones de corto plazo. Y las de largo plazo son raras". Por otra parte, Sarah Mc-Moyler dice: "Considera el siguiente intercambio: varias horas de dolor: la mayor parte puede eliminarse con una epidural, contra seis semanas de no poder subir y bajar escaleras, cargar a tu bebé sin dolor, o conducir. Supongo que si tienes chofer y sirvientes, no será mucho problema."

- Cultura. En las culturas china, india y otras, el calendario está lleno de días auspiciosos y no auspiciosos, y algunas personas sienten que la fecha de nacimiento hace una diferencia enorme para la vida de un niño.

- Temor de demandas. Si algo sale mal con el alumbramiento, angustia fetal o maternal, o incluso un defecto de nacimiento que un abogado pueda atribuir a algo durante el parto, se puede culpar al obstetra por esperar demasiado. En algunos casos, los obstetras realizan una cesárea para minimizar el riesgo y acelerar las cosas.

- Finanzas. La gran mayoría de los profesionales médicos realizan cesáreas sólo cuando es necesario. Pero a veces el dinero interviene en la ecuación, por lo regular de modo inconsciente. Los investigadores Marit Rehavi (Universidad de Columbia Británica) y Erin Johnson (Instituto Tecnológico de Massachusetts) encontraron que en los hospitales con incentivos económicos por realizar cesáreas (usualmente reembolsos más altos de las aseguradoras tanto para el médico como para el hospital), la tasa de cesáreas es mayor. Es claro que algunas no son necesarias. Las mamás que también son doctoras —y que tendrían menos probabilidades de ser sometidas a un procedimiento innecesario, tienen entre 7 y 9 por ciento menos posibilidades de ser sometidas a cesáreas de "emergencia" que "otros pacientes con alto nivel de estudios".

Conveniencia. Tu pareja quizá quiera la garantía de que un médico específico esté disponible para el parto. O pueden planear una cesárea para cuidar al niño y ajustarse a las fechas de inscripción de las escuelas. O tal vez tu pareja tenga algún compromiso personal o profesional que debe atender. (En el caso de Lissa Rankin, ella quería que su padre, quien estaba muriendo de cáncer, conociera a su nieta.)

La recuperación emocional de tu pareja

Ser sometida a una cesárea no programada acarrea un cúmulo de emociones conflictivas en tu pareja. Ella, al igual que tú, puede sentirse aliviada por el fin del dolor si el bebé está seguro. Asimismo, es natural que dude de sí misma y cuestione las decisiones para saber si pudo evitar la operación. También puede sentirse fracasada por no parir vaginalmente. Estos sentimientos son comunes cuando la cesárea se debió a un parto que "deja de progresar" (lo que significa que el cérvix no dilató como los médicos pensaron o dejó de dilatar por completo a pesar de contracciones adecuadas).

Si sientes que tu pareja experimenta cualquiera de estas emociones negativas, es importante que la ayudes a superarlas. Algunos médicos creen que, si se desatienden, estos sentimientos contribuyen a la depresión postparto. Ella necesita saber de cierto que nadie pudo hacer más, o ser más fuerte o más valiente de lo que ella fue; que no cedió demasiado pronto ante el dolor; que intentó todo lo que pudo para echar a andar el parto estancado; que más horas de parto no habrían beneficiado a nadie y la decisión que tomó (o al menos con la que estuvo de acuerdo) fue la mejor, tanto para el bebé como para ella misma.

Algunas de estas cosas pueden parecerte tan obvias, que pensarías que no era necesario mencionarlas. Pero sí deben ser dichas, especialmente por ti. Tú estuviste ahí con ella y sabes mejor que nadie lo que pasó. Así que ser reconfortada y alabada por ti significará mucho más que oír las mismas palabras de un familiar bienintencionado, una enfermera o hasta del propio doctor. Tener un bebé no es una competencia. Como escribe Vicki Iovene: "No está diseñado para tu disfrute personal y plenitud. No es una oportunidad para demostrar tus capacidades o tu condición física. Está diseñado para perpetuar la especie y nada más." No es la manera más romántica de ver el parto, pero es acertada.

Una advertencia importante

Nunca, nunca, nunca sugieras a tu pareja una cesárea, deja que tu médico haga el primer movimiento. Cuando mi esposa estaba embarazada de nuestra segunda hija, el dolor sufrido durante el primer parto estaba todavía fresco en mi mente. En un momento dado, le dije que me entristecía que tuviera que soportar otro parto horrible, y sugerí que considerara una cesárea.

No tenía idea de que alguien pudiera enfurecer tan rápido. Aunque mis intenciones eran buenas y pensaba sinceramente en ella y en cómo minimizar su dolor, ella consideró que era insensible. Me quedó claro que subestimé lo importante que era dar a luz vaginalmente para ella, después de haber tenido una cesárea.

Muchos hombres con los que he hablado pensaron en hacer la misma sugerencia a sus compañeras. La mayoría fue lo suficientemente sabio para no actuar por impulso. Ojalá tampoco lo hagas tú. La mejor aproximación en estos casos es decir a tu pareja cómo te sientes. Pero cuando se trata de cesáreas, estamos ante un asunto demasiado candente.

Una idea final

Como ya se mencionó, cerca de una tercera parte de los bebés en Estados Unidos nacen vía cesárea: la tasa era de 4.5 por ciento en 1965, y de 20.7 por ciento en 1996. ¿Es demasiado? No hay una respuesta clara pues ciertos factores complican las cosas, entre ellos, uno de los más graves es la obesidad. De acuerdo con el Colegio

Americano de Obstetras y Ginecólogos, más de la mitad de las embarazadas tienen sobrepeso u obesidad. El porcentaje de cesáreas practicadas a mujeres con peso normal es de 20.7 por ciento. En el caso de mujeres con sobrepeso, es de 33.8 por ciento, y para las obesas llega a 47.4 por ciento. Las obesas y con sobrepeso también tienen tasas más altas de diabetes e hipertensión, y más posibilidades de tener un bebé con anormalidades genéticas, todo lo cual eleva la incidencia de las cesáreas.

Sin importar cuál sea tu postura sobre este tema, las cesáreas están aquí para quedarse. El notable G/O y especialista en fertilidad, Elan Simckes, cree que en algunos cientos de años casi todos los niños nacerán así. ¿Por qué? Para empezar, dice, la pelvis humana se estrecha con el paso del tiempo. Y gracias a la dieta que cada vez consiste más en azúcares, carbohidratos y grasas, los bebés están creciendo. En 1965, el bebé promedio nacido en Estados Unidos pesaba cerca de 3 kilos. Hoypasa de 3.4 kilos. Bebés mayores + pelvis menor = más cesáreas. Es inevitable.

TRAUMA EN IGUALDAD DE CIRCUNSTANCIAS

Las emergencias que ponen en peligro la vida durante el parto y el alumbramiento son relativamente raras, pero suceden. Y cuando lo hacen, son traumáticas para la madre. ¿Y qué hay del papá? Uno de los temores más comunes de los futuros padres es que su pareja muera en el parto. Y verla entrar en esos trances tan peligrosos hace crecer el miedo.

Marian Knight y su equipo de la Universidad de Oxford encontraron que la combinación de no saber lo que sucede, si su pareja y el bebé están vivos o muertos y no poder hacer nada para ayudar, deja a algunos padres con estrés postraumático. Esto afecta a toda la familia. Los hombres mismos rara vez buscan ayuda porque no quieren ser percibidos como débiles, que la gente se burle de ellos o piensan que deben ignorar sus propias necesidades y concentrarse cien por ciento en su compañera y el bebé. Como resultado, se sienten más deprimidos y aislados conforme más tiempo pasa. Eso y los recuerdos asociados al estrés postraumático hacer que a los papás se les dificulte vincularse con el bebé. También que estén ahí para apoyar a la nueva mamá. Las mujeres cuyas parejas estuvieron involucradas durante el parto tienen mejor salud que aquellas con parejas menos involucradas. Y la participación del papá tras el nacimiento aumenta la posibilidad de que la madre amamante.

La comunicación con el equipo médico durante el embarazo es clave para que los papás superen esto. No hay duda: las prioridades son —y deben ser— la mamá y el bebé, pero hasta las más pequeñas cosas hacen una gran diferencia, como la palmada en el hombro y las palabras de aliento que me dijo el médico antes de la cesárea de emergencia de mi esposa.

HECHOS A RECORDAR SOBRE LA RECUPERACIÓN DE UNA CESÁREA

- La incisión de tu pareja estará sensible o de plano dolerá durante varios días. Por fortuna, recibirá medicamento para controlar el dolor vía intravenosa.

- El equipo de enfermeras visitará con frecuencia a tu pareja para asegurarse de que el útero se reafirma y regresa al lugar apropiado, para verificar que produzca suficiente orina o revisar los vendajes.

- Tu pareja tendrá puesto el catéter intravenoso hasta que el intestino funcione otra vez (por lo regular dentro de las primeras veinte horas tras el parto). Después de remover el catéter intravenoso, estará a dieta líquida para luego agregar algunos alimentos ligeros, regresando finalmente a su dieta normal (aunque algunos médicos hacen que sus pacientes se salten la dieta líquida para pasar directo a la comida normal, bueno, si puede considerarse que la comida de hospital es normal).

- Tu pareja necesitará pararse y moverse un poco. A pesar de que la cesárea es una cirugía abdominal mayor, menos de 24 horas después del alumbramiento las enfermeras animarán y ayudarán a que tu pareja salga para dar un par de pasos de aspecto bastante doloroso.

- El asunto entero se parece a un proyecto artístico del kínder. Además de puntadas, la incisión de tu pareja pudo cerrarse con cinta adhesiva, pegamento o grapas. Sí, grapas. Hasta que escuché su sonido metálico al caer en un frasco, asumí que mi esposa fue cosida. Pero quizá las grapas estén de salida. Dhanya Mackeen, investigadora del Sistema de Salud Geisinger [Geisinger Health System] de Pennsylvania, halló que las mujeres cuya herida es suturada tienen 80 por ciento menos probabilidades de que vuelva a abrirse, y 57 por ciento menos de presentar complicaciones posto-peratorias comparadas con las que son engrapadas. La desventaja es que se requieren ocho o nueve minutos más para suturar la incisión, pero no creo que tu pareja deba estar en otra parte.

VAYA, AMOR.
¿Y QUÉ HACEMOS AHORA?

¿Qué le sucede a tu pareja?

Físicamente

- Tiene descargas vaginales (llamadas loquios) que cambiarán gradualmente de sanguinolentas a rosadas para llegar al café o al amarillo llegada la sexta semana o algo así.
- Bastante incomodidad si es que se realizó una episiotomía o una cesárea (el dolor desaparecerá en las siguientes seis semanas).
- Constipación y hemorroides, esperemos que no al mismo tiempo.
- Molestias en los senos a los tres días del parto, cuando están llenos de leche; si amamanta, puede que le duelan los pezones unas dos semanas.
- Pérdida gradual de peso.
- Cansancio, especialmente si el trabajo de parto fue largo y difícil.
- Contracciones continuas —sobre todo mientras amamanta—, pero desaparecerán en los próximos días.
- Pérdida de cabello (la mayoría de las mujeres dejan de perder cabello al estar embarazadas, pero cuando termina el embarazo, también se van los días del cabello grandioso).

Emocionalmente

- Alivio de que al fin terminó.
- Emoción, depresión o ambas. Le preocupa saber si será buena madre y si podrá amamantar (pero durante las siguientes semanas, su confianza aumentará y estas preocupaciones desaparecerán).
- Hay una profunda necesidad de llegar a conocer al bebé.
- Impaciencia por su falta de movilidad.
- Una extraña sensación de aflicción o pérdida por no ser más el centro de atención y el hecho innegable que te han repetido al menos 18 millones de veces: la vida nunca volverá a ser la misma.
- Deseo sexual disminuido, asumiendo que le quedara alguno antes de la llegada del bebé.

La tristeza y la depresión postparto

Entre 50 y 80 por ciento de las nuevas madres son afectadas por lo que mucha gente llama la tristeza postparto: periodos de tristeza leve, accesos de llanto, cambios de humor, cansancio o falta de energía, falta de apetito, dificultad para concentrarse o tomar decisiones, irritabilidad o ansiedad después de nacer el bebé. (Esto no debe sorprender cuando se piensa en las noches en vela, la falta de intimidad física, la preocupación por no enfrentar las nuevas responsabilidades y los sentimientos de aislamiento que las nuevas madres experimentan.) Muchos creen que esta tristeza es causada por drásticos cambios hormonales en su cuerpo. Otros dicen que es la falta de sueño. Sin embargo, el antropólogo Edward Hagen piensa que la tristeza postparto tiene poco que ver —si acaso— con las hormonas. Más bien, dice, se relaciona con bajos niveles de apoyo social, especialmente del padre. Y podría ser la manera en que la nueva madre trata de "negociar" más participación.

Sea cual sea el caso, los síntomas de la tristeza postparto no serán tan severos para afectar demasiado la vida de tu pareja. Empiezan uno o dos días después del parto, llegan al máximo cuatro o cinco días más tarde y, en la mayor parte de los casos, desaparecen en unas cuantas semanas.

Si notas que tu pareja los experimenta, apóyala e involúcrate tanto como puedas. Asume más responsabilidades en el cuidado del niño, procura que ella descanse o salga de la casa; encárgate de buena parte de las actividades nocturnas sin poner en peligro tu carrera y fíjate en que coma bien. De nuevo, esto es normal y no hay de qué preocuparse. Sé paciente, no esperes que se recupere de inmediato. Y no le pidas sacudirse la tristeza así como así.

En el caso de entre 10 y 20 por ciento de las nuevas madres, la tristeza postparto puede convertirse en depresión postparto. Los síntomas incluyen:

- Una tristeza postparto que no se va después de dos semanas, o sentimientos de depresión o ira que surgen uno o dos meses después.
- Sentimientos de tristeza, duda, culpa (por no amar cada segundo de la maternidad), impotencia, vergüenza (en caso de no desempeñarse como deseaba en el alumbramiento) o desesperanza, que quebrantan el funcionamiento normal de tu pareja.
- Incapacidad para gozar de actividades que antes disfrutaba.
- No puede dormir cuando está cansada o duerme la mayor parte del tiempo, incluso cuando el bebé está despierto.
- Cambios marcados en el apetito.
- Preocupación extrema —o falta de interés— por el bebé u otros miembros de la familia.
- Le preocupa lastimar al bebé o lastimarse ella misma.

Pon mucha atención a su conducta y su actitud. Si en verdad te preocupa —y puesto que la conoces mejor que cualquiera, tendrás la sensibilidad para saber si se porta anormalmente o no— aliéntala a hablar contigo sobre lo que siente y procura que vea a un médico o terapeuta. Si no quiere ir (y muchas mujeres que padecen depresión postparto niegan que algo esté mal), llévala tú mismo.

Muchas mamás con depresión postparto no tienen la ayuda que necesitan. Las avergüenza admitir ante cualquiera lo que sienten. Si no se tratan, estos síntomas duran años. En algunos casos será necesario tomar antidepresivos.

Puedes tener un papel mayor al ayudarla a superar la depresión postparto. He aquí algunas ideas:

- Recuérdale que la depresión no es culpa suya, que la amas y el bebé la ama, que hace un gran trabajo y los dos saldrán de esto juntos.
- Ocúpate del trabajo de la casa y del cuidado del niño para que ella no se preocupe por no hacer todo ella sola.
- Procura que descanse regular y frecuentemente.
- Ocúpate de buena parte de las obligaciones nocturnas con el bebé para que ella tenga al menos cinco horas seguidas de sueño ininterrumpido.
- Descansa con regularidad para liberar tu propio estrés. Sí, ella depende de tu ayuda, pero si te derrumbas no serás un cuidador muy efectivo.

Una nota de extrema importancia. Hay buenas probabilidades de que escuches las historias sobre Carol Coronado, Inakesha Armour, Deanna Laney, Andrea Yates u otras madres novatas que mataron a sus niños. También escucharás —usualmente en boca de reporteros de televisión que no saben mucho— que padecían depresión postparto. No era el caso. Las mujeres con esta depresión no lastiman a sus hijos. Lo que estas mujeres tenían era psicosis postparto, enfermedad que afecta sólo a una o dos madres de cada mil.

Los síntomas aparecen justo después del nacimiento y deben ser reconocibles por cualquiera. Incluyen cambios bruscos de humor, alucinaciones, estar fuera de contacto con la realidad y hacer afirmaciones locas o delirantes. La psicosis postparto es tratable —por lo regular con medicamentos antipsicóticos muy poderosos— pero las mujeres que la padecen necesitan ayuda y rápido. Por fortuna, a pesar de la insistencia de los medios, la mayoría de las mujeres con psicosis postparto no lastiman a sus bebés ni a ninguna otra persona.

Lo que sucede al bebé

Durante miles de años, la mayor parte de la gente creyó que los niños recién nacidos sólo eran capaces de comer, dormir, llorar y mirar alrededor. Pero si pones atención, verás que tu nuevo bebé tiene un arsenal increíble de talentos.

Con sólo unas horas afuera del vientre, ya trata de comunicarse contigo y todos los que lo rodean. Puede imitar tus expresiones faciales, tiene algo de control sobre su cuerpo, expresa preferencias (la mayoría prefiere los objetos con patrones a los lisos y las líneas curvas a las rectas), y tiene una memoria admirable. Marshall Klaus me habló de que jugaba con una niña de ocho horas de nacida, en el que pedía a una colega (extraña para la bebé, ¿y quién no lo es a esa edad?) que la cargara y sacara lentamente la lengua. Después de unos pocos segundos, la bebé imitó a la mujer. Luego el doctor Klaus la tomaba y la pasaba a otros nueve médicos y enfermeras que participaban en el juego, y a todos se les dijo que no sacaran la lengua. Cuando regresó a los brazos de la primera doctora, la pequeña, sin que se lo pidiera en forma alguna, sacaba la lengua. Incluso a las pocas horas de nacida, recordaba a su "amiga".

Si quieres que tu bebé te responda y juegue contigo, el momento para lograrlo es cuando se muestra activo y alerta. (Durante los primeros meses, los bebés son particularmente reactivos al alto contraste. Así que ofrécele juguetes de color blanco y negro, y los patrones también les gustan.) Pero sé paciente. Los bebés son criaturas brillantes, aunque también tienen mentes propias. Esto significa que, a pesar de tus mejores esfuerzos, quizá a tu bebé no le interese desempeñarse como una foca entrenada cuando tú quieras.

Lo que te pasa a ti

Amor incondicional

Tarde o temprano, casi todo escritor intenta describir el amor. Y la mayoría nos quedamos cortos. Pero hay una línea en el libro infantil clásico de Maurice Sendak, *Where the Wild Things Are,* que captura con exactitud el amor que uno siente por sus hijos: "Por favor no te vayas —te comeremos— te amamos tanto." Por más que suene a locura, así es precisamente como yo siento el amor por mis hijas. No importa si estoy jugando, leyéndoles un libro, si nos contamos lo que pasó en nuestro día o me limito a mirar sus rostros tersos y pacíficos mientras duermen: de pronto me invade el deseo de tomarlas, convertirlas en pequeñas pelotitas y metérmelas en la boca. Si no entiendes lo que quiero decir, créeme, pronto lo harás. Sólo espera.

Uno de mis peores temores durante el segundo embarazo de mi esposa, era no amar a mi segunda hija tanto como a la primera: pensaba que habría disponible tanto amor abrumador como el que me despertó mi primera hija, y no compartiría tanto con la segunda bebé. Pero no tenía nada de qué preocuparme. Tres segundos después de que nació la segunda ya tenía ganas de comérmela. Pasó lo mismo con la tercera.

Sentirte paternal

A pesar de toda la emoción, quizá te sientas calmado y en paz, no tengas muchas ganas de ir al trabajo y se te antoje quedarte con tu nueva familia. Si es así, no eres el único. La investigadora canadiense Anne Storey se encontró con que los niveles de testosterona de los nuevos padres bajan hasta una tercera parte tras el nacimiento de sus niños. Storey dice que esa reducción hace que un hombre sea más paternal y "asentado".

Admiración por lo que el cuerpo femenino hace

Ver a tu pareja en el parto es una experiencia que te hace humilde; lo más probable es que ni tu valor físico, fuerza ni resolución han sido sometidos a una prueba semejante: no hay nada como ver a un bebé saliendo de la vagina para convencerte de que las mujeres *realmente* son distintas al hombre.

Sé que el nacimiento vaginal ha estado presente durante millones de años y se supone que es la manera en que deben nacer los bebés… Sin embargo, es extraño pero existe algo casi no natural en el proceso entero: el bebé parece tan grande y la salida tan pequeña (de algún modo me recuerda el acertijo de los barcos dentro de la botella). Una cesárea parece más "normal" y humana: cuando el feto está desarrollado por completo, se corta una salida de tamaño apropiado que permite al bebé salir. Parece muy sencillo. Uno pensaría que, con todos los avances en las demás áreas, deberíamos haber inventado una forma más rápida y menos dolorosa de tener niños.

Celos

"Tal vez la emoción más destructora para tu experiencia de la paternidad sean: los celos", escribe el doctor Martin Greenberg en *The Birth of a Father*. Vaya que hay mucho de lo que se puede estar celoso, pero la verdadera pregunta es, ¿de quién lo estás? ¿Quizá de tu pareja por amamantar y por su cercana relación con el bebé, o del bebé, por tomar más de lo que le corresponde de la atención de tu pareja, y por tener acceso pleno a los pechos de tu compañera mientras tú casi ni puedes tocarlos? La respuesta a ambas preguntas es sí.

Ahora que ha nacido, la comunicación con tu pareja es todavía más importante que antes. "El potencial de destrucción de los celos", escribe Greenberg, "no radica en tener el sentimiento, sino en enterrarlo." Así que si sientes celos, díselo a ella. Si no te convences de discutir tus sentimientos sobre el tema con tu pareja, ventílalos con algún amigo o familiar. Te sorprendería saber lo comunes que son estos sentimientos.

Ser rechazado o marginado

Casi todos los nuevos padres de mi investigación (y fueron más de mil) hablaron de sentirse rechazados o excluidos de la nueva experiencia de la paternidad. "La madre juega un papel de importancia crítica", escribe Pamela Jordan. "Ella puede traer a su pareja al papel estelar o mantenerlo en los secundarios. Las madres más incluyentes... sumaron a sus parejas a la experiencia compartiendo frecuente y abiertamente sus sensaciones físicas y sus respuestas emocionales. Alentaban activamente el que sus parejas compartieran la experiencia de convertirse en y ser padre."

Aunque es fácil ceder a tus sentimientos, bajar las manos y dejar la paternidad a tu pareja, no lo hagas. Procura que ella hable de lo que siente y piensa, y pide específicamente que te involucre tanto como sea posible.

Una buena manera de reducir esos sentimientos de celos o de ser rechazado es conocer a tu bebé de inmediato, antes incluso de salir del hospital. Cambia tantos pañales como puedas (si nunca antes cambiaste uno, pide a una de las enfermeras que te enseñe a hacerlo), da al bebé un baño de esponja o llévalo a dar una vuelta mientras tu pareja descansa.

Sin embargo, prepárate. Cuando llegues a casa te sentirás rechazado por el bebé. He aquí una escena típica: tienes en casa un momento perfecto con tu bebé, y de pronto se inquieta, se echa a llorar. Difícil. Haces todo lo que se te ocurre para resolver el problema, pero resulta obvio que tiene hambre y quiere a mamá. Ya. Así que le pasas el bebé a tu pareja y en los siguientes 20 minutos te sientes inadecuado, inútil, superfluo.

Estuve ahí tres veces y te garantizo que duele. Es natural distanciarte de algo o alguien que te causa dolor, pero no lo tomes como algo personal. El bebé no expresa una preferencia por tu pareja sobre ti ni dice que eres un pésimo padre; se trata de que mamá resulta su restaurante favorito. Así que, en lugar de retraerte, piensa en otras formas de construir tu relación propia con el niño, una separada de tu pareja y basada en actividades que no involucran la alimentación.

Azoro al constatar cómo cambia tu vida el ser padre

Es imposible explicar los miles de aspectos en que tu vida cambiará al convertirte en padre. Ya sabes que serás responsable por la seguridad y bienestar de una persona completamente desvalida. Escuchaste que perderás un poco de sueño (bueno, bastante) y mucha más intimidad. Y te preparaste para no leer tantos libros, ver tantas películas, ni ir a tantos conciertos como hacías antes. Son algunos de los cambios grandes y obvios, pero los pequeños detalles te convencerán de lo muy distinta que es tu nueva vida comparada con la otra.

Mi mejor descripción es ésta: a veces una de mis hijas se metía comida a la boca y después de masticar unas pocas veces cambiaba de opinión, se la sacaba y me lo ofrecía. La mayoría de las veces aceptaba la oferta y me la metía a la boca sin pensarlo dos veces. Probablemente lo harás también. Más extraño aún, desde que me convertí en papá, tengo serias discusiones con mis amigos sobre el color y la consistencia del contenido de los pañales. Te sucederá también.

Estableciendo un vínculo con el bebé

Nadie sabe exactamente cuándo o dónde empezó, pero uno de los mitos más extendidos y duraderos sobre la crianza infantil es que las mujeres son, de alguna manera, más cálidas que los hombres y, por lo tanto, están mejor dotadas para ser padres. En uno de sus primeros estudios sobre la interacción entre padres e hijos, mi colega, el investigador pionero Ross Parke, hizo un descubrimiento impactante para los tradicionalistas: los padres eran tan cálidos, interesados e involucrados con los infantes como las madres, y cargaban, tocaban, besaban, mecían y arrullaban a sus nuevos bebés al menos con la misma frecuencia que las madres. Varios años más tarde, Martin Greenberg acuñó un término, *ensanchamiento (engrossment)*, para describir "la sensación de estar absorto, interesado y preocupado por tu bebé."

Parke y otros investigadores han confirmado estos hallazgos sobre la interacción padre-infante, y concluyen que lo que detona el ensanchamiento en los hombres es lo mismo que torna cálidas a las mujeres: el contacto temprano con el pequeño. Mientras más tiempo pases con tu bebé, más fuertes serán esos sentimientos. No debe sorprendernos. Parke y otros encontraron que los hombres que asistieron al alumbramiento de su hijo se vincularon un poco antes con sus hijos que quienes no lo hicieron. Pero si no fuiste capaz de estar ahí para el parto, no te preocupes. "El contacto temprano en el nacimiento no es una píldora mágica", escribe Ellen Galinsky, autora de *The Six Stages of Parenthood*. "No garantiza el apego, ni la falta de contacto impide el vínculo."

¿Pero qué tal si no me enamoro en el acto?

Aunque llevamos mucho tiempo hablando de las alegrías de amar a tu hijo, y de lo importante que es vincularse con el bebé tan pronto como sea posible, muchos nuevos padres (y madres, para tal efecto) no se sienten muy cerca de su bebé inmediatamente después del nacimiento. Muy pocas personas —especialmente las madres— dirán en público que no sienten nada por su bebé. Suena un tanto siniestro, ¿no? Pero en privado, la verdad sale a la luz. Los psiquiatras Kay Robson y Ramesh Kumar descubrieron que entre 25 y 40 por ciento de las madres y padres admiten que su primera respuesta ante el bebé fue "indiferencia". En términos un poco más contundentes, la investigadora Katharyn May dice: "Este asunto del vínculo es una tontería. Hemos vendido a los padres una declaración de bienes. Creen que si no tienen contacto piel a piel dentro de los primeros quince minutos, no se vincularán. La ciencia no permite realizar tales conclusiones."

Debo admitir que, en cierta forma, esto tiene más sentido que el vínculo a primera vista del que tanto se habla. Después de todo, ni siquiera conoces a esta personita. Él o ella pueden verse muy distintos a lo que esperabas. Y si el trabajo de parto y el alumbramiento fueron largos y dolorosos —o posiblemente hasta estuvo en peligro la vida de tu pareja o del bebé— quizá de modo inconsciente culpes al bebé por las dificultades o sencillamente estés demasiado cansado para apreciar a plenitud al recién llegado.

Te aseguro que si no te has envuelto en una locura de amor por tu bebé, nada de malo hay en ti. Lo más importante es que no existe evidencia alguna de que tu relación con el niño o tus sentimientos por él serán menos amorosos que si hubieras caído rendido de amor al primer vistazo. Casi todos los papás desarrollan el vínculo dentro de los siguientes dos meses tras el nacimiento.

Algunas evidencias señalan que el vínculo padre-hijo es resultado de la cercanía física. Así que, si deseas acelerar el proceso, carga al bebé cada vez que puedas, llevándolo contigo y cuidando de satisfacer sus necesidades básicas tanto como te sea posible.

La cuestión del vínculo será más complicada si tienes gemelos (o más). Dado que tienden a nacer más prematuros que los bebés de embarazo sencillo, es probable que los de nacimiento múltiple deban quedarse en el cunero del hospital unos días o semanas más, lo que limita el tiempo que pasas con ellos, por separado o juntos. Las cosas se complican si uno de los bebés va a casa y el otro se queda en el hospital. Te sentirás dividido al pasar tiempo con el bebé en el hospital, con el otro y con tu pareja. No existe una fórmula que determine cuánto tiempo debe quedarse en el hospital un bebé. Tú dedícate a hacer las cosas lo mejor que puedas y pasa mucho tiempo hablando con tu pareja sobre cómo se sienten y también sobre qué necesita cada uno en particular.

¿DEPRESIÓN POSTPARTO PARA PADRES?

De acuerdo con Will Courtenay, psicoterapeuta especializado en depresión postparto masculina, uno de cuatro padres nuevos experimenta los síntomas depresivos días, semanas y hasta meses después del nacimiento de un niño. Pero los hombres rara vez discuten sus sentimientos o piden ayuda, sobre todo en una etapa en que se supone que deben "estar ahí" para apoyar a la nueva madre. Un problema grande es que los hombres y las mujeres expresamos la depresión de manera distinta. Las mujeres se ponen llorosas y tristes; los hombres se enojan o se retiran de la familia refugiándose en la oficina. Debido a que la depresión —incluyendo la posterior al parto— suele identificarse más con las mujeres que con los hombres, muchos profesionales de la salud mental no reconocen los síntomas, o los consideran como una adaptación normal a los retos de la paternidad. Si los síntomas no son reconocidos, no hay tratamiento posible, lo que explica por qué tantos padres muestran señales de depresión pasados nueve meses de la llegada del bebé. Y, por supuesto, ese no pedir ayuda empeora las cosas.

Los síntomas se presentan una o dos semanas después del nacimiento e incluyen sensaciones de tensión, irritabilidad o desaliento; aversión al llanto del bebé; resentimiento hacia él por toda la atención que se le brinda; cansancio y desilusión por tu desempeño como padre. Se ha investigado mucho sobre los efectos negativos de la depresión de las madres nóveles en su bebé. La investigación sobre los efectos de la depresión de los padres son escasos, pero lo que sabemos no pinta un panorama muy alentador. Como cabe esperar, los papás deprimidos tienen problemas para vincularse con sus bebés. Y los niños cuyos padres sufrieron depresión postparto tienen el doble de posibilidades de presentar problemas conductuales, emocionales y sociales; también presentan retrasos en la adquisición del lenguaje no observados en los chicos cuyos padres no estaban deprimidos.

En tanto que nadie sabe exactamente qué causa la depresión postparto, algunos hombres son más susceptibles que otros. Los factores de riesgo más claros son una pareja deprimida o con historial de depresión. Otros factores incluyen problemas financieros, pobre relación con la compañera o los padres, no estar casados o si fue un embarazo no planeado o no deseado. La depresión postparto no discrimina con base en el nivel socioeconómico o en función del grupo étnico. Afecta a los padres primerizos, pero ocurre asimismo en nacimientos subsecuentes, incluso si los síntomas no se presentaron con el primer hijo.

Si sospechas que padeces depresión postparto, no se trata de una señal de debilidad. No te hace mal padre ni quiere decir que no ames a tu niño o niña. Es una enfermedad reconocida que afecta a cientos de miles de padres y no tienes por qué aguantarla cuando hay tratamiento. Si no estás seguro, el sitio web de Courtenay, www.postpartummen.com ofrece una encuesta anónima que clarifica los temas y proporciona recursos para obtener ayuda. Hagas lo que hagas, no ocultes tus sentimientos bajo la alfombra. La depresión —sin importar qué la detone— no es algo que deba avergonzarte y obtener tratamiento es importante. No dejes que la depresión te robe la alegría que trae un nuevo bebé; no permitas que arruine tu relación o destruya a tu familia.

Vaya, las cosas no son como esperaba

A pesar de todo lo oído sobre lo maravillosos que son los bebés, quizá tu opinión sea un tanto distinta, al menos durante la primera semana después del nacimiento. Si tu bebé nació vaginalmente, quizá el viaje a través del canal de nacimiento le acható la nariz y le hizo un poco cónica la cabeza. Cálmate. Su nariz volverá a la normalidad y su cabeza se redondeará en los siguientes meses.

¿Te preocupa el aspecto verdinegro de las deyecciones de tu bebé? ¿Habrá algún problema con sus intestinos? No lo hay. Esas primeras descargas son normales y pronto serán reemplazadas con heces de aspecto más normal conforme tu bebé sea amamantado. ¿La piel del bebé está manchada —especialmente en la zona del cuello y los párpados— y tiene extrañas marcas de nacimiento y granitos? Relájate. Sólo mantenlo limpio —nada de tallar o exprimir los granitos— y todo estará bien. ¿Parece que tu niño o niña está un poco bizco? Todo está bien. En cuanto sus músculos oculares se desarrollen y coordinen, podrá mirarte fijamente a los ojos. ¿Te preocupa lo que suceda con el pelo de los hombros y la espalda, sobre todo cuando llegue la luna llena? No te preocupes. Ese pelo se llama lanugo y caerá muy pronto. Menciono todo esto porque existe una fuerte relación entre la depresión y las expectativas no cumplidas.

Permanecer involucrado

Los primeros días

Harás malabarismos con todos los roles que desempeñarás. Sigues siendo el amante y amigo de tu pareja y, por supuesto, eres papá. Pero por ahora, tu papel más importante es apoyar a tu pareja. Además de su recuperación física (de la que hablaremos enseguida), necesitará tiempo para conocer al bebé y aprender a amamantarlo (si decide hacerlo).

Cuando nació nuestra primera hija (por cesárea), los tres pasamos cuatro días en el hospital (lo que implicó tres pésimas noches en un catre muy incómodo). Pero cuando nació nuestra segunda hija (vaginalmente), todos nos fuimos a casa medio día después del nacimiento. Sin embargo, en ambos casos mis primeros días resultaron muy atareados: cocinar, hacer las compras, lavar la ropa, hacer arreglos al cuarto del bebé, dar la noticia, atender el teléfono y a los visitantes, y todo ello asegurándome de que todos descansaran lo suficiente. En el resto de este capítulo, hablaremos de lo que enfrentarás durante las primeras semanas de tu paternidad. Entramos en mucho mayor detalle —y cubrimos mucho más terreno— en la secuela de este libro: *The New Father: A Dad's Guide to the First Year*.

Llegar a casa... y más allá

Pasaron unos minutos desde nuestra llegada a casa con nuestra primera hija. Mi esposa y yo nos miramos y preguntamos: "Bueno, ¿y qué se supone que haremos ahora?" Era una pregunta importante, sin duda, y parecía resurgir una y otra vez.

Una nota respecto de la recuperación

En lo que al bebé corresponde, no hay mucho qué hacer al principio además de alimentarlo, cambiarlo y admirarlo. Pero el cuento de tu pareja es distinto. A pesar de todo lo escuchado sobre las mujeres que parían en el campo para reincorporarse al trabajo minutos después, así no suceden las cosas. Tener un bebé implica un gran impacto en el sistema de una mujer. Y, contrario a lo que se piensa, el periodo de recuperación tras un parto vaginal no necesariamente es más corto que después de una cesárea (aunque la mayoría de las mujeres que experimentan ambos coinciden en que la recuperación del parto vaginal es más sencilla).

Sea cual sea la recuperación a la que debe someterse tu pareja, necesitará algún tiempo —probablemente más del que piensas— para recuperarse. De acuerdo con un estudio reciente, más de 40 por ciento de las nuevas madres experimentan fatiga y dolor en los senos durante el primer mes posterior al parto. Además, son comunes incomodidades vaginales, hemorroides, poco apetito, constipación, mucha sudoración, acné, adormecimiento u hormigueo de manos, mareos y bochornos. Y entre 10 y 40 por ciento

LOS PAPÁS ADOPTIVOS Y LOS QUE USARON TRA TAMBIÉN SE VINCULAN

Muchos padres adoptivos —particularmente si adoptaron debido a un problema de fertilidad— se sienten un poco inseguros e inadecuados. Y muchos que se valieron de técnicas de reproducción asistida se sienten así, especialmente si no son los padres biológicos del bebé (por donación de óvulos o esperma). Ellos creen que la vinculación con el bebé es más natural en el caso de los padres biológicos que en el suyo. Se equivocan.

Estudios realizados a padres adoptivos y que se valieron de TRA, demuestran que la mayoría siente amor por el niño desde el primer contacto; no importa si esto sucede al recogerlo, cuando ven la fotografía que llega meses antes o justo al nacer, si tuvieron la suerte de estar presentes. Al igual que los padres biológicos, un buen porcentaje de los adoptivos o sólo en parte relacionados biológicamente con el niño, no sienten nada particularmente paternal al encontrarse con el niño por primera vez.

Si adoptas a un recién nacido, será un poco más fácil establecer un vínculo. Pero muchas adopciones no finalizan hasta que el bebé tiene unos meses de edad. Siendo realistas, esto dificulta un poco la vinculación para todos, puesto que bebés y papás requieren tiempo para acostumbrarse. Pero de ninguna manera se trata de una misión imposible. "Ser padre por primera vez, ya sea por nacimiento o adopción, evoca una variedad de sentimientos", escribe Marshall Klaus. "Y aunque muchos padres se sienten unidos a su bebé desde el primer contacto, otros tardan hasta una semana en sentir que el bebé es suyo." Si no te consumen los sentimientos paternales de inmediato, lo primero es leer la sección "¿Pero qué tal si no me enamoro en el acto?".

A la larga, las noticias son buenas. De acuerdo con la investigadora Susan Golombok y sus colegas: "Los padres de niños concebidos con técnicas de reproducción asistida interactúan más con sus niños y contribuyen más a las labores de la paternidad que los que conciben de modo natural."

de las mujeres sienten dolor al tener relaciones sexuales, padecen infecciones respiratorias y pierden cabello a lo largo de 3 a 6 meses. ¿No te da gusto no tener bebés?

He aquí algunos consejos para que el periodo de recuperación sea más fácil y comiences la paternidad con el pie derecho.

- Procura que tu pareja resista la tentación de hacer muchas actividades poco tiempo tras el parto.
- Asume las tareas domésticas o pide a alguien que te ayude. Si la casa es un lío, no se culpen mutuamente.
- Sé flexible. Si esperas mantener tus rutinas previas a la paternidad, te advierto que eres poco realista, en especial durante las primeras seis semanas.
- No permitas que la relación con tu pareja se base sólo en el niño. Si está de humor, sal con tu pareja y deja al bebé bajo el cuidado de algún familiar o amigo.
- Ten paciencia contigo, tu pareja y el bebé. Todos son nuevos en esto.
- Muéstrate sensible ante las emociones de tu pareja. La recuperación tiene un componente emocional además del físico.
- Asegúrate de pasar tiempo a solas con el bebé. Puedes hacer esto mientras tu pareja duerme o sale a caminar.
- Controla las horas de visita y el número de personas que estarán presentes en un momento dado. Lidiar con los visitantes requiere más energía de la que piensas. Y ser tocado, acariciado y demás, no hará muy feliz al bebé. También, durante el primer mes o algo así, pide a cualquiera que desee tocar al bebé que antes se lave las manos.
- Mantén tu sentido del humor.

¿Cómo ayudar a que los hermanos mayores se habitúen a su nuevo hermano o hermana?

Manejar las reacciones de tus otros niños ante la llegada del nuevo bebé requiere de un toque extra de sutileza y sensibilidad. Los niños se emocionan mucho al principio con su nuevo papel de hermano o hermana mayor, pero la mayoría tendrán problemas para adaptarse en cuanto se den cuenta de que el bebé es más que un visitante ocasional.

Algunos reaccionan con ira y celos. ¿Quién no lo haría? Durante años él fue lo principal. Luego, sin que se le consulte siquiera, traes a alguien que le roba la atención. Peor aún: el compañero de juegos que esperaba resulta un bebé blando que sólo duerme, llora, come, llora, hace popó y llora un poco más. Y para acabarla de amolar, cada expresión de admiración ante el niño hace que tu hijo o hija mayor se sienta rechazada y no amada. Como resultado, los nuevos hermanos derraman algunas lágrimas, hacen berrinches e incluso tratan de pegarle al bebé. Deben saber de inmediato y sin lugar a dudas que entiendes cómo se sienten y está bien hablar de lo enojados que están. Incluso dibujar cosas horribles o golpear un muñeco. Pero por ningún motivo es aceptable hacer daño al bebé.

Otros tienen conductas regresivas. Mi hija mayor, por ejemplo, sabía ir al baño antes de nacer su hermana, pero volvió a mojar la cama al llevar a casa a la nueva bebé. Algunos hablan como bebés de nuevo, necesitan que les cuenten historias antes de dormir o demandan la atención que no eres capaz de satisfacer.

¿Qué hacer para que tus otros hijos enfrenten estos sentimientos inevitables de celos?

- Si tu hijo o hija mayor van al hospital, haz que las visitas sean cortas. No pasará mucho antes de que la emoción inicial se desvanezca. Y asegúrate de permitirle pasar tiempo visitando a la mamá también. Puede sentirse preocupado por ella y, verla en una cama de hospital, con sondas intravenosas colgando de los brazos, puede ser un espectáculo atemorizante. Es importante que tenga la oportunidad de abrazarla y asegurarse de que está bien.
- Insiste en que tú y mamá lo quieren mucho y esos sentimientos nunca cambiarán. Recuerdo una conversación similar con

mi hija mayor cuando nació su hermana. Tenía miedo de que dejara de amarla si amaba al bebé. Prendí una vela y le pedí imaginar que la flama era mi amor por ella. Luego tomé una segunda vela y la encendí con la primera. La segunda flama brillaba tanto como la primera y no quedaba disminuida en modo alguno. Lo mismo pasa con el amor.

• Deja algunos regalos pequeños en casa por si el mayor se siente relegado por los regalos que la gente lleva sin ser para él. No tiene que ser algo grande, un detalle que le recuerde que también es especial. Si tienes un álbum o cuaderno de recortes dedicado a él o ella, muéstrale las fotos y háblale de los regalos que recibió al nacer.

• Destaca las ventajas de ser un chico grande. Por ejemplo, el bebé es muy pequeño para usar ciertos juguetes o comer alimentos de niños mayores.

• Alienta la formación de un vínculo entre los hijos mayores y el nuevo bebé, procurando la interacción amistosa. Es muy buena idea permitir que el hermano mayor ayude a cambiar el pañal, bañarlo, alimentarlo y vestirlo; esto lo ayuda a sentir que el bebé también es suyo. Pero no presiones para que el hermano mayor se involucre. Sentirá que sólo es importante para ayudar al nuevo bebé; lo haría resentir del recién llegado un poco más.

• Ser un modelo de buena conducta. Enseña a tus niños mayores a cargar y comportarse bien con el nuevo bebé. Practicar con una muñeca es buena idea, sobre todo en lo relativo al importantísimo punto de sostener la cabeza del bebé. Si lo alimentas con biberón, enseña a los mayores cómo sostener correctamente la botella y saber que el bebé ya ha comido suficiente. Nunca, nunca dejes al bebé sin vigilancia con sus otros hermanos (a menos que tu otro hijo ya sea adolescente, en cuyo caso deberás pagarle por su ayuda, así que asegúrate de tener suficiente dinero en casa). Procura que el mayor siempre esté sentado cuando sostenga al bebé, y no olvides felicitarlo por su amabilidad y amor cuando haga las cosas bien.

- Reserva tiempo para estar a solas con tus otros hijos, realizando las actividades que eran comunes antes de la llegada del nuevo bebé: leer, caminar, dibujar, hablar, ver películas o sólo estar ahí. Quizá ahora sea un hermano o hermana mayor, pero aún requiere de tu tiempo, presencia y atención como antes. Y asegúrate de que el mayor pase tiempo a solas también con su mamá.

BIENVENIDO A CASA, PAPÁ MILITAR

Llegar a casa para conocer a un bebé que nació mientras estabas de servicio puede ser emocionante y aterrador a la vez. Por supuesto, si se trata de tu segundo, tercero o cuarto hijo, ya tendrás experiencia y sabrás qué esperar y qué hacer. Pero si se trata del primero entrarás a una casa que quizá no se parece mucho a la que dejaste; además, acaso no tengas idea de qué esperar, de lo que tu esposa querrá de ti y de cómo reaccionarás ante todo el episodio.

Una de las primeras cosas que sentirás es un conflicto entre lanzarte a los brazos de tu esposa para cuidarla y el impulso de huir tan rápido como puedas. Ni duda cabe de que para tu esposa no ha sido fácil llevar las cosas sola durante el embarazo y el alumbramiento, pero al menos tuvo nueve meses para prepararse. Tu mundo cambiará en un instante. Un militar un minuto y padre al siguiente. Distintos uniformes, responsabilidades semejantes.

Luego, empezarás a sentirte culpable, en parte por pensar en salir huyendo, pero más bien por no estar presente para la mamá y el bebé a lo largo del embarazo y el parto. ¡Supéralo! Ambos sabían que estar de servicio era una posibilidad, y no hay nada que se pudiera hacer para cambiar la situación. También sentirás celos de la conexión entre el bebé y la mamá. Supera esos sentimientos. No hay mucho que hacer y no querrías hacerlo en caso de que fuera posible. Tu única opción es subirte al barco tan pronto como puedas. Tu mujer apreciará que estés allí para asumir parte de la carga de la paternidad. Más importante, tendrás la oportunidad de vincularte con tu bebé.

Pero no te presiones demasiado para empezar la vinculación y recuperar el tiempo perdido, no existe tal cosa. Sólo haz todo lo que puedas: abrázalo, báñalo, cámbialo, aliméntalo, juega, relájate, lee la sección "Permanecer involucrado" de este capítulo y maravíllate con las cosas que hace un bebé. Y recuerda, (a) nunca es demasiado tarde para comenzar, (b) mientras más pronto comiences a involucrarte, más fuerte será tu relación con el bebé, y (c) cometerás una tonelada de errores. Es otro aspecto divertido de ser padre primerizo.

Sin embargo, durante las primeras semanas las cosas serán un poco menos divertidas. Incluso si tu pareja te mandó fotos del bebé a diario, y si le pusieron a la criatura los videos de YouTube en que le contabas historias, a él le tomará tiempo acostumbrarse a tu presencia. Tal vez llore si lo cargas, trate de retirarse de ti o aferrarse a tu mujer o cualquier otra persona conocida. Y vaya que eso dolerá. Puede que seas un veterano curtido en mil batallas, pero tu pequeño infante te convertirá en gelatina en segundos. Para obtener mucha más información sobre los papás que están en servicio, podrías querer una copia de mi libro *The Military Father: A Hands-on Guide for Deployed Dads*.

UNA NOTA SOBRE EL VESTIDO DE LOS NIÑOS

Vestir a un niño no es tarea fácil; sus cabezas siempre parecen demasiado grandes para pasar por las aberturas de las camisetas, y sus manitas se rehúsan a salir por el otro lado de las mangas. Hay algunas cosas que puedes hacer para que vestir a la criatura sea un poco más fácil:

• Toma la manga y pasa el brazo de tu bebé de una vez. Es más fácil que meter su manita y luego tratar de sacarla por el otro lado.

• Compra pants u overoles con perneras que se desabrochen. Algunos fabricantes venden ropa hermosa pero casi imposible de poner y quitar. Las perneras con broches hacen mucho más fácil el cambio de pañales, porque no tienes que abrir todo el vestido para llegar al pañal. Ponerle al bebé prendas que no tienen broches en las perneras hasta los tobillos puede ser muy difícil: ¡las mangas o perneras con elástico serán difíciles cuando el bebé se retuerce en el cambiador!

Asimismo, no vistas de más a tu bebé. Por alguna extraña razón, la gente tiende a envolver a los bebés en todo tipo de cobijas, suéteres, gorros y guantes hasta en verano. A menos de que sean esquimales, no hay razón para vestir a tu bebé como si fuera uno. Una regla básica es que el bebé use el mismo tipo de ropa que tú, más un gorro. Usar varias capas de ropa ayuda pues si hace calor, retiras una prenda cada vez. Finalmente, algo que ya mencioné pero vale la pena repetir: si no caminan, no necesitan zapatos. No sólo es desperdiciar dinero: confinar los pies del bebé en un par de zapatos duros durante todo el día puede dañar los huesos.

Preocupaciones inmediatas... con efectos a largo plazo

ALIMENTAR AL BEBÉ: EL PECHO *VS.* LA MAMILA

Cuando eras bebé, amamantar quizá estaba fuera de moda y hay muchas razones por las que el médico de mamá ordenó no amamantar. Pero a partir de la década de 1970, los pechos tuvieron un retorno grande, tanto que es difícil encontrar en nuestros días alguien que no recomiende el amamantamiento. Hasta en la comunidad médica hay un acuerdo general en el sentido de que es lo mejor para el bebé. La Academia Americana de Pediatría recomienda que a los bebés se les alimente sólo con leche materna durante los primeros seis meses, para alternar poco a poco con alimentos sólidos durante los siguientes seis.

Si tú y tu pareja no han decidido dar el pecho al niño, he aquí las razones por las que debes hacerlo (además de que recibirás muchas miradas hostiles si no lo haces):

Para el bebé

- La leche materna provee el equilibrio justo de nutrimentos que requiere tu recién nacido. Además, la leche materna contiene varios ácidos grasos esenciales que no se encuentran en la fórmula para bebés.
- La leche materna se adapta, como por arte de magia, a las necesidades alimentarias de tu bebé. Ninguna de mis hijas consumió otra cosa durante los primeros seis o siete meses de vida, y son niñas increíblemente saludables.
- El amamantamiento reduce las probabilidades de que tu bebé desarrolle alergias. Si tu familia (o la de tu pareja) tiene un historial de alergias a los alimentos, tu pediatra te aconsejará dilatar la administración de alimentos sólidos durante unos meses más.

- Los bebés amamantados tienen menos probabilidades de ser obesos de adultos que los bebés alimentados con fórmula. Esto puede deberse a que, por medio del pecho materno, el bebé y no el padre decide cuándo dejar de comer.
- Los bebés alimentados con leche materna tienen un riesgo menor a padecer asma, problemas estomacales, diabetes, caries, neumonía, infecciones del oído, leucemia infantil y síndrome de muerte infantil repentina.
- Se piensa que al amamantar se transmite al infante la inmunidad de la madre a ciertos males. Esto es importante durante los primeros meses, hasta que el sistema inmunológico del bebé madura.
- Los bebés amamantados tienen coeficientes intelectuales más altos que los que consumieron fórmula.

UNA NOTA ESPECIAL SOBRE EL AMAMANTAMIENTO

Por natural que sea amamantar, tu pareja y el bebé necesitarán algunos días o semanas para acostumbrarse. Tal vez el bebé no sepa aferrarse al seno materno y tu pareja, al no hacerlo antes, tampoco sepa muy bien cómo. Este periodo inicial en que los pezones con rajaduras y hasta sangre no son poco comunes, puede ser muy doloroso para tu pareja. Y tomando en cuenta que el bebé se alimenta entre seis y siete veces diarias, los pezones de tu pareja requerirán de un par de semanas para robustecerse lo suficiente.

Pero tu compañera no producirá leche verdadera durante los primeros dos a cinco días después del nacimiento. Y no debes preocuparte de que el bebé no reciba suficiente alimento: no comen gran cosa durante el primer día o dos, y la succión es casi como de práctica. Sean cuales sean las necesidades nutrimentales de tu bebé, serán satisfechas por las pequeñas cantidades de calostro que tu pareja produce. (Es una especie de leche previa que ayuda a que el sistema digestivo de tu bebé se prepare para recibir el verdadero alimento.)

En suma, las primeras semanas del amamantamiento serán tensas para tu pareja. De ser el caso, no cedas a la tentación de sugerir el uso de fórmula. En lugar de ello, apóyala, alaba el gran trabajo que hace, dale algo de comer o beber mientras amamanta y procura que siga intentándolo. También puedes pedir a tu pediatra el nombre de un consultor local en lactancia, sí, eso existe. Muchos hospitales los tienen como parte del equipo y pasarán por la habitación para dar a tu mujer entrenamiento antes de marchar a casa. Para darte una idea de qué tan pragmática es la cuestión del amamantamiento, te comento que el que nos mandaron a mi esposa y a mí era hombre. A pesar de no tener senos, enseñó a mi esposa cómo hacerlo. Tu apoyo es particularmente importante. Las investigaciones demuestran que las mujeres cuyos esposos las apoyan y alientan el amamantamiento más tiempo, son más felices con la decisión, un resultado bueno para todos.

ALIMENTAR GEMELOS

Aunque no hay duda de que es mejor amamantar, hacerlo con dos bebés suele dar problemas. Primero que nada, durante la primera semana o algo así, uno de los dos querrá comer cada dos o tres horas. A veces tendrán hambre al mismo tiempo y otras no. Idealmente, lograrás adaptar a ambos al horario. Eso no siempre es fácil, pues es típico que uno de los dos quiera comer más seguido que el otro. Si es el caso, muchas mamás encuentran más sencillo dar de comer a ambos cuando el más hambriento lo pide. Como sea, en cuanto termines de alimentar y cambiar los pañales, será tiempo de volver a empezar, lo que dejará a tu pareja sintiéndose como encargada de un bar de leche que abre las 24 horas. En un valiente intento por darse un poco de descanso, muchas mamás novatas de gemelos optan por una combinación de leche materna y biberones, que pueden llenarse con leche materna (se extrae más rápido de lo que un bebé puede consumirla) o con fórmula. En cualquier caso, si tienes gemelos, estarás mucho más involucrado en la alimentación de lo que hubieras estado en otro caso.

Para ti y tu pareja

- Es conveniente: nada que preparar, calentar, nada de biberones o platos que lavar...
- Es gratis. La fórmula puede costar mucho dinero.
- Da a tu pareja una maravillosa oportunidad de vincularse con el bebé. Además, el amamantamiento ayudará a que el útero de tu pareja recupere su forma y reduce el riesgo de padecer cáncer de seno y ovarios, diabetes tipo 2 y depresión postparto.
- En la mayoría de los casos siempre habrá leche suficiente y nada se desperdicia.
- Los pañales de tu bebé no apestarán. Es cierto: los bebés amamantados producen heces que, comparadas con las normales, no huelen ni la mitad de mal.

UNA NOTA SOBRE EL SÍNDROME DE MUERTE INFANTIL REPENTINA

Afecta a los bebés sanos y es uno de los asuntos que más asustan a los papás novatos. Y hay buena razón para ello: cada año, este síndrome cobra la vida de entre 2 000 y 4 000 bebés. Es la causa de muerte más común entre los niños de una semana y un año de edad, afectando a uno de cada mil bebés en promedio. A pesar de los millones de dólares invertidos en la investigación y el combate de este mal, nadie sabe exactamente qué lo causa. Y no hay prueba médica que determine cuáles bebés corren mayor riesgo. Habiendo dicho lo anterior, te presento lo que sí sabemos:

- Es más probable que afecte a niños de entre 2 y 4 meses de edad.
- Noventa por ciento de las muertes suceden durante los primeros seis meses.
- Es más probable que afecte a niños que a niñas; también se presenta más en niños prematuros, de nacimientos múltiples, y cuya madre tiene menos de 18 años. Los afroamericanos o americanos nativos tienen más probabilidades de ser afectados, y lo mismo sucede en el caso de familias en que uno de los padres o el cuidador fuma.
- Es más común en climas fríos, cuando las infecciones respiratorias y el sobrecalentamiento son más frecuentes.
- No es causada por la vacunación.

Dado que dos terceras partes de los bebés afectados por el síndrome de muerte repentina no caen en ninguna de las categorías de alto riesgo, he aquí lo que puedes hacer para minimizar el riesgo:

- Procura que tu bebé duerma de espaldas. Los expertos pensaban que los bebés que dormían así podían ahogarse con su vómito. Pero no es así. Los bebés son lo suficientemente listos para voltear la cabeza. La gente también ponía a los niños a dormir sobre su estómago para evitar que se les hiciera una calva en la parte posterior de la cabeza. Ahora sabemos que dormir boca abajo duplica o triplica el riesgo. Desde que comenzó la campaña para que los bebés no durmieran así, las muertes repentinas se han reducido 43 por ciento. Una cosa más: los bebés que duermen de espaldas necesitan más tiempo para empujarse y rodar. Así que procura que tu bebé pase suficiente tiempo sobre su estómago cuando esté despierto, así ejercitará la parte superior de su cuerpo.

• No fumes ni dejes que alguien lo haga cerca de tu bebé. Aunque no es posible decir que el cigarro aumenta directamente las posibilidades de sufrir este mal, parece que hay una conexión.

• No vistas al bebé con demasiada ropa.

• Pon a dormir al bebé sobre un colchón firme, sin almohadas, cobijas acolchonadas, colchones de agua, carpetas, etcétera. El colchón de la cuna debe quedar firmemente ajustado a ésta, de manera que el bebé no pueda resbalar entre el colchón y la cuna. Y saca de la cuna cualquier cosa que cubra accidentalmente al bebé, como muñecos de peluche o sábanas extra.

• El amamantamiento. Al igual que sucede con el fumar, aunque no hay pruebas definitivas de que reduzca los riesgos, parece haber una relación.

• Dar un chupón al bebé. Nadie sabe por qué, pero las evidencias sugieren que el uso de chupones reduce el riesgo. Espera a que el amamantamiento esté bien cimentado antes de comenzar con el chupón. Si se sale de la boca del bebé, deja las cosas así, no tiene sentido volver a ponérselo.

• No tengas miedo. Aunque perder a un niño por el síndrome de muerte repentina es una experiencia terrible para cualquier padre, recuerda que 999 de cada 1 000 niños no mueren por esta causa.

¿EN VERDAD QUIERES QUE TU SUEGRA SE MUDE CON USTEDES DESPUÉS DEL PARTO?

Ten cuidado con hacer que otros se queden en tu casa para cuidar al recién nacido, en especial tus padres o los de ella. Quizá los nuevos abuelos tienen actitudes más tradicionales respecto de la paternidad y no apoyen tanto tu involucramiento con el niño. También tener ideas muy distintas sobre cómo alimentar, vestir y jugar con el bebé. Si alguien se quedará con ustedes para ayudar después del nacimiento, asegúrense de que esta persona entienda que tú y tu pareja son los padres y deciden qué hacer en última instancia.

CONSEJOS PRÁCTICOS PARA LOS PADRES DE BEBÉS PREMATUROS

Si tu bebé nació antes de la semana 35 o 36, quizá necesite pasar algún tiempo en una incubadora para ganar unos dos kilos antes de llevarlo a casa.

Algo para que esto suceda un poco antes es dar masajes a tu bebé. Tiffany Field, directora del Touch Research Institute, [Instituto de Investigación sobre el Tacto] de la Escuela de Medicina de la Universidad de Miami, encontró que los prematuros a los que se daban masajes suaves de quince minutos cada día, además del tratamiento común, crecían hasta 50 por ciento más que los no masajeados. Las estancias hospitalarias se redujeron en casi una semana y las cuentas por igual. En sus primeros cumpleaños, los bebés prematuros masajeados eran mayores y estaban mejor desarrollados que los prematuros no masajeados. Muy bien, ¿no?

El sexo después del bebé: no te hagas muchas ilusiones

La mayoría de los médicos recomiendan a las mujeres evitar el contacto sexual durante seis semanas para dar tiempo a que cierre el cuello del útero y terminen los sangrados. Pero antes de que marques esa fecha en tu calendario, recuerda que la regla de las seis semanas es una guía y nada más. Para algunas parejas, es necesario más tiempo y otras vuelven a la vida de siempre muy poco después. La imagen estereotípica que la gente tiene del sexo postparto es que las mamás no quieren y los padres sufren por ello. Resulta que no es cierto. La misma caída de testosterona que Anne Storey identificó afecta también a los nuevos padres, dejándolos sin mucho interés en el sexo. A veces es difícil sacudirse esas imágenes del parto, pero de acuerdo con la investigadora de la Universidad de Michigan, Sari van Anders, la falta de deseo sexual de la pareja no se relaciona con lo que llama elocuentemente "vaginas maltrechas". De hecho, las razones más comunes para esta falta de apetito sexual son fatiga, estrés, poco tiempo disponible y patrones de sueño del niño.

El llanto

Afrontémoslo: los bebés lloran; es su trabajo. Entre 80 y 90 por ciento de los bebés tienen periodos de llanto que duran entre veinte minutos y una hora al día. Aun así, no hay nada como calmar a un bebé inconsolable para hacer que hasta el padre más experimentado se sienta inhábil.

Pienso que los padres tienen esta sensación de insuficiencia en mayor medida que las madres, porque la mayoría fueron mentalizados para asumir que tienen menos capacidad para cuidar a los niños y, por lo tanto, menos confianza en sus habilidades parentales.

Cuando tu niño empiece a llorar, resiste la tentación de pasárselo a tu pareja. No sabe más sobre el llanto infantil que tú. Sin embargo, hay ciertas cosas para reducir el tiempo que tu bebé llora:

"¿HAY ALGO QUE PODAMOS HACER?"

Una de las preguntas más frecuentes que escucharás de la gente es si pueden ayudar. Algunos lo dicen en serio y otros son amables: al decir "¿puedo ayudar?" quieren decir "¿puedo cargar al bebé un ratito para luego dártelo de nuevo?" Distingue a un grupo de otro si tienen una lista de cosas por hacer y les pides elegir: lavar, compras, cambio de llantas, pago de impuestos, pintar la sala, lo que sea.

Cuando nacieron mis dos hijas mayores, un grupo de amigos se organizó para traernos de comer cada día durante más de una semana. No cocinar ni ir de compras nos dio tiempo para estar juntos y descansar. Y, por supuesto, cuando nuestros amigos tuvieron niños, nosotros estuvimos ahí con nuestro platón de lasaña de espinacas y la botella de vino.

Cuando llegó la bebé número tres, la hermana de mi esposa se quedó con nosotros un par de semanas. Al menos, pienso que estuvo ahí, porque apenas la vi unas cuantas veces. Pero antes de irse, nos dejó comida en el congelador para los próximos meses.

- Responde inmediatamente. Es imposible consentir demasiado a un niño por cargarlo cuando llora. En todo caso, enseñarás a tu bebé que está seguro y estás ahí para él. Al mismo tiempo, cuando lo cargas y el llanto termina, tendrás tu buena dotación de confianza en ti mismo.
- Toma nota de lo que come tu pareja mientras amamanta. Después de pasar varias noches horribles soportando el llanto inexplicable de nuestra bebé, y de llamar al médico, descubrimos que la causa era el brócoli que mi mujer comió en la cena. También se da el caso de que tu bebé reaccione por la leche que tu pareja ingiere. De ser así, quizá el pediatra

sugiera retirar los lácteos de su dieta unos días para ver qué pasa.

- Procura que tu pareja amamante más seguido. Acaso el bebé pide a gritos más intimidad. Además, puede ser que los alimentos más pequeños y frecuentes sean más amigables para su nuevo sistema digestivo.

- Conoce a tu bebé. Pasados unos días del nacimiento, desarrollará distintos tipos de llanto: "estoy cansado", "dame de comer ahora", "cámbiame el pañal", "estoy muy incómodo", "ya me aburrí de este asiento para el auto" y "lloro porque estoy enojado y no voy a parar hagas lo que hagas". Cuando aprendas a reconocer estos llantos responderás de modo apropiado y mantendrás feliz a tu bebé. También es importante conocer sus rutinas: a algunos les gusta dar lata y llorar (mucho a veces) antes de dormir; a otros no.

- Cárgalo más. Algunos estudios indican que mientras más se cargue a los bebés (incluso cuando no lloran), menos llorarán.

- Fíjate en el calendario. El llanto de tu bebé será bastante manejable durante la primera semana o dos. Después, llorará más y más, llegando al máximo entre las semanas seis y ocho, antes de volver a niveles manejables.

CÓLICOS

Comenzando cerca de las dos semanas de edad, 20 por ciento de los bebés desarrollan cólicos: accesos de llanto que, a diferencia del ordinario, dura horas y a veces el día o la noche entera. La duración e intensidad de los accesos de llanto llega a su máximo alrededor de las seis semanas y desaparecen pasados tres meses.

Dado que no hay acuerdo sobre qué causa el cólico o qué hacer al respecto, es posible que tu pediatra no tenga un remedio rápido. No obstante, algunos padres alivian (parcial o completamente) a sus hijos con cólico mediante remedios antigás para adultos de los que se venden sin receta médica. Habla con tu médico para saber si está de acuerdo en que la administración de este medicamento beneficiará a tu hijo.

UNA NOTA SOBRE EL LLANTO EN PÚBLICO

Afrontarlo fue particularmente angustioso para mí. No era que no supiera cómo, sino que me avergonzaba y atemorizaba la reacción de la gente. ¿Pensarían que lastimaba al bebé? ¿Llamarían a la policía? De ser así, ¿cómo probar que el bebé era mío? Por fortuna, nadie llamó a la policía, pero no escasearon los comentarios, que iban de lo aparentemente útil ("Parece que el bebé tiene hambre") al sexista y violento ("Mejor lleva a ese bebé a casa con su madre").

Aunque mis temores sobre el llanto en público de mis hijas parezcan un poco paranoides (bueno, mucho), no soy el único. Casi todos los padres conocidos pensaron cosas semejantes en situaciones similares. Sin embargo, admito que la mayoría de las mujeres a las que mencioné esto (incluyendo a mi querida esposa), piensan que estoy chiflado.

AFRONTAR EL LLANTO

Si intentaste todo para calmar el llanto de tu bebé sin lograrlo, aquí algunos consejos que pueden ayudarte:

- Equipo antillanto. No hay razón para que los dos sufran lo que Martin Greenberg llama "la tiranía del llanto". Si se reparten el trabajo en periodos de 20 minutos o media hora, recibirán los beneficios. Hacer un poco de ejercicio en tu "tiempo libre" ayuda a calmar los nervios antes de tu siguiente turno.

• Consigue ayuda. Aguantar el llanto de un niño aunque sea por unos minutos provoca ira y frustración. Y si los gritos no paran durante horas, será difícil mantener la cordura, ya no digamos controlar el temperamento. (Para empeorar las cosas, el bebé captará tu tensión y enojo, por lo que será todavía más difícil consolarlo.) Si te preocupa reaccionar en exceso con tu niño (más allá de lo verbal), llama a alguien: tu pareja, el pediatra, tus padres, la niñera, amigos, vecinos, clérigos e incluso una de esas líneas de emergencia para padres. Si tu bebé es un verdadero llorón, mantén esos números a la mano. Te sentirás mejor al saber que esto afecta a todos los padres. Si alguien te dice que nunca ha sentido ganas de aventar al bebé por la ventana, miente (o no ha tenido hijos).

• Dejar que el bebé llore. Si el llanto dura más de 20 minutos o algo semejante, déjalo llorar en su cuna. Si los gritos no paran después de cinco a diez minutos, levántalo y pon en práctica algún consejo de la sección anterior durante cinco o diez minutos. Repite cuantas veces sea necesario. Nota: no esperes a que tu bebé llore después de intentarlo todo. Por lo regular, responde rápida y amorosamente a su llanto. Varios estudios demuestran que los bebés atendidos aprenden que alguien estará ahí para ayudarlos cuando lo necesiten. En última instancia, esto hace que lloren menos y los ayuda a crecer con más confianza.

• No lo tomes como algo personal. Tu bebé no intenta molestarte. Es demasiado fácil permitir que esta situación temporal interfiera con tu manera de tratar al bebé.

JUGAR CON TU BEBÉ

Quizá pienses que no puedes jugar con tu recién nacido, pero sí puedes —y debes— hacerlo. Jugar con él es una de las cosas más importantes. Los niños aprenden todo lo que necesitan saber del juego. Y además, es divertido para ti. En general aman el juego físico y, cuando tienen unos días de nacidos, ya aprendieron a qué jugará con ellos cada uno de los padres, reaccionando en consecuencia. Aquí te muestro algunas cosas a tener en cuenta en relación con el juego:

- Como regla general, hombres y mujeres tienen distintos estilos de juego. Ellas enfatizan el juego emocional y social, en tanto ellos son más físicos y ponen más energía en el juego. Ningún estilo es mejor que el otro, cada uno es distinto e indispensable, y no tiene sentido compararlos o calificarlos. Ross Parke y otros han encontrado que los papás juguetones tienen hijos más listos que los que no juegan con sus niños: son mejores en matemáticas y obtienen mejores resultados en las pruebas de inteligencia. El juego físico, en particular el que usan los papás, promueve la independencia de los hijos. Tanto niños como niñas expuestos a altos niveles de juego físico, son más populares y positivos en sus interacciones posteriores. También son mejores para leer las pistas emocionales en los demás y regular sus propias emociones, en comparación con los que no tienen tanta oportunidad de jugar.

- Pon atención. Aunque tu bebé no está cerca de atrapar una pelota o tomar su sonaja, pueden divertirse juntos. Veamos todos sus movimientos con brazos y piernas. Hay un propósito detrás de ello, al igual que en muchos otros reflejos naturales de los bebés. El movimiento de brazos, por ejemplo, puede ser una estrategia para alejar cosas peligrosas. Y quizá notaste que tu bebé mama en cuanto algo toca su boca, un dedo, el pezón. Este reflejo los ayuda a recibir el alimento en los días y semanas previos a controlar los músculos utilizados para la succión. Hablamos sobre reflejos y cómo divertirte con ellos en la secuela de este libro, *The New Father: A Dad's Guide to the First Year.*

- No olvides la moderación. Es seguro jugar con un bebé nacido unos días atrás, pero limita cada sesión a unos cinco minutos. Demasiado juego lo irritará.

- Empieza por lo más simple. Los juegos de imitación son un buen comienzo. Saca la lengua o haz una "o" con la boca, mantenla por unos segundos y mira si el bebé te imita.

- Toma tus claves del bebé. Te dará algunas claves para indicar si le interesa jugar o no. Si trata de levantar la cabeza o mirarte, si sus ojos y expresión son vivaces, es buen momento para interactuar. Si llora, se retuerce, retira la mirada, parece aburrido, o sus ojos y expresión parecen apagados, no hagan nada y tomen un descanso.

- Pon algo de música. No importa de qué tipo, pero que escuche variada. Sus oídos son bastante sensibles al ruido, así que mantén bajo el volumen, en particular si tienes un bebé prematuro.

- Programen su diversión. El mejor momento para el juego físico es cuando el bebé se muestra activo y alerta; leer u otras actividades más lentas son oportunas cuando se encuentra tranquilo. Elige un momento en que puedas dedicar toda tu atención al bebé: nada de llamadas telefónicas y otros distractores. Finalmente, no juegues con demasiado vigor después de que el bebé comió. Créeme: aprendí del modo difícil.

- Ponte cómodo. Encuentra un sitio al nivel del bebé, de preferencia recostado de espaldas o sobre tu estómago, en el suelo o en la cama.

- Sé paciente. Como ya mencioné, tu bebé no es una foca entrenada, no esperes mucho demasiado pronto. Y no pretendas que haga lo suyo de inmediato.

- Aliéntalo. Usa mucho estímulo facial y verbal, sonrisas, risas. Aunque el bebé no entiende las palabras, él o ella identificará el sentido. Incluso con pocos días de nacido, querrá complacerte y al alentarlo fortalecerás la confianza en sí mismo.

• Sé amable, en especial con la cabeza del bebé. Dado que sus cabezas son relativamente grandes (una cuarta parte del tamaño de su cuerpo, contra la séptima parte que ocupa en el adulto) y los músculos de su cuello no están muy bien desarrollados, están sueltas durante los primeros meses. Asegúrate de dar apoyo a su cabeza desde atrás en todo momento y evita movimientos repentinos.

UN PAR DE ADVERTENCIAS

• Nunca sacudas a tu niño. Esto hará que sus pequeños cerebros reboten en el cráneo, causando heridas o lesiones permanentes (a las que se conoce con el nombre de síndrome del niño sacudido).

• Nunca lances al niño al aire. Sí, quizá tu padre lo hizo pero no debió hacerlo. Se ve divertido pero puede ser peligroso y no vale la pena asumir el riesgo. Hasta los golpes menos serios en la cabeza pueden causar una conmoción, lo que tendrá consecuencias serias y negativas a largo plazo.

LAS DIFERENCIAS ENTRE LOS NIÑOS Y LAS NIÑAS

En las décadas de 1970 y 1980, toda la gente puesta al día insistía en que no había diferencias entre niños y niñas, excepto las obvias anatómicas. Cualquier diferencia conductual era atribuida a la socialización, impuesta a los niños por los padres y el medio ambiente. Pero en años pasados los investigadores cuestionaron esta teoría y sus respuestas confirman lo que la mayoría de los padres ha sabido siempre: los niños y las niñas no son iguales. Y puede ser que las diferencias estén en el cerebro de nuestros hijos desde antes de nacer. He aquí lo que sabemos:

• A las pocas horas de nacidas, las niñas están mucho más interesadas en la gente y en los rostros, en tanto que los niños parecen igualmente felices mirando un objeto que se balancea frente a ellos, dice la doctora Ann Moir, autora de *Brain Sex*.

A los cuatro meses, las niñas diferencian entre las fotografías de la gente que conocen y las de extraños; los niños, no.

- Lo mismo aplica para los juguetes. Cuando se les da a elegir entre dos objetos que mirar —una muñeca o un camión— las niñas de tres meses de edad prefieren las muñecas y los niños el camión, de acuerdo con la investigadora Germaine Alexander. Al año de edad, los niños prefieren la locomoción mecánica a la humana y se inclinan por mirar los limpiaparabrisas a la gente que habla. Las niñas hacen justo la elección contraria.

- Tanto niños como niñas están diseñados para imitar a los adultos. Pero incluso a las tres horas de nacidas, las niñas son mejores imitadoras que los niños.

- Ellos asimilan menos datos sensoriales que ellas, de acuerdo con la investigadora en diferencias de género Carole Beal. Por lo general discriminan menos cuando se trata de comida y son menos sensibles al tacto y al dolor. También escuchan menos con un oído que con otro, lo que significa que no distinguen los sonidos de fondo tan bien como las niñas; ello explica por qué tus padres pensaban que los ignorabas cuando eras pequeño. Asimismo tiene relación con que las niñas hablan antes que los niños, con uno o dos meses de diferencia.

A pesar de todo esto, las distinciones entre niños y niñas durante los primeros 18 meses de vida son tan leves que, incluso cuando ellos y ellas usan sólo pañal, la mayoría de los adultos no los distingue. Pero eso no evita que los tratemos de modo distinto.

En uno de los primeros estudios en su tipo, dos investigadores de la Universidad de Cornell, John y Sandra Condry, mostraron a 200 adultos un video en que un niño de nueve meses de edad tiene varios juguetes, incluyendo una caja de la que sale un muñeco en cuanto se abre la tapa. A la mitad se dijo que la criatura observada era niño y a la otra mitad que se trataba de una niña. Aunque todos veían la misma cinta, las descripciones de la conducta del bebé fueron distintas. El grupo que creía ver a un niño percibió la sorpresa del niño cuando el muñeco salta como enojo, en tanto que la que miraba a la niña interpretó la reacción como miedo.

Los padres no sólo perciben a sus niños y niñas de modo muy diferente, también los tratan distinto (tu reacción frente a un niño enojado sería muy distinta a la que tendrías con un niño asustado). Las madres, por ejemplo, responden más rápido al llanto de las niñas que al de los niños y les dan el pecho durante más tiempo, según el psicólogo Michael Gurian. Y cuando las niñas presentan un temperamento difícil, las madres aumentan el nivel de afecto, cargando y consolando a la niña. Pero cuando un niño se muestra igualmente difícil, las madres tienden a apartarse. (Este tipo de conducta puede tener consecuencias serias y de largo plazo. En un estudio, la investigadora Laura Allen descubrió que los niños que recibían más cariño físico tenían coeficientes intelectuales más altos que quienes recibían menos.)

Al jugar con sus pequeños, los papás tienden a ser más rudos con los varones y más cautelosos con las mujeres. Y cuando dan los primeros pasos, ambos padres dejan que sus hijos caigan una y otra vez, pero se apuran a recoger a las niñas incluso antes de que toquen el piso.

Lo bueno de esto es que promueve la independencia de los niños y les enseña a resolver sus propios problemas sin intervención de los adultos. La desventaja radica en que tienen menos supervisión y, como resultado, se lastiman más que las niñas. Además, "los padres que rescataron a su hija antes de 'caer'", escribe la psicóloga Katherine Karraker, "no sólo la privaron de una oportunidad para superar obstáculos por sus medios, sino que envían un mensaje en el sentido de que dudan de su capacidad para hacerlo."

¿Qué puedes hacer para no caer en estas trampas? Comienza con esto:

- No permitas que tus prejuicios y nociones preconcebidas se metan en el camino.
- Haz un esfuerzo. Si tienes un hijo, no hay razón para que no te acurruques con él, también es algo masculino. Si tienes una hija, no hay razón para que, dentro de unos meses, no juegues luchas con ella. Les encantará hacerlo.
- Dale a tu hijo una amplia variedad de juguetes. La mayoría de las niñas terminan con muñecas, pero algunas estarían muy felices con un camión de bomberos (aunque hay una oportunidad superior al promedio de que envuelvan el camión en una sábana para cantarle una canción de cuna). Y en tanto la mayoría de los niños morderán el pan tostado hasta darle forma de pistola, algunos se divierten jugando con una muñeca.

LA PATERNIDAD HOY

Durante las primeras semanas y meses posteriores al nacimiento de tu hijo, pasarás mucho tiempo jugando el papel de personal de apoyo para tu compañera. Pero después de un tiempo, llevarás una vida más "normal": uno de ustedes o ambos volverán al trabajo y sentirán ganas de ir al cine o de visitar amigos. Y te darás cuenta de qué significa ser un padre y de cuán involucrado en la vida de tu hijo quieres estar. ¿Ser la persona a quien acuda cuando se lastime o esté triste? ¿Sabrás su talla de zapatos y si le gustan los pantalones que se deslizan o con cierre? ¿Harás sus citas médicas y lo llevarás a jugar o dejarás todo eso a tu pareja?

Decidas lo que decidas, no te tomará mucho enfrentarte cara a cara con el hecho de que ser padre en Estados Unidos —especialmente uno involucrado— no es fácil. Las responsabilidades son difíciles y a veces frustrantes, pero los mayores obstáculos —en los que nunca pensaste— son sociales.

Según el estereotipo, los hombres no adoptan un papel activo en la vida familiar porque no quieren. ¿Es cierto? Más y más de nosotros nos percatamos hoy de que las medidas tradicionales del éxito no están a la par, y estamos comprometidos con ser una presencia mayor en las vidas de nuestros hijos, tanto en lo físico como en lo emocional. Estudio tras estudio demuestra que una abrumadora mayoría de hombres de entre 20 y 45 años dice que un horario de trabajo que les permita pasar más tiempo con su familia tiene mayor importancia que realizar una labor desafiante y ganar un salario alto. Y muchos estarían dispuestos a sacrificar paga por más vida familiar. Lo difícil es que la sociedad (y con esto me refiero a todos nosotros) no sólo no nos apoyará, sino que nos desalentará. La gente no valora la paternidad tanto como la maternidad. (Incluso la mención de los términos nos lleva a imaginar cosas distintas: *maternidad* es igual a ternura, cuidado y amor, en tanto *paternidad* sólo parece una relación biológica.) Como resultado, rara vez se acepta que los hombres asuman un rol social distinto al que se "supone" es el suyo.

El énfasis en los roles tradicionales empieza muy pronto. Incluso antes de caminar, a los niños de ambos sexos se les bombardea con el mensaje de que los padres son superfluos. Piensa en los libros que tus padres te leyeron y probablemente leerás a tus hijos.

El primer artículo que publiqué apareció en *Newsweek* y se tituló "No todos los hombres son zorros astutos". Era lo que yo percibía como el estereotipo negativo de los padres en la literatura infantil. Pasé un día entero en la sección infantil de mi biblioteca local hablando con bibliotecarios y leyendo obras infantiles y descubrí que los padres estaban casi ausentes. En la mayoría de los libros infantiles, la mamá es el único padre, en tanto que el papá —si aparece— era mucho menos amoroso que mamá, llegaba a casa tarde del trabajo y jugaba con el bebé cinco minutos antes de acostarlo. La biblioteca tiene un listado especial de libros infantiles con personajes femeninos positivos: heroínas y madres. Como el padre de una niña, pensé que estaba bien. Pero como uno que comparte las responsabilidades del cuidado infantil, me resultó frustrante y molesto que no tuvieran una lista (e incluso varios libros) con modelos masculinos positivos. Hasta mi niña de tres años quería saber por qué no había más papás en los libros que leíamos.

Encontrarás la misma imagen negativa en la mayoría de los cuentos clásicos para niños. Toma como ejemplo *Babar*. De vez en cuando alguien se quejará de la tendencia colonialista (ya sabes, el habitante de la jungla encuentra la felicidad en la gran ciudad y lleva la civilización —y la ropa de calidad— a su atrasada aldea de elefantes). Pero a nadie le inquieta que, después de que su madre es asesinada por el malvado cazador, Babar queda "huérfano". ¿Por qué sólo halla consuelo en brazos de otra fémina? ¿Por qué las mamás de Arthur y Celeste van solas a la ciudad para recoger a sus hijos? ¿A los padres no les importa? ¿Tienen padres siquiera?

En nuestros días, los arquetipos cambian y casi todos los nuevos libros infantiles se esfuerzan para sacar a los personajes femeninos de la cocina y del ambiente de crianza infantil y darles trabajos y responsabilidades profesionales. Eliminamos los estereotipos negativos (*Little Black Sambo*, por ejemplo, prácticamente desapareció de los estantes de bibliotecas y librerías), y hay docenas de libros en que figuran retratos positivos de incapacitados, minorías, personas de otras religiones y culturas. Sólo el retrato de los padres permanece igual, como encontraron tres investigadores de la Universidad de Brighton (Reino Unido) en un estudio sobre libros más recientes. De acuerdo con Matthew Adams, Carl Walker y Paul O'Connell, "Los padres aparecen mucho menos que las mamás, apenas son mencionados por personajes o narradores, casi nunca aparecen con sus hijos o en el hogar, ni parecen involucrados en el contacto físico con ellos; tampoco expresan emoción alguna ni se involucran en cualquier actividad doméstica."

Si los libros fueran la única fuente de información de la que los niños obtienen la idea de cómo debe ser el mundo, podríamos editar los mensajes negativos. Pero tarde o temprano tus hijos se encontrarán frente a alguna pantalla. ¿Sabías que el niño de seis meses, en promedio, pasa una hora al día frente a la televisión? ¡En unos cuantos años ese promedio puede subir a cuatro horas! (Esto no incluye el tiempo en la computadora, con la consola o mirando películas bajadas de Netflix o Hulu.) Y buena parte de ese tiempo serán bombardeados por los mismos estereotipos: si los papás están ahí, son bastante inútiles. Tan sólo por la cantidad de horas que se exhiben, estas imágenes harán más daño que las descritas en los libros.

Varios estudios indican que hay ocho veces más posibilidades de que los padres sean retratados negativamente en comparación con las madres. De hecho, si piensas en los padres más prominentes de la televisión, encontrarás que la mayoría son engañados con astucia o exhibidos por sus esposas, ridiculizados por sus niños y retratados como incompetentes en todo sentido. Por supuesto, estos padres aman a sus hijos, pero dejando aparte las buenas intenciones, no se ocupan de las labores más sencillas relacionadas con los niños sin instrucciones detalladas de la mamá, y necesitan un traje protector para cambiar un pañal.

El retrato de los padres (y de los hombres en general) en los comerciales es bastante parecido: no sólo son más tontos que cualquier otro, sino que no se fijan siquiera en las necesidades de sus hijos. Parece que las madres son las únicas a las que les importan. Siendo justos, debo señalar que hay anunciantes que retratan padres armónicos, cariñosos, sin matices estúpidos. La crema de cacahuate Jif, por ejemplo, a veces cambia su antiguo lema que dice: "Las mamás exigentes exigen Jif", por "Las mamás y los papás exigentes exigen Jif". Pero todavía hay zonas problemáticas. Por ejemplo, cientos de horas de anuncios transmitidos durante las últimas tres o cuatro olimpiadas, nos dicen una y otra vez que Procter & Gamble es "Orgulloso patrocinador de las mamás". No tengo nada contra las madres, pero son los padres quienes alientan a los hijos a involucrarse en los deportes, la hacen de entrenadores, juegan a la pelota, a los tiros de baloncesto o esquían con ellos. Ignorar su contribución es insultante.

Así que, ¿qué significa todo esto? Mucho. Sabemos que la exposición repetida ante los medios contribuye a la conducta violenta. Y que al ser bombardeados con imágenes de modelos de pacotilla se contribuye al aumento de los desórdenes alimenticios en las niñas y las jóvenes, y al ser bombardeados con imágenes de superhéroes musculosos se contribuye a la "hombrerexia" (una necesidad compulsiva de estar más y más fuerte) de niños y jóvenes. En consecuencia los retratos negativos de los padres (y de maridos y hombres en general) en los medios tienen un profundo efecto en la actitud y creencias de niños y adultos sobre la paternidad. Esos mismos retratos contribuyen a "disminuir el número de hombres que quieren asumir esos roles en la sociedad, y crean, entre otras, la impresión de que los hombres no necesitan asumir esos roles de cualquier manera, porque simplemente no son importantes", dice Matt Campbell en www.mensactivism.org.

Me parece que hemos perdido a la actual generación de padres. Pero lo que me entristece es que producimos otra generación más de chicas criadas con la imagen de un padre idiota, y piensan que es mejor criar hijos solas, y otra generación de hombres que piensan no tiene sentido ser un padre involucrado porque todos se burlarán de ellos.

Nada de esto pretende indicar que los hombres son víctimas inocentes o que todos los obstáculos que enfrentan son culpa de otros. De hecho, algunas de las barreras más significativas fueron impuestas por los mismos hombres. En el lugar de trabajo, por ejemplo, ocupan la mayoría de las posiciones de poder; quienes intentan tomarse tiempo para estar con sus familias —ya sea por permiso de paternidad o reduciendo sus horarios de trabajo— son abusados por sus empleadores, tratándolos como a debiluchos y cuestionando su seriedad en el trabajo.

A pesar de los muchos obstáculos, algunos hemos arriesgado las carreras y puesto en problemas nuestras finanzas para romper ese otro "techo de cristal" que nos mantiene en el trabajo y lejos de nuestras familias. Pero en muchos casos, cuando llegamos a casa, nos damos de frente con otra barrera, impuesta por nuestras parejas.

Aunque la mayoría de las madres siente que los padres deben jugar un papel importante en las vidas de sus niños, las investigaciones demuestran que "no quieren que ese papel sea tan importante como el de la mamá." De hecho, estudiosos a nivel nacional descubrieron que dos de cada tres mujeres se sienten amenazadas por la participación igualitaria y "sabotean sutilmente el involucramiento con los niños porque son posesivas en su papel de cuidadoras primarias." ¿Cuál es el fondo del asunto? Como ya dije, nos guste o no, estarás tan involucrado con tus niños como tu pareja quiera. Mientras más te aliente y apoye, más harás.

Puede parecer que son demasiados obstáculos para superarlos. Bueno, sí hay muchos y pueden estar enquistados, pero si estás dispuesto a invertir tiempo y esfuerzo, tendrás y mantendrás una relación activa con tus hijos. He aquí cosas que puedes hacer:

- Levántate de esa silla. Si no tomas la iniciativa, nunca asumirás las responsabilidades del cuidado infantil a que aspiras y tus niños merecen. Así que en lugar de permitir que tu pareja te quite al niño oloroso de los brazos, di algo como: "No, querida, puedo con esto", o "Está bien; en verdad necesito practicar". No hay nada de malo en pedir consejo si lo necesitas: ambos tienen ideas que beneficiarán al otro. Pero haz que te diga las cosas y no permitas que las haga por ti.

- Practica. No asumas que tu pareja sabe más que tú de modo mágico. Lo que ella sabe sobre crianza infantil lo aprendió en la práctica, al igual que todo lo demás. Y la manera en que podrás mejorar implica también hacer las cosas. Por ejemplo, las investigaciones han demostrado que la falta de oportunidad puede ser uno de los más grandes obstáculos para que los padres sean más afectuosos con sus hijos. Una vez que están con ellos, los padres son al menos tan afectuosos —jugando, cargando, meciendo o consolando— como sus parejas. (Hasta ahí con el estereotipo de los hombres emocionalmente distantes por naturaleza.)

- No restes valor a las cosas que te gusta hacer con los niños. Como discutimos en el capítulo anterior, hombres y mujeres tienen distintas maneras de interactuar con sus niños; ambas son igualmente importantes para el desarrollo infantil, así que no permitas que nadie te diga que jugar al monstruo u otras cosas a las que juegan los hombres no son tan importantes como las "cosas de mujeres" que tu pareja hace (o pretende que tú hagas).

- Participa en las decisiones cotidianas que afectan las vidas de tus hijos. Esto implica un esfuerzo especial para compartir con tu pareja responsabilidades como planeación de alimentos, compras de comida y vestido, llevar a los niños a la biblioteca o la librería, conocer a los padres de sus amigos y planear sesiones de juego. Al no participar en estas actividades das la impresión de que las consideras poco importantes o no te interesa ser un padre activo. Y al realizarlas, haces más probable que tu pareja se sienta cómoda y confiada en compartir el papel de la crianza contigo. Pero también aparta tiempo privado de calidad con tus hijos. Claro, alguien tiene que llevar y traer a los niños por toda la ciudad —a las citas con el médico, las lecciones de ballet o la práctica de soccer—, pero no debe ser el único contacto con ellos.

- Sigue comunicándote. Si no te agrada el estado de cosas, déjaselo saber a tu pareja. Pero sé amable. Si en principio ella parece reacia a compartir el papel de madre contigo, no lo tomes como algo personal. Los hombres no son las únicas víctimas de una pobre socialización. Muchas mujeres fueron educadas para creer que, si no son las principales cuidadoras (incluso si trabajan fuera de casa), de algún modo han fallado como madres. Un estudio realizado en 2010 en la Universidad de Texas, en Austin, encontró que mientras más involucrados estén los padres con sus hijos, menor es la autoestima de las madres. "Creemos que las madres empleadas sufren una pérdida de la propia competencia cuando sus esposos se involucran y son hábiles, porque esas madres consideran un fracaso no cumplir las expectativas culturales", dijo Takayuki Sasaki, investigador en jefe. Si tu pareja trabaja

fuera de casa, recuérdale lo que me dijo una vez Karen De-
Crow, expresidenta de la National Organization for Women
[Organización Nacional para las Mujeres]: "Hasta que se
valore a los hombres como padres, la carga de la crianza
infantil recaerá principalmente en las mujeres y frustrará sus
esfuerzos por ganar igualdad en el lugar de trabajo."

• Si estás en posición de hacer algo por otros hombres, hazlo.
Para ser igualitarios, contrata un cuidador masculino de vez
en cuando. O considera pedir a un amigo hombre, y no a las
amigas, que cuiden a los niños cuando tú y tu esposa salgan.
Si necesitas acostumbrarte a esto, contrata al responsable hijo
adolescente de alguno de tus amigos. Al no confiar en los
hombres y los muchachos, seguirán considerándose poco
fiables y será difícil para ellos sentirse cómodos en el papel
de padres para asumir la responsabilidad que desean y sus
parejas también.

• Haz que tu pareja sea tu publicista. Pamela Jordan escribe
que los "hombres no son percibidos como padres de propio
derecho por sus parejas, colegas, amigos y familia. Se les ve
como ayudantes o ganapanes." ¿El remedio? "La madre puede
mitigar la exclusión del padre por parte de otros al incluirlo
en las experiencias del embarazo y la paternidad, y demos-
trando su reconocimiento de él como jugador clave", dice
Jordan.

• Consigue ayuda. Incluso antes de nacer tu bebé, quizá adviertas
la gran cantidad de grupos de apoyo para madres novatas.
Sin embargo, no te llevará mucho darte cuenta de que hay
pocos para nuevos padres (si los hay). Y si encuentras uno,
probablemente se oriente a los hombres cuyo contacto con los
niños se limita a cinco minutos antes de la hora de dormir.

Tras leer este libro, sabes de sobra que los hombres tienen tantas
preguntas sobre el embarazo y la paternidad como sus compañeras.

Así que, si no encuentras un grupo de apoyo para padres en tu localidad, ¿por qué no ser pionero y empezar uno tú mismo? Echa a rodar la pelota con tu grupo de amigos con hijos, hablen por teléfono, vayan a caminar con los niños, encuéntrense en el parque para comer. Quién sabe: si haces un buen trabajo publicitando tu nuevo grupo de padres, podrías convertirlo en un negocio de verdad. No te rías: mucha gente gana dinero con los grupos de madres.

Una última palabra

A lo largo de este libro hablamos de los beneficios —tanto para ti como para sus niños— de ser un padre activo, involucrado y de cómo la paternidad comienza mucho antes de nacer tu primer hijo. No obstante, el tema que no abordamos es el efecto positivo que tu rol paternal tendrá en la relación con tu pareja.

En el capítulo sobre el tercer mes del embarazo mencioné que, durante el primer año posterior al nacimiento del bebé, 90 por ciento de los nuevos padres sufren un detrimento en la cantidad y calidad de su comunicación, y en la mitad de los casos ese detrimento es permanente. Una manera de evitarlo es que tú, el papá, te involucres y permanezcas así, lo que significa que te unas a tus hijos, ayudes a mantener la casa y tú y tu pareja se comprometan a criar juntos a sus hijos.

El sociólogo Pepper Schwartz encontró que las parejas que trabajan juntas en la crianza de los hijos "crean una relación más íntima y estable. Hacían más cosas juntos. Hablaban por teléfono mucho más y pasaban más tiempo con los niños. Las esposas del estudio dijeron que criar juntos a los niños llevaba a una relación adulta más íntima." Llevar la paternidad juntos también ayuda en caso de tener un niño problemático. "Cuando las parejas con una relación marital de apoyo tienen un bebé difícil, enfrentan el reto", dice la profesora de la Universidad Estatal de Ohio, Sarah Schoppe-Sullivan.

Además de todo eso, cuando te involucras activamente, tu pareja estará menos tensa, deprimida y, en general, será más feliz en su relación contigo. No sorprende que un buen número de estudios demostró que los padres involucrados activamente con sus hijos, tienen una tasa de divorcio mucho menor a la de quienes no lo hacen.

Así que es de interés general hacer todo lo posible para sumarte y participar ahora mismo. Y permanece así el resto de tu vida. No es fácil, pero las recompensas —para ti, tus hijos y tu pareja— son incalculables.

El proceso continúa

Pues bien, llegamos al final de *Voy a ser papá*. Espero que lo hayas disfrutado tanto como yo al escribirlo. Pero no pienses que por tener ya un bebé puedes dejar de aprender. Ni remotamente. De hecho, tu viaje empieza apenas; ser un padre involucrado exige trabajo, paciencia y mucho entendimiento. Si te interesa aprender más —y espero que así sea— he escrito otros libros que te ayudarán en el camino. *The New Father: A Dad's Guide to the First Year* trata, como podrás adivinar, del primer año de tu bebé. *Fathering Your Toddler* sigue adelante hasta el tercer año del niño. *Fathering Your School Age Child* toma las cosas desde ahí y las lleva hasta los nueve años. Todos estos libros continúan y expanden el proceso que comenzamos aquí: llegar a conocerte a ti mismo y lo que pasas, cómo se desarrolla tu niño o niña y qué sucede con tu pareja, además de hablar de cómo ser el padre que quieres ser y el que necesita tu familia.

¡Ahora sal y conviértete en un gran padre!

INFERTILIDAD: CUANDO LAS COSAS NO SON COMO SE ESPERABA

E
ntre las parejas que buscan embarazarse de modo consciente (o que tratan de no embarazarse), cerca de 25 por ciento conciben durante el primer mes. Entre 50 y 60 por ciento lo hacen en seis meses, entre 60 y 75 por ciento en menos de nueve, y 80 por ciento en un año. Pero esa estadística de 80 por ciento significa cosas muy distintas para las diferentes parejas. Cierto número de estudios estima que si tú y tu pareja están en el grupo que va de los 20 a los 24 años, tus probabilidades de concebir naturalmente dentro del primer año son de 86 por ciento; si están entre los 25 y los 29 años, es de 78 por ciento; si tienen entre 30 y 34 años, las probabilidades bajan a 63 por ciento; y si perteneces al grupo de entre 35 y 39 años, es de sólo 52 por ciento. Si no has concebido dentro del primer año (seis meses si tu pareja tiene 35 o más años), formarás parte de la misteriosa categoría de la *infertilidad*, y podrías necesitar ayuda externa para tener ese bebé que tanto desean.

A pesar de lo escuchado, la infertilidad no sólo es un problema femenino. Entre 35 y 40 por ciento de las ocasiones, el problema se rastrea hasta la mujer, y en el mismo porcentaje de casos hasta el hombre. Para 20 por ciento de las parejas se trata de una mezcla de asuntos masculinos y femeninos.

Diagnosticar un problema de fertilidad puede ser un proceso largo y caro. El problema consumirá recursos y tiempo, lo que con bastante probabilidad no será cubierto por tu aseguradora. La tecnología mejora todo el tiempo, y aunque los tratamientos de fertilidad mejoran las probabilidades para muchas parejas —en algunos casos hasta en 50 por ciento— nada garantiza que se logrará el efecto deseado. Nunca.

Los médicos comenzarán con el diagnóstico reuniendo la historia médica completa de ambos, para investigar la causa de la infertilidad. A ambos les realizarán un examen físico. En tu caso, el médico manipulará y apretará tus testículos. También puede ordenar un análisis de semen (ver la sección "Échate una mano").

He aquí las buenas nuevas. Alrededor de 90 por ciento de las parejas que buscan ayuda para la infertilidad, se embarazan después de someterse a tratamientos benignos como cambios en el estilo de vida (dieta, ejercicio, cambiar medicamentos que afectan la fertilidad, calcular el momento ideal para tener relaciones), consumo de medicamentos (para estimular la ovulación, aumentar el volumen de esperma o prevenir el aborto), la inseminación artificial (sea con el esperma de la pareja o de un donante) y por medio de cirugía menor (para abrir bloqueos, remover tumores o quistes, limpiar tejido cicatrizado o corregir cuestiones fisiológicas que causan problemas).

Sólo entre 3 y 5 por ciento de los pacientes por fertilidad necesitan alguna de las opciones de alta tecnología como fertilización *in vitro* (FIV), donación de óvulos, inyección intracitoplasmática de espermatozoides (IIE), diagnóstico genético preimplantacional (DGP) y algunos otros. Para quienes no logran concebir después de todo eso, queda la opción de contratar una madre sustituta o adoptar.

La vida en el planeta de la infertilidad

Es difícil dar una idea de lo que significa enfrentar la infertilidad. Al hacerlo, especialmente si perteneces a la minoría que se somete a procedimientos caros y largos, sabrás que no es fácil.

Para empezar, está la parte fisiológica: pruebas de semen, recuperación de óvulos, pruebas sanguíneas, medicamentos, inyecciones de hormonas y efectos secundarios asociados, exámenes médicos invasivos y carreras por tener sexo exactamente en el momento idóneo. Todo ello, en sí mismo, ya es bastante duro, pero suma a esto la carga psicológica de la infertilidad y estamos listos para un episodio problemático.

¿Qué le sucede a tu pareja?

La mayoría de las mujeres de nuestra sociedad asume que serán madres. Así que, cuando esa idea —y los sueños que la acompañan— se quiebra, surgen toda clase de sentimientos. Algunos expertos piensan que la infertilidad afecta más a las mujeres que a los hombres. (En un estudio, 49 por ciento de las sometidas a tratamiento dijeron que ser infértil era "el suceso más desolador de su vida", comparado con 15 por ciento de hombres.) Tu pareja tiene recordatorios mensuales de su fertilidad o de su falta. Y dado que ella lleva al bebé, sociedad, familia, amigos y tal vez hasta la religión ejercen más presión reproductiva en ella que en ti. Al avanzar por el proceso de infertilidad, experimentará lo siguiente:

- Ansiedad y depresión. Un estudio reciente citado en la *Harvard Mental Health Letter* [Boletín de Salud Mental de Harvard], afirma que "las mujeres con infertilidad se sienten tan angustiadas y deprimidas como las diagnosticadas con cáncer, hipertensión o que se recuperan de un ataque cardiaco."
- Dolor y pena. Por la pérdida de los sueños.
- Vergüenza e insuficiencia. Por ser incapaz de cumplir con el papel biológico.
- Culpa. Especialmente si la infertilidad es "su culpa".
- Ira. Especialmente si la infertilidad es culpa tuya.
- Tendencia a proteger. De nuevo, si es "tu culpa". Ella quizá evite que te sientas mal contigo o con tu masculinidad. A veces se manifiesta teniendo sexo contigo más seguido, como

si quisiera afirmar que todavía te encuentra atractivo, incluso si tienes un bajo conteo espermático.

- Resentimiento. Cerca de una tercera parte de las mujeres sometidas a tratamiento por infertilidad, piensa que su pareja no comparte el mismo nivel de compromiso y dedicación "por quedar embarazada", de acuerdo con un estudio realizado por Organon, fabricante de productos de fertilidad. En el mismo estudio, 40 por ciento de mujeres dijeron que otra persona distinta de su pareja era "la máxima fuente de apoyo", y 26 por ciento que su pareja "podría haberlas apoyado más".

- Falta de intimidad. Como me dijo un médico especializado en infertilidad, las parejas que se someten a estos tratamientos no pueden tener sexo ni hacer el amor. Ninguna de las dos cosas. Tener sexo de acuerdo con un itinerario puede ser muy molesto y restará todo romance al asunto.

Lo que te pasa a ti

Desde mi punto de vista, una de las razones por las que el estudio antes citado encuentra que más mujeres que hombres califican la infertilidad como lo más desolador de su vida, es que la gente asume que el silencio y el retraimiento son indicadores de que no se sufre. Nada puede estar más lejos de la realidad. He aquí lo que puedes sentir:

- Incomodidad y pena. Esos exámenes físicos pueden ser muy desagradables.

- Insuficiencia. Tratamos de convencernos de que el tamaño no importa, pero la mayor parte de los hombres quiere compararse con los otros. Escuchar que el conteo espermático promedio es de 50 millones por mililitro y el tuyo es de apenas 10 millones, o que existe otra razón para no preñar a tu pareja puede convertirse en un golpe a tu masculinidad.

CAUSAS DE LA INFERTILIDAD

Debido a que la infertilidad es un tema muy complejo, no hay modo de hacerle justicia en este espacio. Pero tu médico especialista o tu clínica tendrán muchas fuentes de información para ti y explorar cada matiz del asunto en detalle. Lo que no tendrán es mucha información sobre los altibajos que la infertilidad provocará en ti, en tu pareja y en la relación entre ambos. Así que, después de una breve introducción para dar una idea de en qué te metes, nos concentraremos en las posibles causas de la infertilidad.

PARA TI

- Bajo conteo espermático, daño o forma irregular de los espermatozoides y su movimiento. Estos problemas pueden ser causados por:
  - Fumar
  - Uso de drogas
  - Alcohol
  - Toxinas medioambientales como fertilizantes, aluminio y materiales peligrosos
  - Medicamentos, incluyendo reemplazos de testosterona, esteroides y medicinas para la úlcera
  - Males como la diabetes, defectos cromosómicos, infecciones genitales, obesidad, problemas de próstata, enfermedades de transmisión sexual, traumatismo testicular y tumores en los testículos
  - Radiación recibida en algún tratamiento de quimioterapia
  - Uso de ropa interior ajustada o mantener los testículos demasiado cálidos
- Deficiencia de testosterona
- Haber padecido paperas después de la pubertad
- Tener una madre o abuela que tomó dietilestilbestrol, medicamento diseñado para prevenir el aborto y otras complicaciones del embarazo (se recetó hasta la década de 1970)

PARA ELLA

- Trompas de Falopio dañadas o bloqueadas
- Problemas de ovulación
- Desequilibrio hormonal
- Muchos de los mismos factores que pueden afectarte a ti:
  - Fumar
  - Usar drogas
  - Alcohol
  - Medicamentos
  - Toxinas ambientales (pesticidas, metales pesados, contaminación del aire)
  - Enfermedades de transmisión sexual
  - Radiación
  - Mala dieta
  - Falta de ejercicio
  - Sobrepeso significativo o bajo peso
- Problemas uterinos incluyendo endometriosis , quistes, miomas y tejido cicatrizante

PARA TI
- Un testículo que no bajó
- Varicocele, inflamación de una vena en el escroto que evita que el testículo se enfríe
- Edad (ver "El reloj que suena puede no ser el de ella")
- Andar mucho en bicicleta
- Tensión

PARA ELLA
- Tener una madre o abuela que tomó dietilestilbestrol durante el embarazo
- Exposición a toxinas ambientales mientras su madre estuvo embarazada de ella
- Edad
- Tensión

- Ira. Contigo mismo si la infertilidad está de tu lado. Con tu pareja si está en el de ella.
- Falta de control. Se supone que debemos ser los protectores y proveedores, quienes tienen todas las respuestas. Pero en el planeta de la infertilidad, nada podemos hacer para cambiar las cosas.
- Pena y depresión. Si perdiste un bebé por aborto, tienes algo más tangible por lo cual dolerte, pero incluso si no has llegado tan lejos, dolerte por la falta de potencial, de futuro, por no ser capaz de transmitir el nombre de la familia y sus genes ni de ser papá.
- Soledad. Muchos hombres de parejas infértiles no tienen con quién hablar o al menos así lo piensan. No quieres hablar con tu pareja porque se supone debes ser fuerte para ella, quieres protegerla y debes atender a tus necesidades además de las propias. Y es difícil imaginarse hablando de un tema tan sensible y personal como la infertilidad mientras compartes una cerveza con los amigos.
- Retraimiento. Dado que la infertilidad te lleva a cuestionar tu imagen y masculinidad, muchos hombres se retraen de su pareja y pasan más tiempo en el trabajo o con los amigos, donde tienen más control y en los que pueden ser alabados por hacer las cosas bien.

EL RELOJ QUE SUENA PUEDE NO SER EL DE ELLA

La edad en que las madres y padres tienen su primer hijo sigue elevándose. La tasa de natalidad para las madres de más de 35 años es hoy 40 por ciento mayor que en 1970; para las madres mayores de 40 años, el porcentaje es casi 50 por ciento mayor. Y aunque la mayoría de las personas está enterada de las dificultades que presentan las mujeres de más de 35 años para embarazarse, y del riesgo incrementado de aborto, nacimiento prematuro y otros defectos, rara vez escuchamos sobre los efectos que los padres viejos tienen en la paternidad. De hecho, tener un hijo tarde en la vida es considerado como *cool* y como confirmación de la propia masculinidad. (Alec Baldwin, David Bowie, Mick Jagger, Jack Nicholson, David Letterman y Eric Clapton, todos ellos fueron papás en sus 50 años. Pablo Picasso, Van Morrison, Larry King, Steve Martin y Clint Eastwood lo hicieron a los 60. Charlie Chaplin fue padre a los 73 años. Julio Iglesias padre tenía 89 y hay muchos más.) En tanto que no se cuestiona que ser padre de edad puede ser agradable y afirmar la masculinidad, existen algunos riesgos. He aquí un rápido repaso:

- Investigadores de la Universidad de Bristol descubrieron que la fertilidad masculina empieza a disminuir más o menos a los 24 años. Otros estudios indican que el principio del fin es a los 35 o 40. Pero sin importar cuándo comience el declive, la mayoría de los expertos están de acuerdo en que las probabilidades de concebir en seis meses bajan 2 por ciento al año después de dicho momento.

- El conteo espermático disminuye con la edad, y los pequeñines pierden velocidad y eficiencia, lo que significa que menos de ellos llegarán hasta el óvulo y los que lo logren requerirán más tiempo para hacerlo.

- La calidad del esperma también disminuye: los que llegan al óvulo tienen menos capacidad de fertilizarlo. De

412 VOY A SER PAPÁ

acuerdo con la investigadora francesa Stephanie Belloc, los hombres de más de 35 años tienen menos probabilidades de preñar a sus parejas. Y si lo hacen, los embarazos tienen mayor riesgo de terminar en aborto.

- Cierto número de extrañas enfermedades y males genéticos se asocian con padres mayores. Por ejemplo, la investigación demuestra que, comparados con hombres menores de 30 años, los papás de más de 40 tienen mayor riesgo de procrear hijos con esquizofrenia, enanismo, defectos cardiacos, anormalidades faciales, autismo, epilepsia y algunos cánceres infantiles. La paternidad en edad avanzada también se asocia con coeficientes intelectuales más bajos, mayor riesgo de desarrollar cáncer de mama y una vida más corta (para las mujeres nacidas de padres de 45 o más años). Pero, de nuevo, estos males son raros. Y la conexión entre la edad del padre y la elevación de riesgos es pequeña. Aun así, la American Society for Reproductive Medicine [Sociedad Americana para la Medicina Reproductiva], determina que la edad límite para donar esperma sea de 40 años, y muchas clínicas tienen límites más bajos. Algo para considerar.

- Conforme crecen tus hijos, puede no gustarte que la gente crea que eres el abuelo y no el padre.

- Al envejecer, te costará más trabajo hacer las cosas que hacen los papás, como andar en patineta, cargar a los niños y andar a gatas en el suelo.

Por otra parte, ser un padre de más edad tiene sus ventajas. Y a los ojos de mucha gente, superan a las desventajas.

- Los papás mayores tienen mayor seguridad financiera, menos problemas para ahorrar son mejores proveedores para su familia.

- Las investigaciones indican que los padres mayores tienen más probabilidades de compartir la responsabilidad por el cuidado de los niños y están más involucrados con ellos.

- Los padres de más edad también son más cálidos, tiernos y concentrados en los niños que los más jóvenes.
- Los padres mayores se consideran más pacientes, más maduros y calmos que los jóvenes.
- Hay indicios de que los hijos de padres mayores tienen mejor desempeño escolar. Eso puede deberse, al menos en parte, a los factores arriba mencionados.

- Culpa. Por no ser capaz de satisfacer los deseos que tu compañera siente de ser madre.
- Miedo. La intensidad de las reacciones de tu compañera ante la situación exhibe una parte de ella que no conocías. Puedes preguntarte si todavía te ama o si tu relación sobrevivirá a todo esto.
- Frustración. Las cosas que hacías para consolar a tu pareja dejan de funcionar.
- Sobreprotección. Te sorprendería el nivel de insensibilidad que la gente, la mayoría bienintencionada, exhibe. Te harán todo tipo de sugerencias sobre cómo embarazarte, te contarán historias de horror sobre los tratamientos de fertilidad y tendrás que aguantar toneladas de anécdotas sobre personas que se embarazaron 15 minutos después de intentarlo. Harás todo lo posible para proteger a tu pareja de escuchar estas cosas, pero algunas llegarán a sus oídos.
- Sexo excesivo. En un punto de tu vida, la idea de tener sexo todos los días pudo parecer un sueño, pero cuando se trata de enfrentar la infertilidad, el sexo puede convertirse en una aburrida rutina. Y no puedes hablar de esto con nadie. ¿Quién le va a creer a alguien que se queja de tener sexo con demasiada frecuencia?

ALGUNOS TÉRMINOS

El hacer bebés, como cualquier otra ciencia, tiene un vocabulario propio. He aquí algunos términos comunes con los que puedes encontrarte.

• Técnicas de reproducción asistida o artificial. Se refieren a cualquier método no sexual de producir el embarazo. En este rubro se incluye la fertilización *in vitro*, donación de óvulos, de esperma, el diagnóstico genético preimplantacional y las madres sustitutas (ver abajo para obtener definiciones).

• Inseminación artificial, también conocida como inseminación intrauterina. Es el proceso de insertar esperma directamente en el útero de una mujer. Se trata de la tecnología menos avanzada entre las técnicas de reproducción avanzada.

• Donación de óvulos. Si los de tu pareja no son viables o sanos, existe un riesgo significativo de transmitir un desorden genético, por lo que los médicos usan óvulos aportados por otra mujer. Los donados serán combinados con esperma —tuyo o de un donador— en la fertilización *in vitro*.

• Donación de esperma. Si tu esperma está dañado o no es sano, los médicos utilizarán esperma de otra persona. Éste será combinado con los óvulos —de tu pareja o de una donadora— en la fertilización *in vitro*.

• Inyección intracitoplasmática de espermatozoides. A diferencia de los procedimientos *in vitro* normales, en que el laboratorio junta el óvulo y millones de espermatozoides dándoles cierta privacidad para hacer lo suyo, en este procedimiento el médico o embriólogo inyecta un solo espermatozoide en el óvulo. Este costoso procedimiento se utiliza cuando falla la inseminación artificial y si el conteo espermático y la movilidad son extremadamente bajos. El esperma se recolecta de la manera usual (vía masturbación) o por medio de dos procedimientos asombrosos, llamados Extracción de esperma testicular y Aspiración epidídima de esperma por microcirugía. En ambos casos se obtiene el esperma directamente del testículo. Con la fertilización *in vitro*. Hay 75 por ciento de posibilidades de que el óvulo quede fertilizado. Con esta técnica, la fertilización queda garantizada.

- Activación *in vitro*. Se trata de una nueva técnica para las mujeres que padecen "insuficiencia ovárica primaria" o una "reserva disminuida de óvulos". Implica estimular los ovarios fuera del cuerpo para que produzcan óvulos, y luego reimplantarlos en la trompa de Falopio.

- Fertilización *in vitro* (significa fertilización en vidrio). Esto implica recolectar el óvulo de la mujer y el esperma del hombre para combinarlos en un plato o tubo. Unos días después de la concepción, se implantarán entre dos y cinco embriones de apariencia saludable (bajo el microscopio) en el útero de la mujer.

- Ovulación. La liberación del huevo u óvulo del ovario, sucede entre 12 y 14 días antes de que comience el periodo de una mujer. El óvulo se desplaza por las trompas de Falopio hasta el útero, donde espera ser fertilizado por los espermatozoides.

- Diagnóstico genético preimplantacional. La principal razón por la que muchos embriones no derivan en un embarazo es alguna anormalidad cromosómica. Este proceso permite a los médicos analizar genéticamente cada embrión para determinar si es normal o no (se pueden buscar cerca de 400 enfermedades o anormalidades). Dado que sólo se implantan los embriones más sanos, se tienen buenas posibilidades de que esto resulte en un embarazo viable, y las tasas de aborto o defectos se reducen significativamente.

- Semen. El fluido blanquecino y pegajoso que contiene a los espermatozoides (ver abajo). El semen protege a los espermatozoides y les permite nadar hasta el óvulo.

- Esperma o espermatozoide. La célula que contiene el ADN del hombre e impregna el óvulo. Los espermatozoides son diminutos —hay hasta 300 millones en una sola gota de semen, y parecen renacuajos, con una cabeza grande y una cola larga. El conteo espermático promedio ronda los 50 millones por mililitro, lo que ha bajado mucho desde los cien millones que se contaban hace solamente 50 años.

- Madres sustitutas. Se trata de un vientre en renta. Si una mujer no puede llevar a término un embarazo, es posible "comisionar" a otra mujer. En algunos casos, la madre sustituta y el padre que la comisiona son los padres genéticos del niño. En otros, la madre sustituta puede no tener relación genética alguna y simplemente se encarga de gestar el producto biológico de la pareja. Y tomando en cuenta el estado actual de la fertilización *in vitro*, hasta es posible que la madre sustituta, la madre genética y la madre que comisiona sean distintas. Es una locura.

Enfrentar la infertilidad

Puede ser una carga inmensa para tu relación de pareja. Sin embargo, al estar al tanto de las amenazas potenciales y al tener preparadas algunas estrategias para los momentos difíciles, el proceso puede ser más tolerable.

- Permanezcan juntos. Quizá ustedes dos experimentan cosas distintas en momentos diversos, pero están juntos en esto. Sean pacientes y apóyense todo lo que puedan. Esto puede incluir el oponer respuestas punzantes ante las inevitables preguntas de la familia y los amigos respecto de cuándo piensan tener hijos. Y, de hecho, además de la relación con tu pareja, la infertilidad afecta tus relaciones con otros miembros de la familia y amigos. Comprender esto es muy importante, como reconocer que la pareja es tu aliado más cercano.

- Nada de adivinar o culparse. Es muy fácil comenzar los reproches y la autocrítica. De acuerdo, tal vez no debieron esperar tanto para tener familia. Quizá tu pareja no debió abortar hace años. Acaso debiste perder peso o dejar de fumar hace tiempo, o lo que sea. Pero nada puedes hacer ahora para cambiar las cosas y criticarte —o dejar que tu pareja lo haga consigo misma— es un desperdicio total de tiempo y energía.
- Aprende. Formula a tus médicos cualquier pregunta y lee todo lo que caiga en tus manos. Pero ten cuidado al evaluar la fuente, porque la infertilidad desespera a muchas parejas, y no faltarán las ofertas "garantizadas" que te quitarán tu dinero a cambio de un optimismo que te dejará peor cuando las cosas no funcionen.
- Prepárate para los altibajos. Es natural emocionarse antes del procedimiento, tan natural como sentirse devastado en caso de falla. Por lo común, mientras más caro y complejo, más tensión experimentan las parejas.
- Diviértete un poco. Dispón de algún tiempo para ir al cine, cenar juntos o ir al gimnasio. Toma ventaja del tiempo que queda entre los tratamientos para tener sexo salvaje y ardiente en el asiento trasero del auto. No permitan que sus vidas enteras giren alrededor de los tratamientos. Necesitan descansar de la rutina.
- Pongan límites. ¿Hay un máximo de tiempo que dediques a tener un bebé? ¿Un presupuesto máximo?
- Escucha, habla y escucha un poco más. Pregunta a tu pareja qué necesita de ti. Dile qué necesitas de ella. Prepárate para escuchar. Aunque funciona en otras circunstancias, intentar resolver sus problemas ahora puede hacer más mal que bien.
- Aléjate de los lugares llenos de gente con niños. Por supuesto, eso no siempre será posible, pero no dudes en rehusar invitaciones (o cancelar obligaciones) si piensas que es mejor para tu salud mental.

- Cállate la boca. Si optas por contar a la gente de tu infertilidad, es tu decisión. Algunas parejas prefieren guardar el secreto y otras se sienten mejor hablando del tema. Pero una cosa es segura: no hay ninguna ventaja en decir a alguien de quién es la "culpa".

- Consigue apoyo. La gente que nunca enfrentó la infertilidad no tiene idea de lo devastadora que puede ser. Considera la posibilidad de sumarte a un grupo de apoyo para relacionarte con otros en la misma situación. Si no quieres hacerlo en persona, revisa opciones en línea.

ÉCHATE UNA MANO

Si tú y tu pareja no conciben en menos de un año, su obstetra puede sugerir tratamientos de fertilidad. El primer paso —debido a que es el más sencillo— es un análisis de semen. El laboratorio buscará ciertas cosas, incluyendo el número (cuánto semen se produce y cuántos espermatozoides por mililitro contiene), la morfología (tamaño, forma y apariencia de los espermas individuales) y la movilidad (qué tan rápido y recto nadan).

Hay una variedad de formas de recolección de semen (ya sea para análisis o inseminación artificial) y casi todas implican masturbación. En muchos casos, las festividades tendrán lugar en la oficina del obstetra de tu pareja. Lo más probable es que cuenten con un cuarto dotado con algunas revistas porno muy usadas (aunque felizmente las páginas no estarán pegadas), y se espera que te masturbes en un vasito recolector. No se invitará a que tu pareja te asista. Y ten en cuenta que cualquier rastro de humor, como pedir a la enfermera que te eche una mano, no será bien recibido. Sobre todo si tu pareja se entera. Si necesitas otro estímulo visual, baja algunos de la red con tu teléfono o tu organizador personal.

Si prefieres no colectar una muestra en la oficina del doctor, hazlo en casa, siempre y cuando la entregues antes de una hora. Esta aproximación te brinda también otras opciones. Puedes hacerlo solo o con ayuda de tu pareja llegar al orgasmo recolectar la muestra en el vaso. O tener sexo y obtener la muestra antes del clímax o usando un condón especial que te proporcionará el médico.

Voy a ser papá, de Jennifer Ash y Armin A. Brott,
se terminó de imprimir en junio de 2016
en los talleres de
Litográfica Ingramex, S.A. de C.V.
Centeno 162-1, Col. Granjas Esmeralda, C.P. 09810 México, D.F.